Aus Wissenschaft und Forschung - Verständliche Medizin

Multiple Sklerose

- Eine Einführung -

Wolfgang Weihe

Weihe, Wolfgang:
3. aktualisierte Auflage.

Printed in Germany **2001**
Druck und Bindung: Strube, Felsberg

ISBN 3 - 933378 - 00 - 1

*Für meine Patienten Günter-Heinz Best, Hans Jürgen Bechtold,
Hilmar Beyer, Renate Frese, Christa Hommel, Elvira Huth,
Hilde Lommel, Wilhelm Krombach, Bettina Rode,
Marita Schaake und Marion Wahl,
von denen ich mehr über die MS gelernt habe
als aus allen Büchern und Zeitschriften.*

Inhaltsverzeichnis

Ich danke Frau Marlis Haverkamp, Frau Dr. Richter, Herrn Dr. Stefan Pollmächer, Gabriele Kahn, Frau Puschmann, vor allem aber meiner Frau für die gründliche und liebevolle Korrektur des Manuskripts, eine Unzahl von Kritikpunkten, die ich zum größten Teil beherzigt habe, und viele Anregungen, die das Buch vielleicht weniger wissenschaftlich, bestimmt aber genießbarer gemacht haben.

Einleitung

Anlaß zu diesem Buch gab ein Gespräch, zu dem es vor mehreren Jahren zufällig in einem Bahnhof kam. Auf Einladung einer MS-Gesellschaft hatte ich in einer entfernteren Stadt einen Vortrag gehalten, die Diskussion danach war eher unerfreulich gewesen, und zu allem Überfluß war mir dann auch noch der Zug vor der Nase weggefahren. Ich hatte zwei Stunden Aufenthalt und setzte mich in dem trostlosen Bahnhofsrestaurant an den letzten freien Tisch. Als ich gerade ein Bier bestellt hatte, fragte mich eine sympathische Stimme, ob noch ein Platz frei sei. Sie gehörte zu einer jungen Dame, die ihren Freund in Berlin besuchen wollte und ebenfalls den Zug verpaßt hatte. So kamen wir ins Gespräch und schließlich erzählte ich auch, was mich hierher geführt hatte. Sie schaute mich überrascht an und verriet mir dann etwas zögernd, daß sie selbst an MS leide. Damit hatte ich nicht gerechnet, denn sie machte auf mich einen völlig gesunden Eindruck. Tatsächlich war sie aber vor 5 Jahren erkrankt und hatte zwischenzeitlich insgesamt drei Schübe erlitten, die sich jeweils wieder vollständig zurückgebildet hatten. Sie war ein fröhlicher und unkomplizierter Mensch, und nachdem sie etwas warm geworden war, plauderte sie unbefangen über die Erfahrungen, die sie mit ihrer Krankheit gemacht hatte.

„Wissen Sie", sagte sie, „wie man mich damals aufgeklärt hat? Ich sehe es noch vor mir, wie ein ganzer Rattenschwanz von Ärzten in mein Zimmer zur Visite kam. Erst haben sie mich mit einer anderen Patientin verwechselt und mir eröffnet, daß die Gewebeprobe leider bösartig gewesen sei. Als ich ihnen sagte, daß es sich um einen Irrtum handeln müsse, denn man habe bei mir keine Gewebeprobe sondern Rückenmarkswasser entnommen, haben sie der Stationsschwester einen bösen Blick zugeworfen, als ob es ihre Schuld sei. Schließlich hatten sie das richtige Krankenblatt in der Hand und teilten mir mit, im Rückenmarkswasser seien eindeutige Entzündungszeichen gefunden worden und somit an der Diagnose einer MS kein Zweifel mehr möglich.

Ich war wie vor den Kopf geschlagen. Ob Krebs oder MS, das war für mich dasselbe. Ich wußte ja nicht viel darüber, aber eins war mir klar, von einer unheilbaren, heimtückischen Krankheit befallen worden zu sein und über kurz oder lang im Rollstuhl zu landen. Es dauerte einige Zeit, bis ich mich etwas gefaßt hatte, aber da waren die Ärzte schon am Nachbarbett. Niemand hielt es für nötig, mit mir zu sprechen. Bei der

Entlassung sagte mir ein junger Assistenzarzt auf meine Frage, was ich denn tun könne: »Eigentlich nichts. Vielleicht ist es ganz gut, wenn Sie ein paar Vitamine einnehmen.« Ich fühlte mich völlig allein gelassen."

„Und Ihr Hausarzt?"

„Dem war die Krankheit unheimlich. Man merkte ihm deutlich an, daß er nichts damit zu tun haben wollte. Sein Kommentar war, damit müsse ich leben wie er mit seiner Brille und außerdem, manchmal verlaufe die Erkrankung auch ganz langsam."

„Sie sind dann zu einem Nervenarzt gegangen?"

„Ja. Aber das war das Schlimmste. Es handelte sich um einen todtraurigen gebeugten Mann, der mit leiser, schwerverständlicher Stimme sprach. Nein, an der Diagnose sei kein Zweifel. Auch könne er mir nicht viel Hoffnung machen. Der Verlauf sei unberechenbar. Nein, über die Ursache sei nichts bekannt. Im Schub solle man sich mit Cortison behandeln lassen, alles andere sei Humbug und fauler Zauber. Dabei seufzte er tief und entließ mich."

„Und getröstet hat Sie niemand?"

„Nein. Viele wollten mir ihr Mitgefühl zeigen, aber sie wußten nicht recht wie. Eigentlich haben alle die Angst, die in mir war, nur noch verstärkt. Typisch war der Kommentar einer Freundin, die sagte: »Ist es nicht schrecklich, auf einer Zeitbombe zu sitzen?« Aber ich wollte mich der Krankheit nicht ausliefern, und so fing ich an, alles zu lesen, was mir in die Finger kam, in der Hoffnung, wenn ich möglichst viel über die MS weiß, dann habe ich Macht über sie, so wie die Müllerstochter den bösen Zwerg besiegen konnte, indem sie ihn Rumpelstilzchen nannte.

„Und wie sind Sie an die Bücher herangekommen?"

„In der Stadtbücherei. Aber sie befriedigten mich nicht. Zum Teil habe ich sie nicht verstanden; noch schlimmer aber waren die, die langweilig und nichtssagend waren und meine Intelligenz beleidigten. Oft hatte ich das Gefühl, man verschweige das Wesentliche, um den Betroffenen vor der Wahrheit zu schützen wie ein Kind vor der rauhen Wirklichkeit."

„Und wie ging es weiter?"

„Wie es immer so geht. Eine Nachbarin erzählte mir von einem Wunderheiler. Er behandelte mich mit Arnica, Aloe vera und einer selbst erfundenen Mischung von Kräutern und knöpfte mir viel Geld dafür ab. Aber meine Fragen zu der Erkrankung konnte er mir nicht beantworten. Ich glaube, er wußte auch nichts darüber."

„Wie fühlten Sie sich zu der Zeit?“
„Ich begann, mich langsam zu fangen - bis zum nächsten Schub. Diesmal geriet ich an jemanden, der sich auf MS spezialisiert hatte. Er hatte eine komplizierte Theorie entwickelt, nach der die weiße Substanz des Gehirns durch eine Fettsäure vergiftet wird, die im Körper aus Linolsäure entsteht. Ich durfte nur noch Reis, Kartoffeln, Käse und etwas Fisch essen. Alles andere war verboten. Man kann sich gar nicht vorstellen, welchen Heißhunger man nach kurzer Zeit auf ein einfaches Butterbrot bekommt. Ich habe mir mehrere Wochen lang alle Mühe gegeben, aber dann konnte ich einfach nicht mehr.“
„Hat er Ihnen helfen können?“
„Der Schub bildete sich langsam wieder zurück. Ob es die Behandlung oder der natürliche Verlauf war, vermag ich nicht zu sagen. Ich hörte von einem anderen Arzt und wechselte zu ihm. Während ich bei dem einen eine antivegetarische Diät einhalten mußte, war es hier genau umgekehrt: Ich sollte mich ausschließlich mit pflanzlicher Rohkost ernähren. Als er auch noch verlangte, mir alles Amalgam entfernen zu lassen und ich auch noch auf meinen geliebten Kaffee verzichten sollte, ging ich nicht wieder hin.“
„Warum haben Sie sich nicht einer Selbsthilfegruppe angeschlossen?“
„Das habe ich überlegt. Ich wollte ja etwas gegen die MS tun und suchte Mitstreiter. Andererseits hatte ich Angst, dort Menschen zu treffen, deren Krankheit schon weit fortgeschritten war. Ich fürchtete, meine eigene Zukunft wie in einem dunklen Spiegel zu sehen.“*
„Und was wollen Sie jetzt tun?“
„Jetzt verlasse ich mich nicht mehr auf Ärzte und angebliche Spezialisten. Ich weiß, daß ich mir nur alleine helfen kann. Kränkt Sie das?“
Ich konnte nicht gerade sagen, daß ich besonders glücklich über das war, was sie erzählt hatte. Aber ich konnte ihr auch nicht widersprechen. Vieles von dem, was mir meine bezaubernde junge Gesprächspartnerin über Ärzte, Spezialisten, Wunderheiler und MS-Gesellschaften erzählte, schien mir nicht ganz untypisch zu sein, und ich fühlte mich in meiner Rolle als Arzt unwohl.

---

* In den letzten Jahren hat sich viel geändert. Die Deutsche Multiple Sklerose Gesellschaft (Telefon 0511/968340) hat Informationsgruppen extra für Neubetroffene eingerichtet und hilft Ihnen gern weiter. Außerdem stehen Ihnen die Kontaktstellen der Initiative Selbsthilfe M.S.K. (Telefon 06203/65831) zur Verfügung, wo Sie Beratung und Insider-Tips bekommen können.

„Warum haben Sie sich eigentlich auf MS spezialisiert?" fragte sie nach einer Pause.
Ja, warum habe ich mich gerade auf die MS spezialisiert? Ich könnte sagen, das habe sich durch Zufall so ergeben. Aber das trifft die Wahrheit nicht ganz. Zutreffender wäre es, wenn ich sagen würde, daß mir die MS unter allen Krankheiten die liebste ist. Das klingt allerdings merkwürdig und bedarf einer besonderen Rechtfertigung. Wie kann man eine Krankheit gern haben? Ich nehme an, daß jeder Handwerker, wenn er gut ist, seinen Beruf liebt. Ich kenne Tischler, die ein geradezu zärtliches Verhältnis zu Holz haben, oder Schneider, die einen guten Baumwollstoff mit leuchtenden Augen zwischen ihren Fingern reiben. Vermutlich ist es eine ganz und gar irrige Vorstellung, wenn man davon ausgeht, ein Arzt müsse Krankheiten hassen wie die Pest und seine Aufgabe bestehe darin, sie zu bekämpfen wie Siegfried den Drachen. Tatsächlich ist es so, daß die MS viele interessante Aspekte hat: die Detektivarbeit beim Aufspüren der Diagnose, das sorgfältige Abwägen beim Einschätzen der Prognose, das Einfühlungsvermögen bei der Berücksichtigung der vielfältigen Zusammenhänge zwischen der Lebenssituation eines Menschen und dem Krankheitsverlauf. Das Faszinierendste jedoch ist das Geheimnis, das Rätsel, dessen Lösung offen vor uns zu liegen scheint, aber von niemandem bisher gefunden worden ist. Dieses Buch ist eine späte Rechtfertigung an die Adresse der jungen Zufallsbekannten, die ich niemals wiedergesehen habe. Weiterhin ist es für meine Patienten geschrieben, die manchmal in ihren Fragen unersättlich sind. Ich gehe davon aus, daß alles, was über die MS wissenswert ist, so verständlich ausgedrückt werden kann, daß es auch der Laie versteht. Insofern ist es auch so etwas wie ein kleines Lehrbuch der Neurologie geworden. Wichtig war mir, in diesem Buch nichts zu verschweigen, nichts zu beschönigen, aber auch nichts wegzulassen, weil es angeblich zu schwierig ist. Es ist an ein Porträt der MS gedacht, das alles zeigt, auch die Krähenfüße im Augenwinkel.

1 Die Geschichte der MS - anstelle einer Übersicht über die Erkrankung

Sir Augustus d´Este, einer der illegitimen Enkel von Georg III. von England, führte ein Tagebuch, in dem er seine eigene rätselhafte Krankheit beschrieb, die 1822 mit einem Schleiersehen vor dem rechten Auge begann. Er war damals 28 Jahre alt. Nach vollständiger Ausheilung der Sehstörung kam es ein Jahr später zu Doppelbildern, die sich zwar ebenfalls besserten, aber kurze Zeit später von einer Schwäche in beiden Beinen gefolgt wurden. In den folgenden Jahren traten weitere Schübe auf, wobei sich jedoch die Ausfälle immer unvollständiger zurückbildeten, zu einer zunehmenden Behinderung und 26 Jahre später zum Tod führten. So entstand in der ersten Hälfte des 19. Jahrhunderts der erste schriftliche Bericht über das klinische Erscheinungsbild der multiplen Sklerose, kurz MS genannt (Kapitel 2).
Die klinischen und die pathologischen Kennzeichen der Erkrankung wurden erstmals von Jean-Martin Charcot zusammengefaßt, der darauf hinwies, daß die Krankheit ausschließlich die weiße und niemals die graue Hirn- bzw. Rückenmarkssubstanz befällt. (Kapitel 5).
Der nächste wesentliche Schritt zum Verständnis der Krankheit ließ lange auf sich warten und erfolgte erst in den frühen 30er Jahren unseres Jahrhunderts, als es gelang, ein MS-ähnliches Krankheitsbild bei Tieren experimentell zu erzeugen: die experimentelle allergische Encephalomyelitis (EAE). Es zeigte sich, daß im Zentrum des Krankheitsgeschehens der irrtümliche Angriff von Lymphozyten auf Oligodendozyten steht, welche die weiße Hirnsubstanz bilden. So konnte die Erkrankung auf ein gesundes Tier übertragen werden, indem man ihm lebende Lymphozyten eines kranken Tiers injizierte. Aus diesen befunden entwickelte sich die Hypothese, daß die MS eine Autoaggressionskrankheit sei (Kapitel 7).
Ergänzt wurde die Autoimmunhypothese durch bahnbrechende Forschungsergebnisse auf dem neuen Gebiet der Psychoimmunologie (Kapitel 9).
Unabhängig davon legten die Studien an Auswanderern nahe, daß bei der Auslösung der Erkrankung ein Faktor in der Kindheit eine Rolle spielen müsse, z.B. eine der häufigen Kinderkrankheiten wie Masern, Windpocken oder Röteln.

Außerdem zeigten Vergleiche der Erkrankungshäufigkeit an eineiigen und zweieiigen Zwillingen, daß eine erbliche Komponente mitbeteiligt ist. Somit entstand in den 70er Jahren die „große vereinheitlichende Theorie“, daß die MS eine Autoimmunerkrankung sei, die nach einer Infektion mit einem (langsamen?) Virus in der Kindheit bei erblich disponierten Personen auftritt (Kapitel 6).
Einen weiteren wichtigen Fortschritt bedeutete die Verfeinerung der diagnostischen Verfahren durch die Bestimmung der oligoklonalen Banden im Liquor, die sich in den 70er Jahren langsam durchsetzte und die Einführung der Kernspintomographie zu Beginn der 80er Jahre, die es zum ersten Mal erlaubte, die MS-Herde im lebenden Gehirn sichtbar zu machen (Kapitel 3). Die Fehldiagnose einer MS ist seitdem selten geworden (Kapitel 4).
Vor allem aber wurden durch die verbesserten diagnostischen Möglichkeiten viele milde Krankheitsfälle entdeckt, die früher wegen ihres leichten Verlaufs nicht erkannt worden wären, was dazu führte, daß sich der Ruf der Erkrankung, die bis dahin als unheilbar und unaufhaltsam fortschreitend galt, unter den Ärzten und in der Öffentlichkeit rasch besserte, *so daß heute davon ausgegangen werden kann, daß die MS in mehr als 85% der Fälle gutartig verläuft, d.h. daß bei mehr als 85% der Erkrankten die Lebenserwartung nicht verkürzt ist, und sie auch nicht fürchten müssen, invalide oder rollstuhlabhängig zu werden.* Die Prognose, also die Vorhersage, ob ein milder oder ein aggressiver Krankheitsverlauf zu erwarten ist, ist mit den heutigen Mitteln frühzeitiger und verläßlicher möglich (Kapitel 8).
Weltweit sind etwa 1.1 Millionen Menschen an MS erkrankt, allein in Deutschland über 100.000. Trotz der Zulassung neuer Behandlungsverfahren (Betaferon, COP-1, Immunglobuline) in diesem und in den letzten Jahren, die wegen ihrer hohen Kosten (ca. 30.000 DM pro Patient und pro Jahr) ins Feuer der Kritik geraten sind, ist ein Lichtblick in der Therapie noch nicht in Sicht (Kapitel 12).
Mehr und mehr setzen sich sanfte und ganzheitliche Methoden an die Stelle der Pharmakotherapie oder ergänzen sie, wobei der Harmonisierung der Lebensweise und einer gesunden Ernährung eine besondere Bedeutung zukommen (Kapitel 13 bis 17).

2 Wie sieht eine MS aus?

Das Erscheinungsbild der MS

Die Symptomatik ist bunt.

Fall 1: Michaela P. ist 21 Jahre alt. Vor einer Woche bemerkte sie beim Aufwachen eine Übelkeit. Als sie aufstehen wollte, drehte sich alles um sie herum, so daß sie sich kaum auf den Beinen halten konnte. Am nächsten Tag hatte sich die akute Symptomatik zwar gebessert, aber es war eine Ungeschicklichkeit der rechten Hand hinzugetreten. „Ich versuchte, ein Gummibärchen aus der Tüte zu nehmen", erzählt sie, „und griff daneben in den Aschenbecher. Außerdem habe ich Schwierigkeiten mit dem Lesen, weil mir die Buchstaben vor den Augen tanzen."

Drehschwindel mit Übelkeit, eine Ungeschicklichkeit der rechten Hand und zusätzlich eine Sehstörung - das ist schon eine merkwürdige Kombination von Symptomen. Bei der neurologischen Untersuchung ist beim Blick nach geradeaus ein unwillkürliches ruckartiges Zucken beider Augen nachweisbar (Nystagmus), und beim Versuch mit dem Zeigefinger auf die Nasenspitze zu zeigen, kommt es zu zunehmenden ausfahrenden Bewegungen, je näher der Finger der Nasenspitze kommt (Intentionstremor).

Der Verlauf ist schubförmig.

Auf genaueres Befragen gibt Michaela an, daß sie vor 2 Jahren schon einmal unter Gleichgewichtsstörungen und Schwindel gelitten hat. Vorübergehend sei sie „wie eine Betrunkene" gegangen und habe sich deswegen richtig geschämt, auf die Straße zu gehen. Nach zwei Wochen sei alles wieder normal gewesen. Schließlich fällt ihr noch ein, daß sie zur Zeit ihres Abiturs für einige Tage auf dem linken Auge verschwommen gesehen habe.

Betrachten wir noch einmal die Symptome in ihrer zeitlichen Reihenfolge: Mit 18 Jahren eine Sehstörung auf dem linken Auge, mit 19 Gleichgewichtsstörungen und Schwindel und jetzt mit 21 eine Ungeschicklichkeit der rechten Hand - dazu die tanzenden Augen. Drei ganz verschiedene Beschwerdebilder, die zu ganz verschiedenen Zeiten aufgetreten sind. Was soll das eine mit dem anderen zu tun haben?

Offensichtlich liegt hier etwas Ungewöhnliches vor. Zwar gibt es auf der einen Seite Krankheiten, die mehrere verschiedene Symptome aufweisen können, wie z.B. eine Hepatitis, die mit Gelbsucht, Fieber und Abgeschlagenheit einhergeht, aber diese treten in einem engen zeitlichen Zusammenhang auf. Andererseits gibt es Krankheiten wie das chronische Rheuma, die schubförmig verlaufen, aber dann handelt es sich zumeist um ein und dasselbe Symptom, nämlich Gelenkschmerzen. Hier haben wir es aber mit einer Krankheit zu tun, die beides, eine bunte Symptomatik und einen schubförmigen Verlauf, miteinander kombiniert. Damit gehört sie zu den vielgestaltigsten Erkrankungen, die wir kennen. Ihr Name lautet multiple Sklerose oder kurz MS.

Multiple Sklerose oder Encephalomyelitis disseminata?

Die MS ist durch *multiple* zeitlich gestaffelte Schübe und durch *multiple* Lokalisationen der Krankheitsherde im zentralen Nervensystem gekennzeichnet. Damit ist das Adjektiv „multipel" (= vielzählig) ausreichend begründet. Unter dem Namen *Sklerose* wird ein narbig verheilter Entzündungsherd verstanden, der sich beim Durchschneiden mit dem Seziermesser als verhärtet (sklerotisch) erweist.

Ein anderer gebräuchlicher Name ist *Encephalomyelitis disseminata* (E.d.). Wir wollen auch diese Bezeichnung näher erläutern. *Encephalon* ist das griechische Wort für Gehirn, Myelon das für Rückenmark. Die Endung *-itis* bedeutet im medizinischen Sprachgebrauch immer eine Entzündung. *Disseminiert* heißt, daß die Veränderungen verstreut auftreten. Somit bedeutet der Name einfach: eine verstreute Entzündung, die das Gehirn und das Rückenmark betrifft.

Welchen Namen man nun bevorzugt, ist reine Geschmackssache. Manche halten den Namen „Encephalomyelitis disseminata" für etwas hochtrabend und gekünstelt, so als ob man beim Kaffeetrinken den kleinen Finger abspreizt, und ziehen deshalb die Bezeichnung multiple Sklerose oder MS vor, die sich auch im angloamerikanischen Sprachraum durchgesetzt hat.

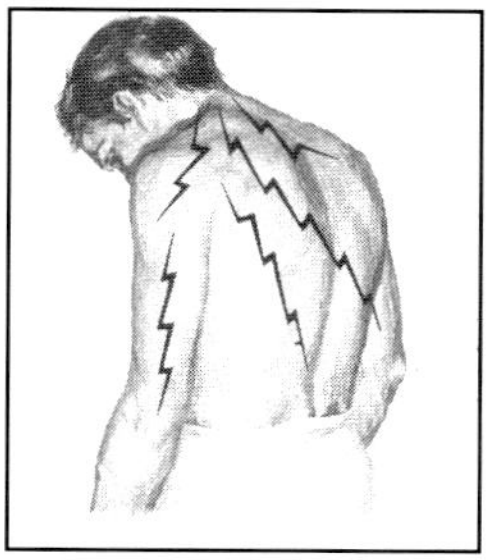

Abbildung 1: Das Lhermittesche Zeichen. Wenn der Kopf nach vorn gebeugt wird, kommt es zu elektrisierenden Schmerzen, die den Rücken hinunter bis in die Beine ausstrahlen[1].

Gibt es typische MS-Symptome?

Obwohl es eine verwirrende Vielzahl von MS-Symptomen gibt, sind doch einige darunter, die besonders typisch sind. Drei davon wollen wir näher besprechen: das Lhermittesche Zeichen, die Sehnerventzündung und das Korsettgefühl.

Stromstöße im Rücken

Fall 2: Bei der Generalprobe für das Weihnachtskonzert bemerkte Petra Z., daß sie sich bei schnellen Läufen mit der Fingern der linken Hand verhaspelte, obwohl das Concerto grosso von Händel technisch keine besonders hohen Anforderungen stellte, und sie vorher nie Probleme damit gehabt hatte. Um nicht aufzufallen, tat sie bei den schnelleren Passagen nur so, als ob sie mitspielte. Da die Störung nicht besonders ausgeprägt war und sich ohne Schmerzen entwickelte hatte, machte sie sich keine weiteren Gedanken darüber. Vielleicht eine Verspannung der Schulter-Muskulatur, was sollte es sonst schon sein? Am nächsten Morgen kam es beim Haarewaschen zu stromstoßartigen Mißempfindungen, die blitzartig nach unten in die Wirbelsäule ausstrahlten, wenn sie den Kopf nach vorn zum Brustbein hin beugte. Als ihr Mann abends nach Hause kam, fand er sie im Bett liegend vor. Wegen eines heftigen Drehschwindels war sie nicht in der Lage, sich auf den Beinen zu halten und hatte sich mehrmals übergeben müssen. Besorgt rief er den Hausarzt an, der auch kam, nichts Beunruhigendes feststellte und ihr ein Zäpfchen gegen den Schwindel und die Übelkeit verordnete. Obwohl sich die Symptomatik in den folgenden Tagen langsam besserte, bestand er auf der Vorstellung bei einem Neurologen.

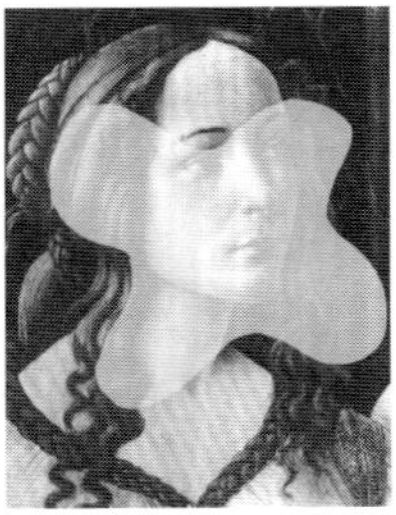

Abbildung 2: Auswirkung einer Sehnervenentzündung auf das Gesichtsfeld

Früher war sie nie ernsthaft krank gewesen. Den jetzigen Beschwerden war eine fiebrige Erkältung vorausgegangen; mehr war nicht in Erfahrung zu bringen. Der neurologische Befund war völlig regelrecht, eigentlich gab es keinen Grund zur Sorge - und trotzdem ... .
Es gibt drei Symptome, die so hochgradig verdächtig auf MS sind, daß ein Irrtum kaum möglich ist. Eines davon ist das Lhermittesche Zeichen. Dabei handelt es sich um elektrisierende Schmerzen in der Halswirbelsäule, die durch das Beugen des Kopfes nach vorn provoziert werden können. Ursache ist in aller Regel ein Entzündungsherd im Halsmark, wobei der entzündliche Prozeß die Rückenmarkshaut mitbeteiligt. Diese wird beim Vornüberbeugen des Kopfes etwas gespannt und reagiert mit Schmerzen.

Der Patient sieht nichts, und der Arzt sieht auch nichts.

> *Fall 3*: Katja S. wird vom Augenarzt geschickt. Seit vorgestern sieht sie auf dem rechten Auge verschwommen (Abbildung 2). Der Augenarzt hat die Augen genau untersucht, aber nichts Auffälliges gefunden. Jetzt stellt er sie mit der Frage vor, ob es sich um eine Sehnerventzündung handeln könnte.

Katja ist 23 Jahre alt. Sie arbeitet in einer Baufirma, wo sie als Sachbearbeiterin hauptsächlich mit der Überprüfung von Schriftstücken betraut ist. „Vor allem das Kleingedruckte strengt mich so an, daß mir abends die Augen schmerzen“, sagt sie. „Und der Bildschirm, vor dem ich sitze, hat auch nicht gerade die beste Qualität.“ Wegen einer Urlaubsvertretung hat sie in den letzten Wochen täglich Überstunden machen müssen. Sie ist eine zierliche, zerbrechlich wirkende junge Frau, die unauffällig, aber sehr geschmackvoll gekleidet ist. Der neurologische Befund ist völlig in Ordnung.

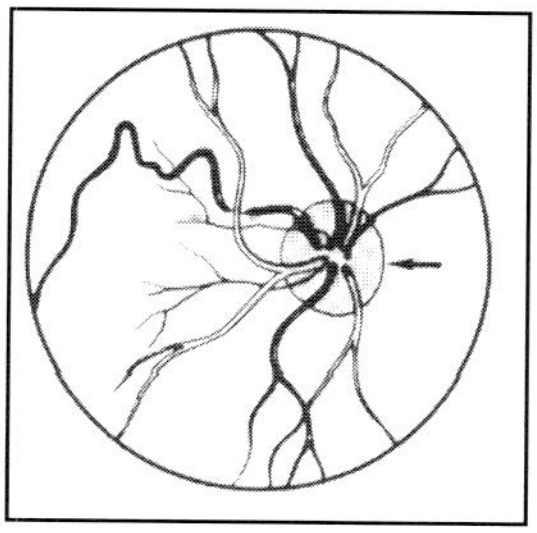

Abbildung 3: Der Augenhintergrund mit der runden Einmündung des Sehnerven und dem spinnenbeinförmigen Austritt der Gefäße

Zum Schluß untersuche ich den Augenhintergrund. Dies geschieht mit einem Augenspiegel, mit dem man durch die Pupille in das Innere des Auges schauen kann.
Die Rückwand des Auges muß man sich wie die Innenfläche einer hohlen Halbkugel vorstellen (Abbildung 3). Sie ist von der Netzhaut überzogen, auf die sich die Bilder von der Außenwelt durch die Augenlinse projizieren. Etwa in der Mitte der Halbkugel befindet sich ein flacher kreisrunder Trichter, die Sehnervenpapille. Hier mündet der Sehnerv in das Auge ein. Im Zentrum der Papille erkennt man die Netzhautarterie, die sich wie die Beine einer Spinne in ihre Endäste verzweigt. Sie ist normalerweise homogen rosa gefärbt, wenn aber eine Sehnervenentzündung vorliegt, kann die Hälfte, die zur Schläfe (Os temporale) hin weist, abgeblasst sein. Eine temporale Abblassung ist für eine Sehnervenentzündung (Opticusneuritis, manchmal auch Retrobulbärneuritis genannt) typisch, aber sie ist kein Frühsymptom, sondern braucht einige Wochen, bis sie nachweisbar ist. Deswegen war bei Katja der Augenhintergrund noch völlig normal gewesen.
Das verzögerte Sichtbarwerden der abgelaufenen Entzündung ist seit langem bekannt. Auf der Universität wird gelehrt: Zu Beginn einer Sehnervenentzündung sieht der Patient nichts (d.h. er sieht verschwommen), und der Arzt sieht auch nichts (er findet keine krankhaften Veränderungen); nach zwei Wochen sieht der Patient wieder (die Sehstörung hat sich zurückgebildet), und der Arzt sieht jetzt auch etwas (nämlich die temporale Abblassung). Eine raschere Diagnose ist übrigens durch die Ableitung der VEP möglich (siehe Kapitel „Die visuell evozierten Potentiale“).

Wie eingeschnürt

Fall 4: Herrn G. hat eine kleine Kfz-Werkstatt und ist mir schon in vielen Notlagen behilflich gewesen. In den letzten Wochen hat sich allmählich ein Schweregefühl im linken Bein entwickelt. Dazu kommt ein ringförmiges Spannungsgefühl unterhalb des Rippenbogens. „Wie als ob ich in einen Schraubstock eingespannt bin", sagt er. Als er zur Untersuchung kommt, ist die Schwäche bereits so ausgeprägt, daß er die wenigen Stufen von der Werkstatt zu seiner Wohnung kaum noch schafft.

Das typische Symptom einer Schädigung der Rückenmarksbahnen, über die Druck- und Berührungsempfindungen von der Haut zum Gehirn gelangen, ist die Gefühlsstörung, die sich entweder als Taubheit („wie ein eingeschlafenes Bein"), kribbelnde Mißempfindungen („wie Ameisen") oder aber als ein unangenehmes Spannungs- oder Druckgefühl („wie im Schraubstock" oder „wie ein Korsett") bemerkbar macht. Wie das Lhermittesche Zeichen und die Opticusneuritis ist letzteres zwar nicht beweisend, aber hochgradig charakteristisch für die MS. Meistens handelt es sich um einen Herd in der hinteren Rückenmarkshälfte, der dort zu Kurzschlüssen zwischen den Nervenfasern oder zu einer Leitungsunterbrechung führt.

Tabelle 1: Typische, häufige und seltene MS-Symptome

Symptome, die hochgradig verdächtig sind für eine MS
- Opticusneuritis
- Lhermittesches Zeichen
- Korsettgefühl

Symptome, die häufig bei der MS vorkommen
- tanzende Augen (Nystagmus) und Doppelbilder
- Taubheitsgefühle (Paraesthesien) z.B. eines Arms oder beider Beine
- Schwäche oder Ungeschicklichkeit einer Hand
- Gleichgewichtsstörungen („wie betrunken")
- Schweregefühl in den Beinen („wie Blei")
- ständige Müdigkeit

Symptome, die selten oder nie bei der MS auftreten
- Schmerzen (Ausnahme: Trigeminusneuralgie, Korsettgefühl, Krämpfe)
- epileptische Anfälle
- Hörverlust und Aphasien (zentral bedingte Sprachstörungen)

3 Wie wird die MS diagnostiziert?

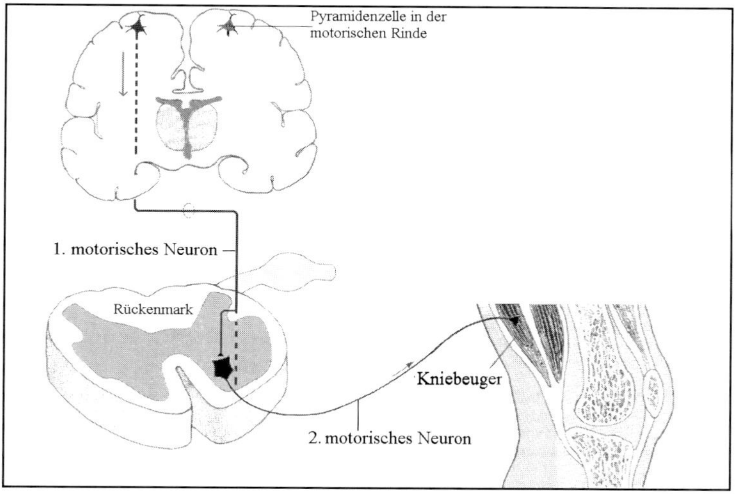

Abbildung 4: Das motorische System. Der Befehl für eine Willkürbewegung wird von der motorischen Rinde über die Pyramidenbahn ins Rückenmark zur motorischen Vorderhornzelle geleitet. Dort beginnt das 2. motorische Neuron, das zum Muskel zieht.

Kleine Einführung in die Anatomie des Gehirns

Der gelähmte Muskel zuckt heftiger als der gesunde.

Fall 5: Frau T. hat seit einer Woche eine Schwäche in der gesamten rechten Körperhälfte, wobei aber vor allem der rechte Arm betroffen ist. Das Kernspintomogramm zeigt einen frischen Herd in der linken Hirnhälfte. „Meinen Sie wirklich links?" fragt Frau T. „Meine Lähmung ist doch rechts." Noch verwirrter ist sie, als die Reflexe geprüft werden. Erstaunlicherweise sind sie am rechten Bein so heftig, daß sie richtig erschrickt. „Wie kommt das?" fragt sie. „Links habe ich nichts, aber das rechte Bein, das ich kaum hoch kriege, zuckt wie ein Fisch an der Angel, kaum, daß Sie das Knie berühren. Heißt das, daß die Kraft eigentlich da ist und es nur eine Frage der Zeit ist, bis ich wieder richtig laufen kann?"

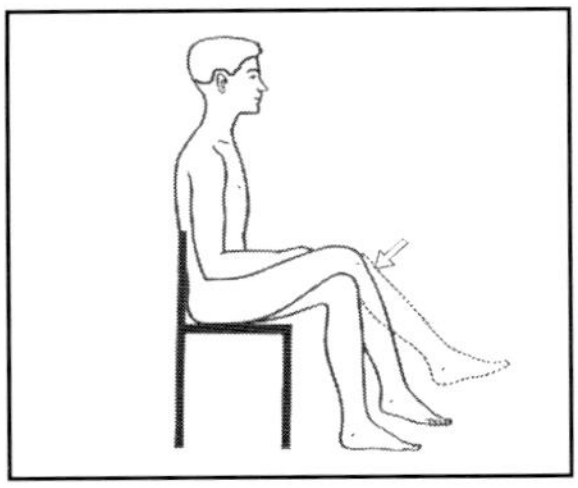

Abbildung 5: Der Patella-Sehnen-Reflex. Wenn man mit einem Hammer leicht auf die Sehne des Oberschenkelmuskels schlägt, kommt es zu einer unwillkürlichen Muskelzuckung, und der Unterschenkel schlägt nach vorn aus. Bei MS-Patienten ist dieser Reflex oft sehr lebhaft auslösbar.

Ganz abwegig ist das nicht. Die Kraft ist da, denn die MS ist keine Erkrankung der Muskulatur. Sie ist nicht einmal eine Erkrankung der Nervenzellen, in denen die Befehle für eine Bewegung entstehen, sondern genau genommen beeinträchtigt sie lediglich die Übertragung der Botschaften vom Gehirn zur Muskulatur. Trotzdem können die Folgen gravierend sein. Frau T. hat uns auf zwei Befunde hingewiesen, die der Erklärung bedürfen: 1. Ein Herd in der linken Hirnhälfte führt zu Ausfällen in der rechten Körperhälfte, und 2. die Reflexe sind in der geschwächten Extremität besonders lebhaft. Für den Arzt sind diese Tatsachen so geläufig, daß er sich kaum noch Gedanken darüber macht. Um die Zusammenhänge besser zu verstehen, lade ich Sie zu einem Ausflug in die Anatomie ein.

Die vier Grundregeln über das Gehirn

Wenn man mich nach den wesentlichsten Tatsachen zur Anatomie des Gehirns fragen würde, würde ich die folgenden vier nennen:

- In der motorischen Rinde, von der die Befehle zu Willkürbewegungen ausgehen, findet sich ein verzerrtes Abbild unseres Körpers, der sog. Homunculus oder das „Hirnmännchen“.
- Die Bahnen vom Gehirn zum Körper kreuzen zur Gegenseite.
- Befehle werden in Form von elektrischen Signalen vom Gehirn zur Muskulatur geschickt. Damit ein Befehl für eine willkürliche Bewegung den Muskel erreicht, muß er zwei Nervenzellen passieren, das 1. und das 2. motorische Neuron. Ist das 1. betroffen, kommt es zu einer *spastischen* Lähmung mit Steigerung der Reflexe. Bei einer Schädigung des 2. ist die Lähmung *schlaff* mit herabgesetzten oder fehlenden Reflexen.
- Die Informationsübertragung von einem Nerven zum Muskel erfolgt nicht auf elektrischem, sondern auf chemischem Wege.

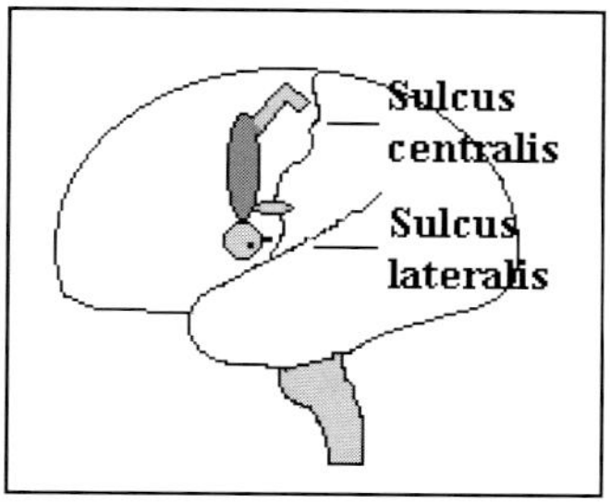

Abbildung 6: In der Seitenansicht wird das Gehirn durch zwei Furchen, den Sulcus centralis und den Sulcus lateralis, unterteilt. Direkt vor dem Sulcus centralis liegt die motorische Rinde mit dem „Homunculus“. Hier entspringt das 1. motorische Neuron.

Der Homunculus

Betrachten wir einmal das Gehirn von der Seite. Zwei besonders ausgeprägte Furchen stechen sofort ins Auge: der Sulcus lateralis und der Sulcus centralis (Abbildung 6). Die Hirnwindung, die direkt vor dem Sulcus centralis liegt, heißt motorische Rinde. Seit dem Ende des 19. Jahrhunderts weiß man, daß es möglich ist, von der motorischen Rinde aus durch elektrische Reize bestimmte Bewegungen hervorzurufen: Wenn man ganz oben reizt, zuckt ein Fuß, in der Mitte ein Finger und ganz unten der Mundwinkel. So scheint in der motorischen Rinde das verzerrte Bild eines Menschleins (Homunculus) zu existieren, das auf dem Kopf steht.

Die linke Hirnhälfte ist für die rechte Körperhälfte zuständig.

Von der motorischen Rinde aus werden die Befehle für eine Bewegung zur Muskulatur abgeschickt. Um ihr Ziel zu erreichen, müssen sie zwei Nervenzellen passieren: das 1. und das 2. motorische Neuron. Das 1. motorische Neuron ist die Pyramidenzelle, deren Ausläufer oder Axon durch das Innere des Gehirns zum Hirnstamm zieht und dort knapp oberhalb des großen Hinterhauptsloches zur Gegenseite kreuzt. Aus diesem Grund regiert das linke Hirn die rechte Körperhälfte, und das rechte Hirn die linke Körperhälfte). Schließlich endet das 1. motorische Neuron im Vorderhorn des Rückenmarks. Dort beginnt das 2. Neuron, die motorische Vorderhornzelle. Ihre Nervenfaser verläßt den Rückenmarkskanal durch das Zwischenwirbelloch und gelangt im peripheren Nerven zur Muskulatur (Abbildung 4).

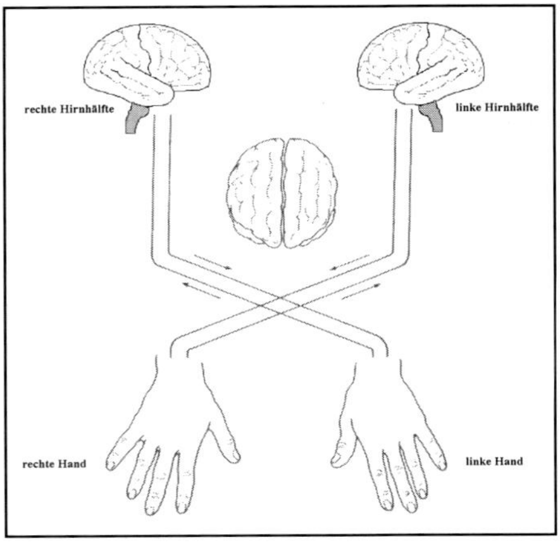

Abbildung 7: Die Nervenbahnen, die vom Gehirn zum Körper ziehen, kreuzen im Hirnstamm zur Gegenseite, so daß die rechte Hirnhälfte die linke Körperhälfte regiert und umgekehrt.

Die elektrische Erregung wird in eine chemische umgewandelt.

Die Erregung eines Muskels durch einen Nerven erfolgt nun nicht etwa dadurch, daß die elektrische Erregung einfach vom Nerven auf den Muskel überspringt, sondern es handelt sich um einen Vorgang, der ein wenig komplizierter ist.

Bevor der Nerv den Muskel erreicht, verzweigt er sich in viele Äste. Diese sind an ihren Enden kolbenförmig aufgetrieben. Die Nervenendigungen enthalten kleine Bläschen mit Acetylcholin. Wenn ein elektrischer Reiz am Endknöpfchen ankommt, entleeren die Acetylcholinsäckchen ihren Inhalt in einen haarfeinen Spalt, der das Nervenende von der Muskelmembran trennt und mit Flüssigkeit gefüllt ist. Die Acetylcholinmoleküle diffundieren durch den Spalt und verbinden sich auf der gegenüberliegenden Seite mit einem Rezeptor, in den sie genau wie ein Schlüssel in ein Schloß hineinpassen (Abbildung 8).

Durch den Kontakt entsteht in der Muskelmembran eine neue elektrische Erregung, die sich mit den Erregungen, die aus den benachbarten Rezeptoren stammen, summiert und schließlich zur Kontraktion des Muskels führt.

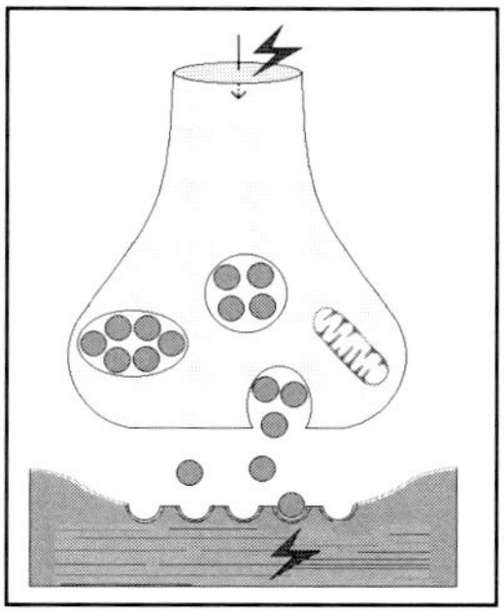

Abbildung 8: Die Ankunft eines elektrischen Impulses veranlaßt die Bläschen in der Nervenendigung, Acetylcholin in den synaptischen Spalt zu entleeren. Die Moleküle diffundieren auf die Gegenseite und besetzen dort spezifische Rezeptoren. Sobald sie angedockt haben, entsteht hier eine neue elektrische Erregung.

Die neurologische Untersuchung

Bisher haben wir die neurologische Untersuchung nur hier und da etwas angetippt. Es ist an der Zeit, etwas näher auf sie einzugehen, da sie zusammen mit der Anamnese (das Zurückverfolgen einer Krankheitsgeschichte in die Vergangenheit hinein) und den Symptomen des Patienten wichtige Mosaiksteine für die endgültige Diagnose liefert. Einiges ist Ihnen ja bereits bekannt. Entscheidend ist, daß eine Schädigung des 1.motorischen Neurons immer zu einer Reflexsteigerung, die Schädigung des 2. motorischen Neurons immer zu einer Reflexabschwächung führt. Ein weiteres hochcharakteristisches Symptom einer Schädigung des 1. motorischen Neurons ist das Babinski-Phänomen: Wenn der Arzt mit der Spitze des Reflexhammerstiels die Außenseite des Fußes bestreicht, kommt es unwillkürlich zu einer langsamen Bewegung der Großzehe nach oben (Abbildung 9).

Ein typisches Beispiel für eine Krankheit, die mit einer Schädigung des 1. motorischen Neurons einhergeht, ist neben der MS der Schlaganfall. Die häufigste Erkrankung, die zu einer Schädigung des 2. motorischen Neurons führt, ist der Bandscheibenvorfall, der den Nerv direkt nach seinem Abgang aus dem Rückenmark stranguliert.

Die neurologische Untersuchung besteht im Prinzip aus 4 Untersuchungsgängen:

- Hirnnerven,
- Reflexe,
- Sensibilität und
- Koordination.

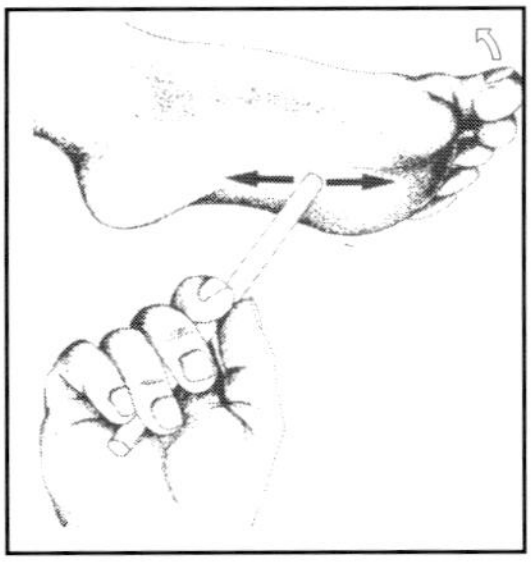

Abbildung 9: Der Babinski-Reflex. Wenn man mit einem spitzen Gegenstand über den Fußaußenrand streicht, streckt sich die Großzehe unwillkürlich nach oben.

Meistens beginnt sie damit, daß der Arzt Ihnen mit dem Augenspiegel in die Augen schaut, um eine Beteiligung des Sehnerven auszuschließen (temporale Abblassung!).
Dann prüft er das Gesichtsfeld, indem er Sie auf seine Nasenspitze gucken läßt, beide Hände seitwärts von Ihnen hochhält und fragt, welche Hand sich bewegt. Warum das wichtig ist, wird im Abschnitt „Plötzlich stumm“ klarer werden. Anschließend bittet er Sie, mit den Augen seiner Hand zu folgen, die er nach links, rechts, oben und unten bewegt, um Doppelbilder auszuschließen. Dabei achtet er auch darauf, ob die Augen ruhig sind oder zittern bzw. tanzen (Nystagmus).
Eine ganz besondere Bedeutung hat, wie bereits ausgeführt, die Prüfung der Kraft und der Reflexe: Sind sie schwach oder lebhaft auslösbar? Besteht ein Seitenunterschied? Ist der Babinski positiv? Liegen Lähmungen vor? Wenn Sie die Arme mit geschlossenen Augen vorstrecken, neigt dann der eine dazu, langsam abzusinken? Wie lange können die gestreckten Beine von der Unterlage abgehoben werden?
Die Untersuchung der Sensibilität schließt sich an: Gibt es eine Grenze am Körper, unterhalb derer das Gefühl abnimmt, ein sogenanntes Niveau? Sind Sie in der Lage, mit geschlossenen Augen Zahlen zu erkennen, die Ihnen der Arzt auf den Fußrücken schreibt? Spüren Sie das Vibrieren einer Stimmgabel auf der Schienbeinkante?
Zum Schluß wird nach Koordinationsstörungen gefahndet: Können Sie die erhobenen Hände schnell hin- und herdrehen (Diadochokinese-Prüfung)? Dann kommt der berühmte Finger-Nase-Versuch: Treffen Sie die Nasenspitze mit geschlossenen Augen? Und können Sie mit geschlossenen Augen Tip-Tap-Gehen, wie wir es als Kinder gemacht haben, um einen Mannschaftskapitän auszuwählen?

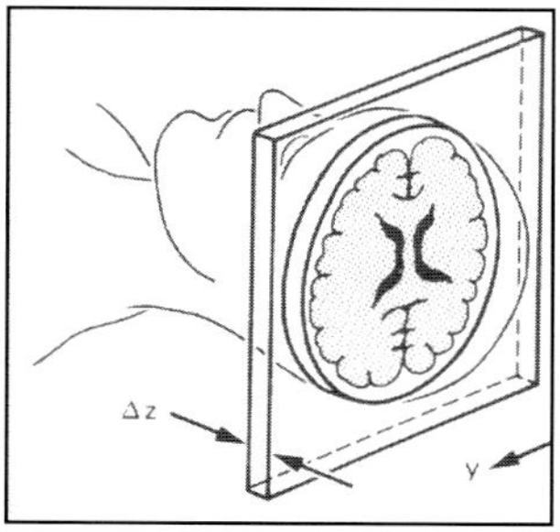

Abbildung 10: Die Energie, die von den angeregten und in die Ruhelage zurücktorkelnden Protonen abgegeben wird, wird dazu verwendet, ein Schnittbild durch das Gehirn zu berechnen.

Die Kernspintomographie oder der Blick in das lebende Gehirn

Die neurologische Untersuchung ist abgeschlossen. Es bietet sich an, noch einmal zum ersten Fall zurückzukehren. Sie erinnern sich vielleicht noch, daß bei Michaela P. ein Nystagmus und ein Intentionstremor gefunden wurde. Zusammen mit den klinischen Beschwerden und dem schubförmigen Verlauf besteht also der dringende Verdacht auf eine MS. Wie kann dieser bestätigt oder widerlegt werden?

Die MS ist, wie wir gehört haben, durch multiple kleine Entzündungsherde im Gehirn und im Rückenmark gekennzeichnet. Durch eine faszinierende Entwicklung der Technik in den letzten Jahrzehnten ist es möglich geworden, sozusagen einen Blick in das lebende Gehirn zu werfen und selbst kleinste Veränderungen sichtbar zu machen. Es handelt sich um die Kernspintomographie. Neben diesem Namen hat sie viele andere. Die einen sprechen vom NMR (nuclear magnetic resonance tomgraphy), die anderen von der Magnetresonanztomographie (MRT); die Patienten nennen sie aber einfach die „Angströhre“.

Die Kernspintomographie hat zwei Vorteile und zwei Nachteile. Die beiden Vorteile sind die gestochen scharfen Bilder mit einem hohen Auflösungsvermögen und die fehlende Belastung mit Röntgenstrahlen. Der erste Nachteil ist, daß es sich um ein relativ kostspieliges Verfahren handelt (eine Untersuchung kostet zur Zeit etwa 400 DM), der andere, daß es manche Patienten in dem Gerät nicht aushalten, weil sie unter Platzangst leiden. Zugegeben, die Untersuchung ist etwas unheimlich. Sie erfolgt in einer Röhre, die etwa 2 Meter lang ist und einen Durchmesser von knapp einem Meter hat. Man liegt also von Kopf bis Fuß in diesem engen Raum.

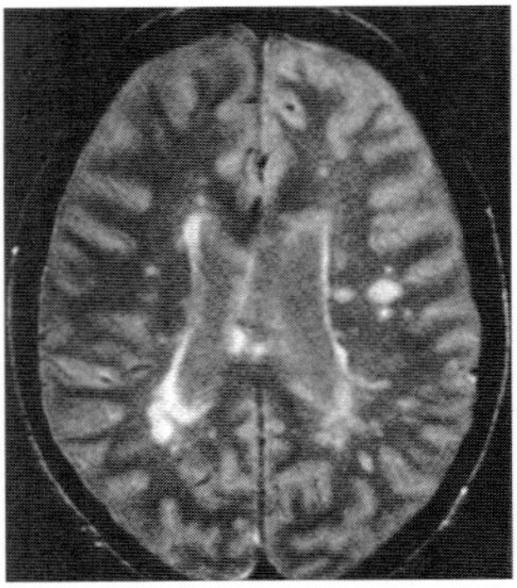

Abbildung 11: Kernspintomogramm mit multiplen Herden im Gehirn

Verschlimmernd kommt ein lautes bollerndes Geräusch hinzu, das dadurch verursacht wird, daß in der Wand der Röhre Detektoren rotieren, was die Angelegenheit nicht gerade angenehmer macht. Es empfiehlt sich, die Augen zu schließen, bevor man hineingefahren wird, und sie für den ganzen Zeitraum, den die Untersuchung in Anspruch nimmt (etwa 15 Minuten), geschlossen zu lassen.
Wer zur Platzangst neigt, sollte sich nicht scheuen, sich vorher ein Beruhigungsmittel geben zu lassen. Trotz dieser Unannehmlichkeiten ist die Kernspintomographie ein sehr elegantes Verfahren. Voraussetzung für die Methode ist ein großes Magnetfeld, das 15.000mal stärker ist als das der Erde. Davon merken Sie aber nichts. Gefährlich ist ein Magnetfeld dieser Stärke nur für Patienten mit Herzschrittmachern - und für Kreditkarten, die sofort gelöscht werden.
„Ich habe es mir viel schlimmer vorgestellt", sagt Frau P. „Eigentlich war es total langweilig. Wenn der Krach nicht gewesen wäre, wäre ich bestimmt eingeschlafen. Ist denn was dabei herausgekommen?"
Abbildung 11 zeigt einen Schnitt durch ihr Gehirn. Sie sehen mehrere (multiple) weiße rundliche Punkte. Diese sind für eine MS so typisch, daß jetzt kaum noch ein Zweifel an der Diagnose möglich ist.

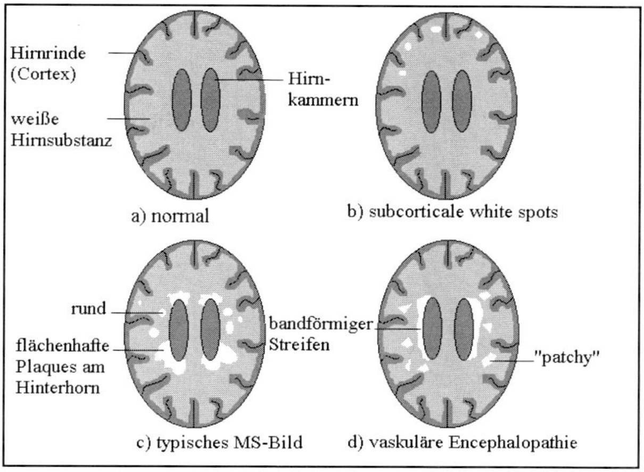

Abbildung 12: Weiße Punkte (white spots) in der Kernspintomographie. a) Normales Kernspintomogramm des Gehirns; b) kleine rundliche white spots, die direkt unter der Hirnrinde (subcortical) liegen, bei einer Borreliose; c) typisches Kernspintomogramm einer MS mit symmetrischen flächenhaften Plaques um die Vorder- und Hinterhörner der Hirnkammern und multiplen runden oder ovalen white spots; d) vaskuläre Encephalopathie mit symmetrischen bandförmigen Streifen, die sich von den Vorder- zu den Hinterhörnern ziehen. Dazu „patchy" (flickenförmige) white spots.

Die MS im Kernspintomogramm oder „Überall nur weiße Punkte!"

Als ich vor vielen Jahren, kurz nachdem die ersten Kernspintomographen in Deutschland in Betrieb genommen worden waren, an einem Seminar über die neue Technik teilnahm, saß neben mir eine junge Kollegin. Stundenlang hatte man uns Schnittbilder durch das Gehirn gezeigt und uns die Veränderungen erklärt. Als wir uns hinterher in einer Pause völlig erschöpft bei einem Kaffee trafen, stöhnte sie: „Ich weiß nicht, wie es Ihnen gegangen ist, aber ich habe immer nur weiße Punkte gesehen!" Das ist tatsächlich so. Die Kernspintomographie ist zwar ein sehr genaues Verfahren, und man kann auch kleinste Veränderungen mit ihr nachweisen, aber das Vertrackte ist: Alle Veränderungen sehen in etwa gleich aus. Das heißt, in den meisten Fällen kann man den weißen Punkten nicht ansehen, ob sie von einer MS stammen oder ob es sich um kleine Durchblutungsstörungen handelt.

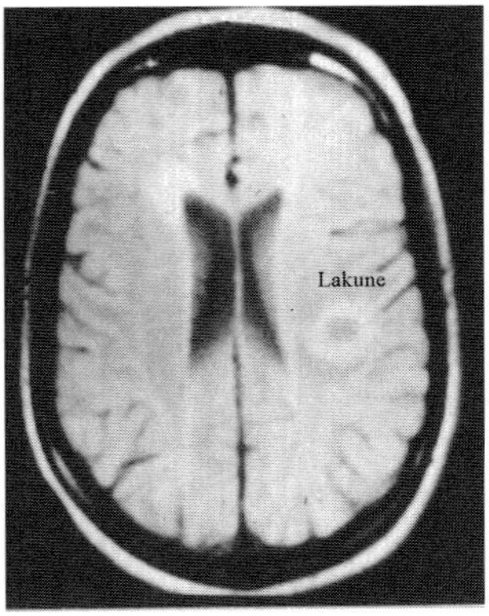

Abbildung 13: Lakune oder „schwarzes Loch“

Die Bedeutung der „schwarzen Löcher“

Aber es gibt nicht nur weiße Punkte. Als wir vor etwa 15 Jahren, als gerade die Kernspintomographie in die Neurologie eingeführt worden war, die Bilder von MS-Patienten auswerteten, um die klinische Symptomatik mit der Lokalisation der Läsionen im Gehirn in Beziehung zu setzen, fiel uns eine besondere Art von Herden auf. Sie waren im Vergleich mit den üblichen Herden nicht homogen weiß, sondern wiesen in ihrem Zentrum eine Höhlenbildung auf, die mit Liquor (Gehirnflüssigkeit) gefüllt war (Abbildung 13). Wir nannten sie Lakunen. Das kommt aus dem Lateinischen und heißt „kleine Seen“.
Es wird davon ausgegangen, daß es sich bei den Lakunen um Herde handelt, die so überstürzt entstehen, daß die Astrozyten nicht ausreichend Zeit haben, den entstandenen Defekt gründlich „auszustopfen“. Somit sind sie ein Indiz für eine aggressivere Verlaufsform der MS und für die Prognose bedeutsam. Von den Amerikanern wurden sie später auch als „black holes“ (schwarze Löcher) bezeichnet. Wir werden noch einmal auf sie zurückkommen.

Wie wichtig ist die Kontrastmittelgabe?

Die Kontrastmittelgabe bei MS ist wenig hilfreich. Sie erlaubt zwar, frische von alten Herden zu unterscheiden, aber das ist weder für die Diagnose noch für die Therapie entscheidend. Es ist auch durchaus nicht so, daß sich hierdurch die Empfindlichkeit der Untersuchung erhöht, also etwa Herde nachgewiesen werden können, die ohne Kontrastmittelgabe unentdeckt geblieben wären.
Ob sich in den Herden Kontrastmittel anreichert oder nicht, hat ein größeres Interesse durch die Interferon-Studie erregt (siehe Kapitel „Interferone“). Eines der überzeugendsten Ergebnisse war, daß unter Interferongabe, die Herde, die Kontrastmittel anreichern, signifikant seltener werden. Ob es sich hierbei um einen Therapieerfolg oder einen unbedeutenden Nebenbefund handelt, bleibt strittig.

Hat es Sinn, die Kernspintomographie zu wiederholen?

In aller Regel nicht. Die NMR ist ein hervorragendes Instrument, die Diagnose einer MS zu stellen, aber sie taugt nicht zur Verlaufskontrolle. Eine zu große Zurückhaltung kann natürlich zu Fehlern führen.

> *Fall 6*: Eine 56jährige Patientin, die seit mehr als 20 Jahren unter einer aggressiver verlaufenden MS leidet und schon seit 5 Jahren eine beidseitige Gehhilfe benötigt, klagte über starke rechtsseitige Kopfschmerzen und ein Druckgefühl hinter dem rechten Auge.

Den Beschwerden wurde zunächst keine besondere Bedeutung beigemessen, als sie aber nach 4 Wochen nicht verschwunden waren, sondern sogar zugenommen hatten, wurde vorsichtshalber eine Kontrolle der Kernspintomographie veranlaßt, denn - wie Sie bereits wissen - Schmerzen sind für eine MS untypisch. Es zeigte sich ein recht großes Meningeom (gutartiger Hirntumor) rechts frontal. Eine MS schützt natürlich nicht davor, eine zusätzliche, von der MS völlig unabhängige Krankheit, zu bekommen. Die Patientin wurde operiert und überstand die Operation und die nachfolgenden Monate bis jetzt, ohne daß es zu einer Verschlechterung der MS gekommen wäre.

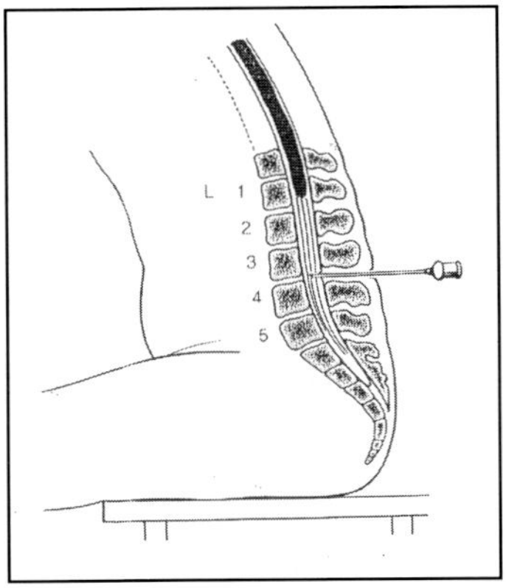

Abbildung 14: Zur Technik der Lumbalpunktion

Eine Entzündung des Gehirns läßt sich nicht im Blut nachweisen.

Fall 7: Sabina M. leidet seit 3 Monaten unter einer langsam zunehmenden Gangstörung. Die Reflexe sind an den Beinen sehr lebhaft. Die gesamte Wirbelsäule und das Gehirn wurden kernspintomographisch untersucht, aber es fand sich weder ein Anhalt für einen Rückenmarkstumor noch für eine MS.

„Ich fürchte, wir kommen um eine Untersuchung des Rückenmarkwassers nicht herum."
Sie schaute mich entsetzt an.
„Tut das weh?"
„Meistens merken die Patienten überhaupt nichts davon."
„Ist das wahr?"
„Ich schwöre es Ihnen."
„Und gibt es Komplikationen?"
„Eigentlich nicht. Das Schlimmste, was passieren kann, ist, daß mit der Nadel Bakterien von der Haut in den Rückenmarkskanal verschleppt werden. Auf diese Weise kann es zu einer Hirnhautentzündung kommen. Aber das ist extrem selten und soll bei einer von 1000 Punktionen auftreten. Wir punktieren viel, haben das aber noch nie erlebt. Einmal wird es auch bei uns vorkommen, aber ich nehme nicht an, daß gerade Sie die erste sein werden."

„Und welche Krankheit vermuten Sie bei mir?"
„Wir müssen auf jeden Fall eine Entzündung des Rückenmarks oder des Gehirns ausschließen."
„Aber mein Hausarzt hat gesagt, daß mein Blut völlig in Ordnung ist."
Viele Menschen glauben, daß man eine Entzündung, egal ob sie in den Gelenken, am Herzen oder in den Lungen ist, mit der Blutsenkungsgeschwindigkeit oder mit einer Erhöhung der weißen Blutkörperchen nachweisen kann. Das stimmt auch für fast alle Organe, nur nicht für das Rückenmark und das Gehirn.

Die Goldmannschen Versuche

Der Grund hierfür ist, daß zwischen dem zentralen Nervensystem und dem Blut eine Schranke existiert, die man sich wie einen Filter vorstellen kann, durch den nur bestimmte Stoffe aus dem Blut in das Gehirn gelangen. Diese Schranke hat eine wichtige Schutzfunktion, da das Gehirn sehr empfindlich ist.
Wie sie funktioniert, kann man sich am besten anhand der beiden Versuche vorstellen, die der Neurologe Goldmann Ende des letzten Jahrhunderts durchgeführt hat. Goldmann spritzte Ratten einen blauen Farbstoff in die Vene. Als er die Tiere nach einem Tag tötete und untersuchte, fand er, daß sich alle Organe blau angefärbt hatten - mit Ausnahme von Gehirn und Rückenmark. In einem zweiten Versuch injizierte er den Farbstoff in die Hirnkammern. Bei der Obduktion stellte sich heraus, daß der Farbstoff nun nur in Gehirn und Rückenmark nachweisbar war, während die übrigen Organe ungefärbt geblieben waren. Damit ist die Existenz einer Schranke zwischen dem zentralen Nervensystem und dem übrigen Körper auf eine elegante Weise bewiesen worden.
Man fragt sich natürlich, wie diese Schranke anatomisch aussieht. Es handelt sich einfach um das Endothel, die Innenhaut der Hirngefäße, die im Unterschied zu den Gefäßen im übrigen Körper nur für ganz bestimmte Stoffe durchlässig ist. Das kann übrigens auch zu Problemen führen, wenn man z.B. eine Hirnentzündung mit Penicillin behandeln will, das ja normalerweise in die Venen infundiert wird, denn die Blut-Hirn-Schranke ist für Penicillin kaum durchlässig.

Lumbalpunktion - ambulant oder stationär?

Aber zurück zu Sabina M.. Wir haben festgestellt, daß die Entzündungszeichen im Gehirn oder im Rückenmark von der Blut-Hirn-Schranke daran gehindert werden, ins Blut überzutreten. Deshalb können diese nur direkt im Liquor nachgewiesen werden. Und das geht am besten durch eine Lumbalpunktion. Obwohl die Untersuchung harmlos ist, wird sie in Deutschland fast immer noch unter stationären Bedingungen durchgeführt, das heißt, die Patienten bleiben nach der Punktion zur Überwachung bis zum nächsten Tag im Krankenhaus. Unbedingt erforderlich ist nicht, so daß sie, wenn die Patienten dies wünschen, auch ambulant durchgeführt werden kann.

„Wenn Sie einverstanden sind, könnten wir Sie übermorgen in unserer neurologischen Abteilung aufnehmen."

„Muß ich wirklich ins Krankenhaus?"

„Es ist ja nur für einen Tag."

„Und ambulant geht es nicht?"

„Wenn Sie darauf bestehen, können wir es auch ambulant machen. Voraussetzung ist allerdings, daß Sie zu Hause gut versorgt sind."

„Ich habe diese Woche noch Urlaub", sagt Herr M.. „An mir soll es also nicht liegen. Aber meinen Sie nicht, daß die Gefahr von Komplikationen zu Hause größer ist?"

„Nein, das glaube ich nicht. Vielleicht ist die Wahrscheinlichkeit, nach der Punktion Kopfschmerzen zu bekommen, etwas höher. Aber selbst davon bin ich nicht einmal überzeugt."

„Wenn es so ist, Herr Doktor, dann lassen Sie es uns doch gleich machen, damit ich es hinter mir habe."

Ich kann das gut verstehen. Warum soll sie sich auch noch zwei Tage lang wegen dieses harmlosen Eingriffs verrückt machen? Das eigentliche Problem bei der Liquorpunktion sind nicht etwaige Komplikationen, sondern die Kopfschmerzen. Wenn sie auftreten, dann sind sie sehr heftig, und es hilft kein Schmerzmittel, nur flach liegen und den Kopf still halten.

Warum es zu den Kopfschmerzen kommt, ist nicht bekannt.

An der Menge des entnommenen Liquors liegt es jedenfalls nicht. Bei Verdacht auf MS ist es üblich, etwa 10 Milliliter abzunehmen. Zum Vergleich sei erwähnt, daß in einen Fingerhut 2 Milliliter hineinpassen. Die Gesamtmenge des Liquors in den Hirnkammern und im Rückenmarkskanal beträgt 150 Milliliter, das entspricht einer Kaffeetasse, die bis an den Rand gefüllt ist. Pro Tag werden 500 Milliliter neugebildet, so daß die entnommenen 10 Milliliter in weniger als einer halben Stunde wieder ersetzt sind. Die Kopfschmerzen treten aber meist erst 5 oder 6 Stunden nach der Punktion, manchmal sogar erst zwei Tage später auf. Eine viel größere Menge an Liquor geht vermutlich auf eine andere Weise verloren. Und zwar entsteht durch die Punktion ein Loch in dem derben Rückenmarkssack, das sich nicht sofort wieder schließt. Durch dieses Leck sickert der Liquor unbemerkt in das Gewebe. Dabei kann es sich um mehrere Hundert Milliliter handeln, ohne daß es zu einer von außen sichtbaren Schwellung kommt. Wenn diese Vermutung zutreffend ist, wäre es naheliegend, dem Patienten zu empfehlen, sich nach der Punktion so lange wie möglich auf den Bauch zu legen, so wie man eine Dose, die undicht ist, auf die Seite legt, die dem Loch gegenüberliegt. Leider bringt das aber auch nicht viel, so daß ich den Patienten sage, sie könnten sich hinlegen, wie sie wollen. Die Hauptsache ist, sie liegen bequem.

Manchmal liest man in Frauenzeitschriften von einer sogenannten „atraumatischen“ Punktion mit der Sprotte-Nadel. Dabei handelt es sich um eine Nadel, die besonders dünn ist. Das Besondere ist aber, daß sich ihre Öffnung nicht wie bei den anderen Nadeln in der Spitze befindet, sondern kurz davor an der Oberkante. Auf diese Weise ist es möglich, das Ende der Nadel so spitz zulaufen zu lassen, daß sie beim Eindringen in den Rückenmarkskanal kein Loch in den Duralsack stanzt, sondern die längsverlaufenden Fasern zur Seite drückt. Wird die Nadel zurückgezogen schließen sie sich wieder wie die Kordeln einer spanischen Wand. So überzeugend das Konzept ist, nach meiner Erfahrung sind die Kopfschmerzen durch die Verwendung der Sprotte-Nadel weder seltener noch weniger heftig. Ein gravierender Nachteil ist, daß die Nadel so biegsam ist, daß es nicht gelingt, sie ohne Führung durch die Haut bis in den Liquorraum vorzuschieben. Man muß also vorher ein mehrere Zentimeter langes, ziemlich dickes Führungsrohr durch die Haut bis kurz vor die Dornfortsätze legen, was mehr weh tut, als die Punktion mit einer normal dicken Nadel.

Ob Kopfschmerzen auftreten oder nicht, kann man nicht genau vorhersagen. Allerdings gibt es eine ganz verläßliche Regel, die lautet: Die Wahrscheinlichkeit, daß Kopfschmerzen auftreten, ist um so größer, je jünger, je größer und je schlanker ein Patient ist. So habe ich es nie erlebt, daß jemand, der alt und dick war, Beschwerden nach einer Liquorpunktion bekommen hat. Dasselbe trifft auf Patienten zu, die gleich nach der Punktion aufstehen, um eine Zigarette zu rauchen. Ich erwähne dies, weil es kurios, und nicht, weil es nachahmenswert ist.

Eine Verletzung des Rückenmarks ist bei der Punktion nicht möglich.

Oft hört man die Frage, ob die Gefahr einer Rückenmarksschädigung bestehe. Das ist aus folgendem Grund nicht der Fall: Beim Embryo hat das Rückenmark noch dieselbe Länge wie der Wirbelkanal. Danach wächst die Wirbelsäule schneller als das Rückenmark. So kommt es, daß das Ende des Rückenmarks immer weiter nach oben wandert und sich beim Erwachsenen etwa in Höhe der Bandscheibe zwischen dem 1. und 2. Lendenwirbelkörper befindet (Abbildung 14). Die Punktion erfolgt aber wesentlich tiefer.

Oft ist die Angst schlimmer als der Stich.

Frau M. sitzt auf dem Rand der Untersuchungsliege. Sie wird gebeten, sich etwas noch vorn zu beugen, damit sich die Dornfortsätze der Wirbelsäule etwas aufspreizen, so daß man leichter zwischen ihnen hindurch in den Rückenmarkskanal gelangen kann. Dann werden beide Handflächen auf den oberen Rand der Darmbeinschaufeln gelegt und durch eine gedachte Linie miteinander verbunden. Wo diese die Wirbelsäule kreuzt, liegt der 4. Lendenwirbelkörper. Unterhalb davon wird mit dem Daumennagel ein kleines Kreuz in den Zwischenraum zwischen zwei Dornfortsätzen in die Haut eingedrückt. Auf diese Weise ist eine Verletzung des Rückenmarks ausgeschlossen.
Die Haut wird desinfiziert und eine feine Nadel horizontal durch die Haut vorgeschoben. Der Einstich ist kaum spürbar.
„Sie merken jetzt einen leichten Druck, aber es tut nicht weh."
Beim vorsichtigen Vorschieben spürt man in 3 oder 4 cm Tiefe, wie die Nadel einen leichten Widerstand überwindet. Das ist das Zeichen dafür, daß der Duralsack durchstoßen wurde und sich die Nadelspitze jetzt im Liquorraum befindet. Die Patient hat nichts bemerkt.
„Geht es noch?"
„Natürlich", sagt sie. „Ich merke nichts."

So ist es meistens. Die Angst ist schlimmer als die Untersuchung selbst. Der Mandrin wird aus der Hohlnadel gezogen. Der Liquor tropft langsam in ein Reagenzröhrchen und sieht tatsächlich genauso aus wie Wasser. Nachdem es zu einem Drittel gefüllt ist, was etwa 10 Millilitern entspricht, wird die Nadel entfernt.

„War es schlimm?"

„Sind Sie schon fertig?"

„Ja, Sie sind sehr tapfer gewesen."

Die Liquorpunktion ist zu einer Standarduntersuchung geworden, die jeden Tag mehrere hundert Mal in Deutschland durchgeführt wird. Aber das, was für den Arzt Routine ist, kann für den Patienten etwas Schreckliches sein. Das vergessen wir im Krankenhaus häufig, weil wir alles zu sehr aus unserer Perspektive sehen. Vor einiger Zeit besuchte ich eine Ausstellung, in der es um die Welt ging, wie sie von Kinderaugen wahrgenommen wird. Eine besondere Attraktion war ein Raum, in dem Tische, Stühle und Schränke so groß waren, wie sie sich für ein dreijähriges Kind darstellen. Der Eindruck ist unheimlich. Dasselbe gilt für jemanden, der noch nie im Krankenhaus gewesen ist. Schon das Messen des Blutdrucks kann Beklemmungen auslösen. Noch viel mehr trifft das auf das Ekg zu. Wer hätte nicht beim ersten Mal Angst gehabt, durch die Elektroden könnte Strom fließen wie in elektrischen Weidezäunen. Aber man traut sich nicht zu fragen. So erträgt man angstvoll und stumm, was passiert, und hofft nur, daß es bald vorbei ist.

Die Oligoklonalen sind nicht spezifisch, aber hochverdächtig auf MS.

Unser Körper ist durch ständige Invasionsversuche von Bakterien und Viren gefährdet. Zur Abwehr bedient er sich zweier Techniken: Die Zahl der Zellen, die den Eindringling auffressen (Phagozytose), kann erhöht werden, oder die Lymphozyten können Antikörper herstellen, die den Schädling zerstören. Bei der MS steht der zweite Abwehrmechanismus im Vordergrund, und somit ist die wichtigste Untersuchung im Liquor bei Verdacht auf MS der Versuch, oligoklonale Banden nachzuweisen.

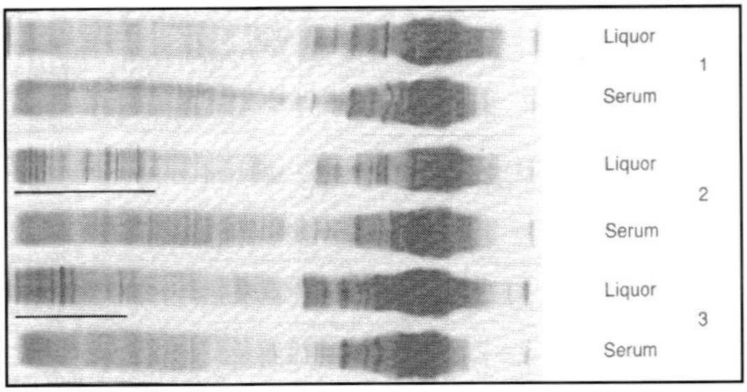

Abbildung 15: Der Nachweis von oligoklonalen Banden. Patient 1 ohne und Patienten 2 und 3 mit oligoklonalen Banden im Liquor (unterstrichen).

Das Prinzip ist folgendermaßen: Wenn im Liquor Entzündungszeichen wie Eiweißkörper nachgewiesen werden, die Antikörpern entsprechen (siehe Kapitel Immunologie), dann könnten diese entweder durch kleine Lecks in der Bluthirnschranke in den Liquorraum eingesickert sein, oder aber sie sind direkt im Gehirn, also jenseits der Bluthirn-Schranke, produziert worden. Letzteres ist bei der MS der Fall.
Wie kann man das aber unterscheiden? Ganz einfach. Man untersucht die Eiweißkörper im Blutserum und gleichzeitig im Liquor. Wenn man dann einzelne Fraktionen nachweist, die im Liquor, aber nicht im Serum vorkommen, dann ist damit der Beweis erbracht, daß diese im Gehirn bzw. im Rückenmark gebildet worden sind.
Die Untersuchung der Eiweißkörper erfolgt durch die Elektrophorese. Da die Eiweißkörper unterschiedlich sperrig sind und auch unterschiedliche elektrische Ladungen tragen, wandern sie in einem elektrischen Feld ungleich schnell, wenn man sie auf einen Streifen Löschpapier aufbringt. Schwere, sperrige Moleküle, die nur eine geringe negative Überschußladung haben, wandern nur langsam auf den positiven Pol zu, andere, die kleiner und negativer geladen sind, werden stärker angezogen. Auf diese Weise bilden sich mit der Zeit strich- oder bandförmige Ablagerungen auf dem Löschpapier, die jeweils bestimmten Eiweißmolekülen entsprechen.
Abbildung 15 zeigt, daß im Liquor von Frau M. einzelne Banden nachweisbar sind, die im Serum fehlen. Damit ist bewiesen, daß sie unter einem chronischen entzündlichen Prozeß im ZNS leidet.

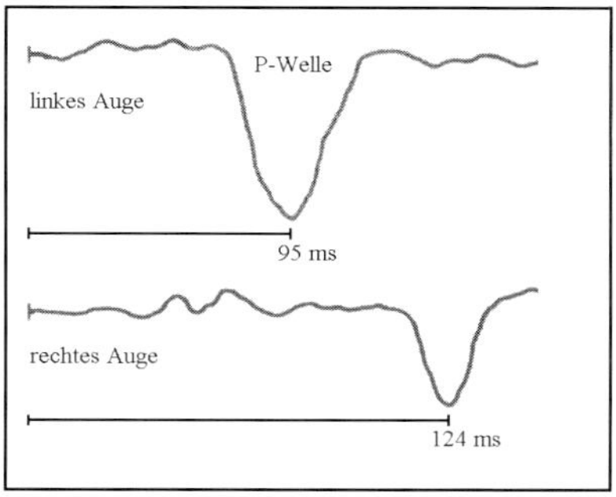

Abbildung 16: Das Ergebnis der VEP-Untersuchung von Katja P.: Die P-100-Welle liegt links bei 95 Millisekunden (ms), rechts ist sie auf 124 ms verzögert.

Die Aussagekraft der Liquoruntersuchung ist aus zwei Gründen eingeschränkt: Erstens sind die oligoklonalen Banden bei allen chronischen ZNS-Entzündungen nachweisbar, und zweitens können sie falsch negativ sein. Da die MS mit Abstand die häufigste chronische Entzündung des Gehirns und des Rückenmarks ist, ist der erste Punkt zu vernachlässigen. Wichtiger ist der zweite.
Als Faustregel kann gelten: Bei MS-Patienten, die länger als 10 Jahre erkrankt sind, sind die oligoklonalen Banden in über 90% der Fälle positiv. Im Frühstadium oder bei sehr milden Verlaufsformen können sie in mehr als 50% falsch negativ sein.

Die visuell evozierten Potentiale

Wie Sie wissen, war bei Katja (Fall 3) eine VEP-Untersuchung veranlaßt worden. Die Untersuchung ist schmerzlos und völlig ungefährlich. Katja wird gebeten, in einem abgedunkelten Raum vor einem Fernseher Platz zu nehmen. Auf dem Bildschirm ist ein schwarz-weißes Schachbrettmuster zu sehen. An ihrem Hinterkopf werden zwei Elektroden befestigt, und zwar an den Stellen, die sich direkt über der rechten bzw. linken Sehrinde befinden. Die Elektroden sind dieselben, wie sie beim Ekg oder Eeg verwendet werden.
Wenn ein Lichtreiz die Sehrinde erreicht, entsteht dort eine kleine elektrische Erregung, eine Potentialschwankung, die durch die Elektroden abgeleitet und elektronisch verstärkt werden kann. Da die einzelnen Reizantworten nur sehr schwach sind, muß der Reiz viele Male wiederholt werden, damit sich das Potential deutlicher darstellen läßt. Hierzu muß sie einen Punkt in der Mitte des Bildschirms fixieren. Dann beginnt die Untersuchung, indem das Schachbrettmuster wechselt: schwarz-weiß, weiß-schwarz, schwarz-weiß usw..

Auf dem Bildschirm des Verstärkers hebt sich mit jedem neuen Lichtreiz ein deutlicheres Potential ab, das wie eine tiefe Mulde aussieht. Es zeigt sich, daß die Spitze dieses Potentials links bei 95 Millisekunden, rechts bei 124 Millisekunden liegt (Abbildung 16). Das ist die Zeit, die der Lichtreiz gebraucht hat, um von der Netzhaut über den Sehnerven in das linke bzw. rechte Sehhirn zu gelangen. Der Normalwert liegt etwa bei 100 Millisekunden, weshalb die nach unten gerichtete Zacke auch P100-Welle heißt. Sie ist bei Katja rechts deutlich verlängert und bestätigt die Diagnose einer Sehnervenentzündung.

4 Ist ein Irrtum möglich?

Habe ich überhaupt eine MS?

Könnte es nicht sein, daß Sie sich irren, Herr Doktor? Welcher Arzt kennt diese Frage nicht?

Fall 8: Frau T. ist 32 Jahre alt. Seit 4 Wochen hat sie ein Taubheitsgefühl des linken Arms. Im Kernspintomogramm fand sich ein einziger Marklagerherd. Die VEP waren normal.

Hat es in einem solchen Fall Sinn, den Liquor zu untersuchen? Wir verzichteten zunächst darauf, da erfahrungsgemäß mit einer hohen Rate an falsch negativen Befunden zu rechnen ist, und sprachen vor der sehr beunruhigten Patientin und dem nicht weniger nervösen Ehemann von einer kleinen Entzündung, die vermutlich harmlos sei, aber unter Kontrolle bleiben müsse.

Etwa 3 Monate später kamen beide wieder. Wenn sie den Kopf nach vorne beugte, traten elektrisierende Schmerzen im Nacken auf, die entlang der Wirbelsäule nach unten ausstrahlten.

Das Symptom kennen wir bereits. Ursache ist meistens ein frischer zervikaler Entzündungsherd, den wir dann auch kernspintomographisch nachweisen konnten (Abbildung 17). Obwohl die oligoklonalen Banden in der jetzt veranlaßten Liquoruntersuchung negativ waren, bestand aus meiner Sicht an der Diagnose einer MS kein Zweifel mehr, so daß ich das Ehepaar vorsichtig aufklärte. Während des Gespräches merkte ich, daß sie mir nicht glaubten.

Was macht man in einer solchen Situation? Aus meiner Sicht hat es sich sehr bewährt, eine sogenannte „zweite Meinung“ einzuholen. Man bietet also den Patienten an, sich mit den Kernspinbildern und allen anderen Unterlagen bei einem anderen Kollegen oder einer anderen Kollegin vorzustellen, die Erfahrung mit MS haben, und sich dort unabhängig von uns über die Sicherheit der Diagnose beraten zu lassen.

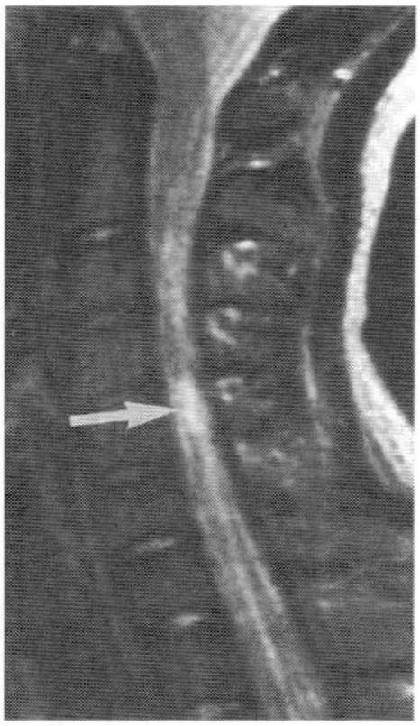

Abbildung 17: Herd im Zervikalmark von Frau T.

Es wäre ein großer Fehler, wenn man die Zweifel der Patienten persönlich nehmen würde, z.B. als Ausdruck eines gestörten Vertrauensverhältnisses. Die Hoffnung, der Arzt könne sich mit dieser doch gravierenden Diagnose geirrt haben, entspricht einer völlig gesunden Lebenseinstellung - und außerdem (das muß man zugeben) gibt es so viele Fallstricke bei der Diagnosestellung, daß Irrtümer tatsächlich nicht selten sind. Niemandem bricht also ein Zacken aus der Krone, wenn er seine Meinung von einem anderen absichern läßt.

Warum ist es so schwer, eine MS zu diagnostizieren?

Zu Beginn meiner Ausbildung zum Neurologen war ich überzeugt, es sei ganz einfach, eine MS zu diagnostizieren. Je älter ich werde, desto mehr neige ich zu der Ansicht, daß es immer noch eine der schwierigsten Diagnosen in der Medizin ist.

Fall 9: Michaela F. ist 31 Jahre alt und mit einem Studienrat für Chemie und Physik verheiratet. Ihr Sohn ist 11 Monate alt und heißt Niels (nach dem dänischen Atomphysiker Niels Bohr). Seit 2 Jahren kommt es zu immer wiederkehrenden Gefühlsstörungen der gesamten rechten Körperhälfte, die teils Stunden, teils tagelang anhalten. Das erste Mal sind sie im Rahmen einer starken beruflichen Belastung aufgetreten. Michaela F. leitet einen Kindergarten in einer sozial schwierigen Region. Mehr als 50% der Kinder sind Ausländer, die meisten Eltern sind arbeitslos. Von ihren 7 Mitarbeiterinnen sind ständig zwei oder drei im Urlaub oder krank, weil sie den extremen Belastungen nicht gewachsen sind: Schwierigkeiten mit den Kindern, Schwierigkeiten mit den Eltern, Schwierigkeiten mit den Behörden. Während ihrer Schwangerschaft fühlte sie sich schlecht, mußte praktisch jeden Morgen mehrmals erbrechen, meinte sich jedoch nicht krankschreiben lassen zu dürfen, weil sonst keine ausreichende Betreuung der Kinder mehr gewährleistet gewesen wäre und nicht zuletzt auch deswegen, weil sie sich als Leiterin verantwortlich fühlte. In dieser Situation kommt es erstmalig zum Auftreten der oben beschriebenen Symptomatik. Sie wird begleitet von einer merkwürdigen Sehstörung. Dabei hat das Gefühl, daß sie nur das sieht, was sie scharf fokussiert. Alles andere darum herum erscheint ihr leer, „wie weggewischt“. Zum Beispiel komme es im Auto vor, daß sie plötzlich nicht mehr sicher sei, ob sie überhaupt noch lenke, weil sie ihre Hände am Steuer nicht sehe, müsse genau hinschauen, um beruhigt festzustellen, daß alles in Ordnung sei. Heute sucht sie mich wegen einer Ungeschicklichkeit der linken Hand auf, die sie beim Klavierspielen bemerkt hat.

Das Kernspintomogramm des Gehirns ergab eine normale Darstellung des Gehirns. Auch eine Liquorpunktion, die vor 2 Jahren durchgeführt wurde, war unauffällig gewesen. Die VEP waren deformiert, aber nicht eindeutig pathologisch. Neurologisch findet sich neben einer Unsicherheit beim Seiltänzergang mit Abweichung nach rechts und einer Ungeschicklichkeit beim Einbeinhüpfen rechts die Unfähigkeit, mit einem stumpfen Gegenstand auf den rechten Fußrücken geschriebene Zahlen zu erkennen.

Welche Diagnose würden Sie stellen? Darf man schon von einer MS sprechen? Oder handelt es sich um eine komplizierte Migräne (Migraine accompagnée)? Immerhin treten einige der Symptome, wie die röhrenartige Gesichtsfeldeinschränkung, gelegentlich im Zusammenhang mit Kopfschmerzen auf. Ich denke, die meisten Neurologen, die sich mit der MS auskennen, würden insgeheim sehr sicher sein, daß eine MS vorliegt, aber sie würden trotzdem sagen, daß es unter den gegebenen Umständen nicht vertretbar sei, mehr als einen Verdacht zu äußern. Auch ich habe keinen Zweifel, daß es sich um eine MS handelt, und stecke in dem Dilemma, ob ich mit ihr darüber sprechen soll oder nicht. Die international anerkannten Kriterien zur Diagnosesicherheit zeigt Tabelle 2.

Tabelle 2: Kriterien zur Diagnosesicherheit

Klinisch eindeutige MS

- Wenigstens zwei Schübe und Nachweis von oligoklonalen Banden im Liquor oder MS-typische Veränderungen im Kernspintomogramm
- wenigstens 1 Jahr primär chronische Entwicklung und oligoklonale Banden im Liquor oder MS-typische Veränderungen im Kernspintomogramm.

Klinisch wahrscheinliche MS

- Wenigstens zwei Schübe mit klinischen Befunden, die sich auf einen Herd beziehen lassen (monofokal);
- ein Schub mit Befunden, die nur durch die Annahme mehrerer Herde im ZNS zu erklären sind (multifokal), oder mit monofokalen Befunden und Liquor oder NMR MS-typisch;
- wenigstens 1 Jahr primär chronische Entwicklung monofokaler Befunde und Liquor oder NMR MS-typisch.

Klinisch mögliche oder fragliche MS

- Der klinische Befund, der Liquor und die Kernspintomographie sind nicht ausreichend charakteristisch für eine MS, aber es gibt keine Diagnose, welche die vorhandene Symptomatik besser erklärt als die MS.

Zugespitzt läßt sich sagen: Die Diagnose einer MS ist sehr einfach, wenn die oligoklonalen Banden positiv oder die kernspintomographischen Veränderungen MS-typisch sind. In allen anderen Fällen kann sie sehr schwierig sein.

Die wichtigsten Differentialdiagnosen der MS

Da es bislang noch keinen Labortest gibt, um die Diagnose einer MS zu beweisen, ist es üblich, die Sicherheit der Diagnose in drei Stufen zu klassifizieren: sichere - wahrscheinliche - fragliche MS. Der Verdacht auf eine MS sollte nur geäußert werden, wenn alle anderen in Frage kommenden Erkrankungen ausgeschlossen sind. Hierbei handelt es sich im wesentlichen um sieben Krankheitsbilder:

- ein Bandscheibenvorfall, der das Rückenmark komprimiert
- Rückenmarkstumor,
- die vaskuläre Encephalopathie (Mini-Infarkte im Marklager),
- der iuvenile Insult (Schlaganfall im Jugendalter),
- Migraine accompagnée,
- das Karpaltunnelsyndrom und
- die Konversionsneurose.

MS oder zervikaler Bandscheibenvorfall

Das Leitsymptom des zervikalen Bandscheibenvorfalls ist der Schmerz, der „Hexenschuß" des Armes. In seltenen Fällen kann er jedoch fehlen, vor allem dann, wenn der Vorfall nicht seitlich auf die Nervenwurzeln, sondern auf das Rückenmark drückt und dieses komprimiert. Man spricht dann von einer Myelopathie.

> *Fall 10*: Eine 47jährige Patientin leidet seit 4 Jahren eine langsam zunehmende Gangstörung wechselnder Ausprägung, die als psychogen gedeutet wurde, da sie durch den Alkoholismus ihres Ehemannes schwer belastet ist.

Ein Kernspintomogramm des Gehirns wies multiple Marklagerveränderungen auf, die mit der Diagnose einer MS vereinbar waren, durchaus aber auch zu einer beginnenden vaskulären Encephalopathie passen konnten. Trotz des Fehlens oligoklonaler Banden im Liquor stellten wir die Diagnose eines MS. Als es im weiteren Verlauf zu Schulter-Arm-Schmerzen kam, wurde ein NMR der HWS veranlaßt und - zu unserer Beschämung - ein großer medialer Bandscheibenvorfall nachgewiesen, der das Rückenmark strangulierte.

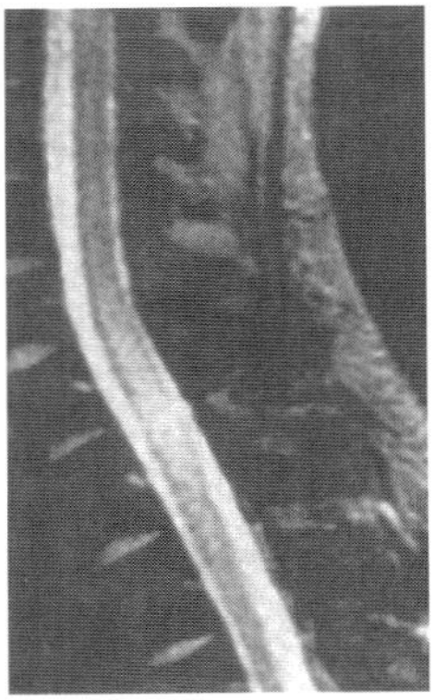

Abbildung 18: raumfordernder Herd im Zervikalmark (Tumor? MS?)

MS oder Rückenmarkstumor?

Fall 11: Ein 41jähriger erfolgreicher Unternehmer aus Sibirien leidet seit 2 Jahren unter einer Gefühlsstörung beider Hände, die sich langsam und schmerzlos entwickelte. Als erstes bemerkte er, daß er z.B. beim Suchen in der Hosentasche nicht mehr in der Lage war, mit dem Tastsinn ein Feuerzeug von einem Schlüssel zu unterscheiden. Im weiteren Verlauf trat eine leichte Gangunsicherheit mit Gleichgewichtsstörungen hinzu. Schließlich war in Rußland eine Kernspintomographie der Halswirbelsäule durchgeführt worden, die einen raumfordernder Prozeß im Rückenmark in Höhe der Halswirbelkörper HWK 3-5 zeigte.

Die russischen Kollegen hatten keinen Zweifel am Vorliegen eines Rückenmarkstumors und hatten ihm deswegen empfohlen, sich in Deutschland operieren zu lassen. Zur präoperativen Abklärung kam er zu uns. Die mitgebrachten Bilder zeigt Abbildung 18. Die spindelförmige Auftreibung und die Kontrastmittelanreicherung legten tatsächlich die Annahme eines Tumors nahe, eine sehr ungünstige Diagnose, da eine vollständige Entfernung des Tumors nicht möglich und als Folge einer noch so schonenden Operation eine Lähmung beider Beine nicht vermeidbar sein würde. Da ein entzündlicher Prozeß nicht mit letzter Sicherheit auszuschließen war, empfahlen wir eine Liquorpunktion, eine Wiederholung des Kernspintomogramms der HWS, zusätzlich ein Kernspintomogramm des Gehirns und die Ableitung der visuell evozierten Potentiale. Wir waren völlig überrascht, als sich zwar die Schwellung in unveränderter Größe darstellte, aber nur noch in einem stippchenförmigen Bereich Kontrastmittel anreicherte. Die NMR des

Gehirns ergab keinen Hinweis auf weitere Entzündungsherde, die VEP waren normal. Das Kontrastmittelverhalten ließ wenig Zweifel daran, daß es sich tatsächlich um einen Entzündungsherd und nicht um einen Tumor handelte. Als der Liquorbefund einige Tage später eintraf, waren die oligoklonalen Banden positiv, was die Diagnose einer MS bestätigte.

MS und Schlaganfall

Eine plötzlich auftretende Halbseitenlähmung vor dem 50. Lebensjahr muß immer auch an eine MS denken lassen.

Fall 12: Eine 37jährige Patientin hatte morgens beim Aufstehen eine Halbseitenschwäche links bemerkt. Unter der Diagnose eines juvenilen Insults (Hirninfarkt vor dem 50. Lebensjahr) war sie mit Infusionen behandelt worden, und nach einer Woche hatte sich die Symptomatik fast völlig normalisiert. 6 Monate später erkrankte sie an einer Opticusneuritis. Die anschließend durchgeführte Liquorpunktion bestätigte die Diagnose einer MS.

MS und Migräne

Typisch für Migräne sind halbseitig betonte hämmernde Kopfschmerzen, die mit Übelkeit und Lichtscheu einhergehen. Ein Migräneanfall kann aber auch einmal mit neurologischen Ausfälle einhergehen.

Fall 13: Ich erinnere mich z.B. an eine junge Frau, die knapp über 20 war und trotz ihrer zarten Konstitution Fernfahrerin war. Eines Nachts hatte sie unweit von unserer Klinik die Kontrolle über ihren LKW verloren und war in einen Graben gefahren, so daß der Wagen umstürzte und die ganze Ladung auf der Straße lag. Schon am Morgen hatte sie die leichten Anzeichen einer drohenden Migräne verspürt, war aber trotzdem gefahren, um sich vor ihren männlichen Kollegen keine Blöße zu geben. Während der Fahrt war es plötzlich zu einer Schwäche und einem Taubheitsgefühl im linken Arm gekommen, was dann zu dem Unfall führte, durch den glücklicherweise niemand zu Schaden kam. Die Schwäche bildete sich innerhalb von wenigen Stunden wieder völlig zurück.

Es handelt sich um eine Migraine accompagnée, d.h. eine komplizierte Form der Migräne, die von neurologischen Ausfällen begleitet (franz. accompagner) wird. Eine Verwechslung mit einer MS ist kaum möglich, da MS-Symptome praktisch ohne Ausnahme länger als 24 Stunden (in der Regel mehrere Tage bis Wochen) anhalten und nie mit Kopfschmerzen einhergehen.

MS und Karpaltunnelsyndrom

Das Karpaltunnelsyndrom beruht auf einer Reizung des N. medianus in einem engen Knochenkanal (dem sog. Karpaltunnel) an der Beugeseite des Handgelenks. Ursache ist meist eine mechanische Überlastung durch häufige Handbewegungen (z.B. Schreibmaschineschreiben). Typisch sind nächtlich betonte Schmerzen, die in die drei daumenseitigen Finger ausstrahlen, wobei die Patientinnen (Männer sind seltener betroffen) ruhelos umherwandern und die Hände ausschütteln. Im weiteren Verlauf treten Sensibilitätsstörungen hinzu.

> *Fall 14*: Petra D. steht kurz vor dem Abitur. Ihr Vater ist Zahnarzt Er würde es gern sehen, wenn sie später seine gutgehende Praxis übernehmen würde. Aber Petra möchte gern Pianistin werden. Trotz der Vorbereitungen zum Abitur sitzt sie täglich länger als vier Stunden am Klavier. Sie sucht mich zusammen mit ihrer Mutter auf, weil sie seit mehreren Wochen unter kribbelnden Mißempfindungen in den Händen mit Betonung im Daumenbereich leidet. Der neurologische Befund ist normal bis auf eine Schwäche bei der sogenannten Daumen-Kleinfingerzange links. Außerdem findet sich an der Beugeseite beider Handgelenke eine umschriebene Druckschmerzhaftigkeit. Die Mutter ergänzt, daß sie in den letzten Monaten häufig unter Kopfschmerzen leide, vor 3 Monaten sei sie wegen einer Drehschwindelattacke, die mehrere Tage angehalten hätte, in HNO-ärztlicher Behandlung gewesen. Wegen einer Sehverschlechterung habe die Brille korrigiert werden müssen.

Petra ist ein verträumtes Mädchen, das die Einsamkeit liebt. Ich sehe bei meinen Spaziergängen oft, wenn sie allein mit ihrem Pferd ausreitet. Sie hat den brennenden Ehrgeiz, Musikerin zu werden, obwohl sie erst mit 12 Jahren begonnen hat, Klavierunterricht zu nehmen. Sie berichtet mir, daß sie gerade die Chopinschen Etüden op. 10 übt.

Nein, sie hat natürlich keine MS. Die Sehverschlechterung hat etwas mit den Entwicklungsjahren zu tun, und der Drehschwindel ist vermutlich psychovegetativ bedingt gewesen. Die Kribbelparaesthesien in den Händen kommen von der Überlastung am Klavier. Es handelt sich um ein beginnendes Karpaltunnelsyndrom.

Plötzlich stumm.

Fall 15: Dr. F. hat Germanistik und Philosophie studiert und hat es mit seinen 42 Jahren bereits zum Gymnasialdirektor gebracht. Vor 2 Jahren erkrankte er in einer belastenden beruflichen Situation mit einem ganz und gar ungewöhnlichen Symptom: Er konnte plötzlich nicht mehr sprechen. Als er sich morgens nach dem Frühstück von seiner Frau verabschieden wollte, hatte er keine Stimme mehr. Nicht einmal ein Flüstern war möglich, obwohl er den Mund ganz normal bewegte. Natürlich wurde die ganze Symptomatik zunächst einmal psychologisch gedeutet.

Und nichts war naheliegender. Ein Kollege hatte sich in eine Primanerin verliebt und ein Verhältnis mit ihr angefangen. Durch dumme Zufälle und Unvorsichtigkeiten beider Betroffenen war die Affäre bekannt geworden, und es war nicht mehr möglich, sie einfach unter den Teppich zu kehren. Pikanterweise kam hinzu, daß sich dieser Kollege, mit dem ihn ein nahezu freundschaftliches Verhältnis verband, um die Stelle des scheidenden Schulleiters beworben hatte - wie er selbst auch. So waren die beiden, ohne es zu wollen, zu Konkurrenten geworden. Das also war die Situation, in der Herr F. die Sprache verlor. Vom Hausarzt wurde er zum Neurologen und von diesem in eine neurologische Klinik eingewiesen. Dort stellte man die Diagnose einer funktionellen Aphonie, was nichts anderes als hysterische Lähmung der Sprechmuskulatur heißt.

Wie Sie sich vorstellen können, war die Kommunikation mit Herrn F. stark erschwert. Mit der Zeit gelang es mir, einige Wörter und Satzteile von den Lippen abzulesen; häufig mußte er mir jedoch das, was er mir mitteilen wollte, auf einen Notizblock schreiben. Darunter befand sich auch die Notiz, daß ihm aufgefallen sei, daß er auf dem Weg ins Bad immer gegen den rechten Türpfosten laufe.

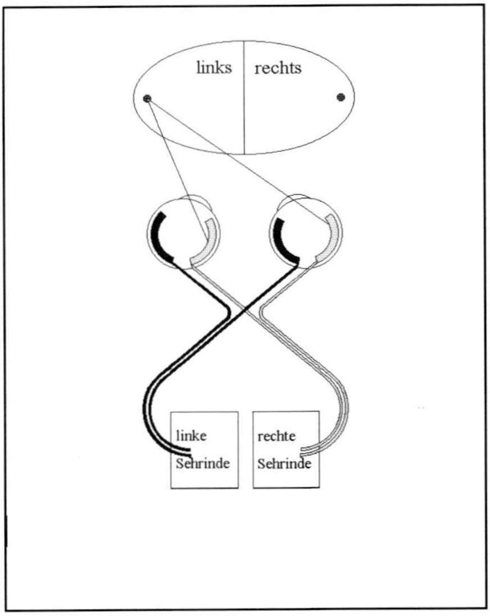

Abbildung 19: Der Verlauf der Sehbahn. Durch die Sehnervenkreuzung gelangen alle Lichtreize, die vom linken Gesichtsfeld kommen, in die rechte Sehrinde und umgekehrt.

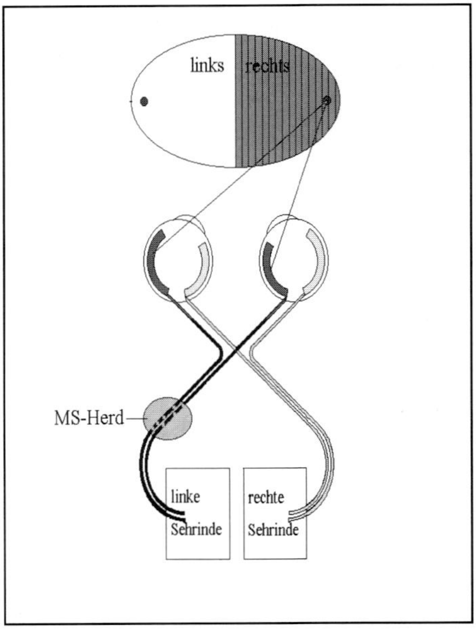

Abbildung 20: NMR mit großem Marklagerherd links okzipital, der zu einem Gesichtsfelddefekt nach rechts führt.

Die neurologische Untersuchung lieferte die Erklärung: Bei der Prüfung des Gesichtsfeldes konnte er nicht angeben, ob ich meine rechte Hand bewegte oder nicht. Es lag also eine Sehstörung vor, die sich wesentlich von der vorher beschriebenen Opticusneuritis unterscheidet.
Auch hierzu etwas Theorie. Man sollte annehmen, daß das linke Auge dazu da ist, um nach links und das rechte, um nach rechts zu sehen. In Wirklichkeit ist es aber etwas komplizierter. Wie die Abbildung 19 zeigt, müssen wir uns die Netzhaut des Auges durch eine lotrechte Linie in zwei Hälften geteilt vorstellen. Somit hat jedes Auge eine nasale (zur Nase gerichtete) und eine temporale (zur Schläfe gerichtete) Netzhauthälfte. Beide temporalen Netzhauthälften werden von Fasern des N. opticus versorgt, die nicht kreuzen und zum Sehzentrum auf derselben Seite des Gehirns ziehen.
Die Fasern, die von der nasalen Netzhaut kommen, kreuzen in der sogenannten Sehnervenkreuzung und ziehen zum Sehzentrum auf der Gegenseite. Daraus folgt, daß alle optischen Reize, die aus dem linken Gesichtsfeld stammen, in das rechte Sehzentrum gelangen und umgekehrt alle Gegenstände, die sich in der rechten Gesichtshälfte befinden, mit dem linken Sehzentrum wahrgenommen werden. Außerdem hat die Aufteilung des Gesichtsfeldes in zwei Hälften zur Folge, daß jede Hemisphäre nur ein halbes Gesichtsfeld sieht.
Zurück zu Herrn F.. Wenn die Fasern des Sehnerven auf ihrem Weg zum Sehzentrum geschädigt oder unterbrochen werden, dann resultiert charakteristischerweise ein Gesichtsfelddefekt zur Gegenseite. Wenn Herr F. also Dinge in seinem rechten Gesichtsfeld nicht mehr sieht, dann muß an eine Läsion im linken Hinterhauptslappen gedacht werden. Das Kernspintomogramm des Gehirns zeigte tatsächlich einen großen runden Herd in der vermuteten Region (Abbildung 20). Ganz in der Nähe befindet sich übrigens ein wichtiger Teil des Sprachzentrums, wodurch eine Aphonie jedoch nicht befriedigend erklärt wird. Die Diagnose einer MS wurde durch weitere Untersuchungen gesichert.
Herr F. hat uns ein schönes Beispiel dafür geliefert, daß auch eine sehr einleuchtende Erklärung in die Irre führen kann. Das ist ja oft das Problem mit psychologischen Erklärungen, daß sie zu gut passen. Ich kann mir schwerlich eine Situation denken, in der sich jemand ein Bein bricht oder einen Unfall baut, die nicht psychologisch erklärbar wäre. Ich glaube, hierher rührt das tiefe Mißtrauen, das viele Patienten der Psychologie gegenüber empfinden.

Es gibt nichts Trügerischeres als eine offensichtliche Tatsache. „Tatsachen sind wie Kühe“, schreibt Patricia Highsmith in einem ihrer Kriminalromane, „wenn du sie zu scharf anschaust, laufen sie weg.“

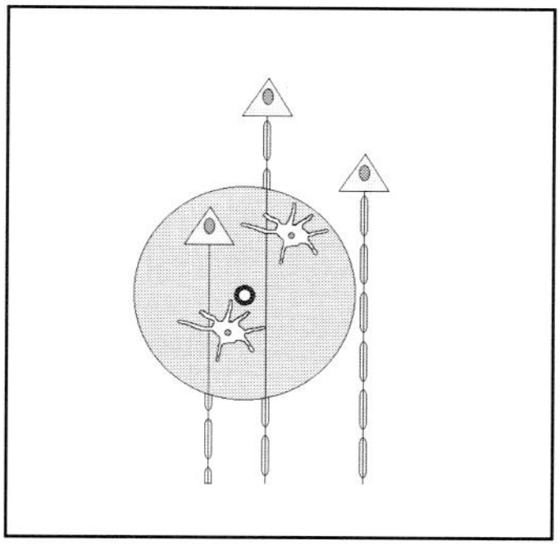

Abbildung 21: Der typische MS-Herd hat 4 Kennzeichen: 1. Er ist rund oder oval. 2. In seinem Zentrum befindet sich immer eine Vene. 3. Im Herd sind die Markscheiden zerstört bei weitgehendem Erhalt der Nervenfasern. 4. Astrozyten „stopfen“ den Defekt aus.

Die 4 Kennzeichen des MS-Herdes

Auf den Schnittbildern durch das Gehirn stellt sich der MS-Herd rund oder oval dar. In Wirklichkeit ist er walzenförmig und umgibt wie eine Manschette eine Vene. Warum sich im Zentrum eines MS-Herdes immer eine Vene befindet, weiß niemand zu sagen. Eine andere Besonderheit betrifft die Art, wie sich die entzündliche Veränderung im Gewebe ausbreitet, nämlich wie ein Tintenklecks auf Löschpapier.

Was ist Myelin?

Fast alle Nervenfasern sind von einer aus fettartigen Substanzen und Eiweißstoffen bestehenden Hülle umgeben, die man als Markscheide oder Myelin bezeichnet. Myelin hat zunächst einmal die Aufgabe, die Nervenfasern elektrisch zu isolieren. Weiterhin sorgt es dafür, daß Nervensignale besonders schnell weitergeleitet werden. Von Bedeutung ist in diesem Zusammenhang, daß das Myelin die Nervenfaser nicht wie bei einem Elektrokabel gleichmäßig von vorn bis hinten umhüllt, sondern daß es immer wieder von kurzen unmyelinisierten Abschnitten, den sogenannten Schnürringen, unterbrochen wird. Auf diese Weise „springen“ die elektrischen Signale von Schnürring zu Schnürring, was ihre Schnelligkeit stark erhöht (Abbildung 22).

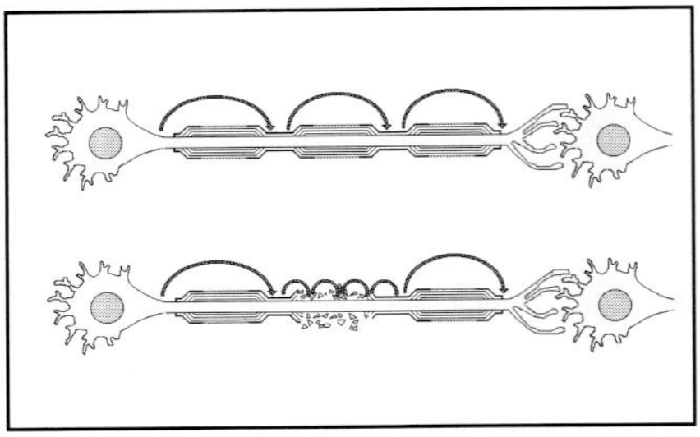

Abbildung 22: Die elektrischen Signale springen in weiten Sprüngen von Schnürring zu Schnürring. Wenn eine Myelinscheide zerstört wird, pflanzt sich das Signal an dieser Stelle nur noch im Schneckentempo fort.

Das Angriffsziel der MS ist der Oligodendrozyt.

Das Myelin wird von den Oligodendrozyten gebildet (Abbildung 23). Sie haben einen kugeligen Zellkörper, von dem viele röhrenförmige Ausläufer ausgehen, die an ihren Enden abgeplattet sind und die Nervenfasern spiralig umhüllen. Man kann sie mit einer Spinne vergleichen Nach der gängigen MS-Theorie kommt es irrtümlich zur Bildung von Antikörpern gegen das Myelin. Es besteht aus mehreren Lagen eines fettartigen Materials, in das Proteine eingelagert sind. Eines davon, ein kleines basisches Protein, ist das eigentliche Antigen. Die Myelinscheiden werden im umschriebenen Bezirk des Herdes zerstört, und anschließend - nachdem das akute Stadium der Entzündung abgeklungen ist - wandern Makrophagen (Freßzellen) ein, welche die Gewebstrümmer beseitigen. Bei den Makrophagen des Gehirns handelt es sich nicht um die großen Leukozyten, die wir vom Blut her kennen. Diesen ist der Zugang in das zentrale Nervensystem durch die Blut-Hirn-Schranke verwehrt. Ihre Funktion übernehmen sternförmige Zellen, die Astrozyten genannt werden. Sie haben außerdem die Aufgabe, den entstandenen Gewebsdefekt mit Narbengewebe „auszustopfen".

Ist die Diagnose „multiple Sklerose" eine Einheit?

Seit der klassischen Beschreibung der MS durch Charcot gibt es einen Streit darüber, ob es sich um *eine* Krankheit handelt, die chamäleonartig in verschiedenen Erscheinungsformen auftritt, oder ob der Name MS ein Oberbegriff ist, unter dem ganz unterschiedliche Erkrankungen zusammengefaßt werden, die lediglich bestimmte Merkmale (z.B. entzündliche Veränderungen im Rückenmarkswasser und verstreute Herde im Gehirn und Rückenmark) gemeinsam haben.

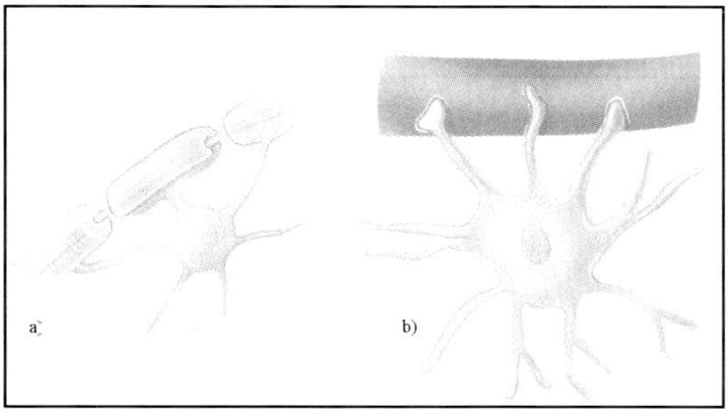

Abbildung 23: a) Oligodendrozyt und b) Astrozyt (astro = Stern)

Tatsächlich ist das Krankheitsbild so bunt und das Spektrum der Verlaufsformen so breit, daß Zweifel an dem bisher akzeptierten Dogma angebracht sind, allen MS-Erkrankungen liege derselbe Entstehungsmechanismus zugrunde. So ist unter anderem vorgeschlagen worden, die primär chronische Verlaufsform als eigenständige Krankheit von der MS abzugrenzen. Dasselbe gilt für die perakute MS, die in Wochen und Monaten zu Bettlägerigkeit und sogar zum Tode führen kann. Auch der Status der isolierten Sehnervenentzündung ist ungeklärt. Neue Nahrung erhalten diese Spekulationen durch die bemerkenswerten Arbeiten von C. Lucchinetti und W. Brück* . Sie haben die Gehirne von MS-Patienten untersucht und unterscheiden fünf unterschiedliche Arten von Herden, von denen zwei eine besondere Bedeutung haben:
Typ 1: *Entmarkung ohne Zerstörung der Oligodendrozyten*: In diesen Läsionen zeigte sich ein kompletter Verlust des Myelins, aber die Oligodendrozyten selbst waren erhalten. Wenn wir den Vergleich mit einer Spinne heranziehen, dann entspricht der Befund in Typ 1 einer Spinne, die ihre Beine verloren hat. Es zeigt sich ein hoher Grad von Remyelinisierung (Neuummantelung der Nervenfasern mit Myelin).
Typ 2: *Entmarkung mit Zerstörung der Oligodendrozyten*: Hier findet sich ein massiver bis kompletter Untergang der markscheidenbildenden Zellen. Die „Spinne“ hat also nicht nur ihre Beine verloren, sondern ist ganz vernichtet. Remyelinisierungsvorgänge sind folglich nicht nachweisbar.

* C. Lucchinetti, W. Brück e.a. A quantitative analysis of oligodendrocytes in multiple sclerosis lesions. Brain (1999), 122, 2279-2295

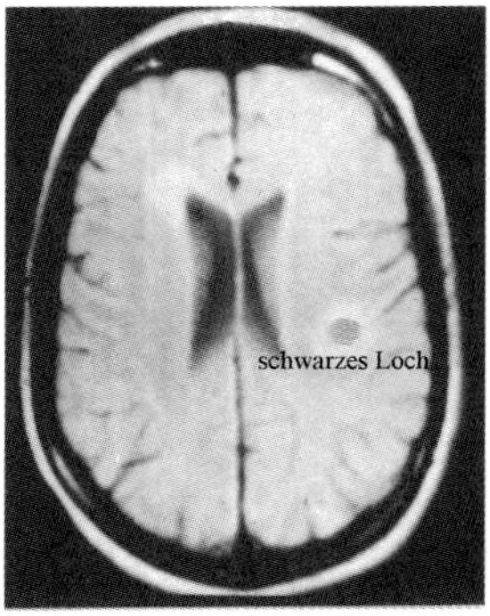

Abbildung 24: Lakune bzw. „black hole“ (schwarzes Loch) im rechten Marklager. Das Auftreten dieser Herde ist ein Hinweis auf eine aggressivere Verlaufsform.

Brück ist der Ansicht, daß sich die Typen 1 und 2 fundamental unterscheiden. Beim Typ 1 handele es sich wahrscheinlich um einen Angriff von Antikörpern direkt auf die Markscheide. Beim Typ 2 müsse jedoch ein völlig anderer Mechanismus angenommen werden, nämlich eine primäre Schädigung der Oligodendrogliazelle durch eine Virusinfektion oder einen Stoffwechselschaden.

Die von Brück beschriebenen Herde kann man auch im Kernspintomogramm unterscheiden. Typ-1-Herde sind die „weißen Flecken“ und Typ-2-Herde die „schwarzen Löcher“, die ich bereits auf S. 30 erwähnt habe. Da es in diesen Herden zu keiner Remyelinisierung kommen kann, sind sie fettärmer und weisen deshalb eine höhere Liquorkonzentration auf als andere Herde, was ihr dunkles Zentrum erklärt. Wenn im Kernspintomogramm „schwarze Löcher“ nachweisbar sind, ist das immer ein ernstzunehmender Hinweis darauf, daß es sich um eine aggressivere MS-Variante handelt* (vergleiche auch Kapitel „Die 8 Prognoseregeln“). Vermutlich gibt es also mindestens zwei Arten von MS mit unterschiedlicher Ursache und Prognose, die kernspintomographisch frühzeitig voneinander unterschieden werden können. Wenn sich das bewahrheiten sollte, hätte das natürlich entscheidende Auswirkungen auf die Therapie bzw. die Planung künftiger Therapiestudien, wobei größter Wert darauf gelegt werden müßte, beide Krankheitstypen getrennt voneinander zu untersuchen.

---

* W. Weihe e.a. Die prognostische Bedeutung von lakunären Herden im magnetischen Resonanztomogramm bei MS. Nervenarzt (1988) 59:14-18

6 Welche Ursache hat die MS?

Wenn eine Hypothese zur Ursache der MS ernst zu nehmen sein soll, wird erwartet, daß sie auf jede der 12 Fragen, die in Tabelle 3 aufgeführt sind, eine befriedigende Antwort geben kann. Zur Zeit ist keine in der Lage, die bekannten Tatsachen widerspruchsfrei zu erklären. Vielleicht werden einige von Ihnen einwenden, daß die MS eine Autoaggressionskrankheit und damit doch alles klar sei. Ob die MS tatsächlich eine Autoaggressionskrankheit ist, bleibt weiter strittig; wir werden weiter unten darauf eingehen. Unabhängig davon soll in diesem Kapitel erörtert werden, wie der Krankheitsprozeß ausgelöst wird. Hierzu gibt es im wesentlichen drei Forschungsansätze: 1. Die MS wird durch einen bekannten oder einen unbekannten Erreger verursacht; 2. Erbfaktoren haben einen entscheidenden Einfluß; 3. Die MS ist eine Zivilisationskrankheit. Wir wollen sie im einzelnen besprechen.

Tabelle 3: Zwölf Fragen - zwölf Mosaiksteinchen?

1. Warum erkranken Frauen häufiger als Männer?
2. Warum liegt der Erkrankungsbeginn zwischen Menarche und Menopause?
3. Warum sind der Mittelstand und die priviligierten Schichten bevorzugt betroffen?
4. Gibt es eine Erklärung für den Breitengrad-Effekt?
5. Wie sind die Migrationsstudien zu deuten?
6. Warum bekommen Japaner und Zigeuner keine MS?
7. Warum tritt die MS familiär gehäuft auf?
8. Warum kam es zu der Epidemie auf den Färöer-Inseln?
9. Welchen Grund hat die lange Ruheperiode zwischen dem Erwerb der Erkrankung und ihrem Ausbruch ?
10. Warum hat die MS Vorzugslokalisationen (Rückenmark, Opticusnerv, Ufer der Seitenventrikel)?
11. Warum liegen die Herde perivenös?
12. Wie ist der schubweise Verlauf zu erklären?

Warum gibt es am Äquator keine MS?

Neulich fragte mich eine Patientin, ob es richtig sei, daß die MS immer seltener werde, je mehr man sich dem Äquator nähere. Das stimmt tatsächlich. Es gibt zwei relativ breite Bänder, die sich etwa in Höhe des 37. Breitengrades parallel zum Äquator um die Erde schlingen, in denen die MS-Häufigkeit am höchsten ist.

„Kann man daraus nicht den Schluß ziehen, daß die MS etwas mit dem feuchtkalten Wetter bei uns zu tun hat?"

„Das mag sein. Aber es ist nicht nur das Wetter, das die MS-armen von den MS-reichen Regionen unterscheidet. Es könnten auch die Ernährungsgewohnheiten sein, die hygienischen Verhältnisse, die besonderen Tierarten oder rassische Unterschiede. Aber bleiben wir ruhig beim Wetter. Es gibt tatsächlich eine Krankheit, die dasselbe geographische Verteilungsmuster aufweist wie die MS und direkt etwas mit dem Wetter zu tun hat."

„Und welche ist das?"

„Die Rachitis. Die Vitamin-D-Synthese ist abhängig von der Sonneneinstrahlung. Darum war sie in den Tropen nahezu unbekannt, aber in Nordeuropa und Nordamerika häufig - bis zur Einführung der Prophylaxe mit Vitamin D. Eine Ausnahme machten asiatische Länder wie Japan."

„Hat man eine Erklärung gefunden?"

„Ja. Zur traditionellen Ernährung gehören reichhaltige Vitamin-D-Quellen wie Fisch. Übrigens ist in Japan auch die MS wesentlich seltener als aufgrund des Breitengrades zu erwarten wäre."

„Glauben Sie, daß es in der japanischen Lebensweise etwas geben könnte, das vor der MS schützt?"

„Das ist nicht ganz auszuschließen. Das Auftreten von MS könnte aber auch in Beziehung zu Viren oder Bakterien stehen, die sich vor allem bei gemäßigten Temperaturen wohl fühlen. In diesem Zusammenhang verdient eine weitere Krankheit der Erwähnung, die ganz ähnlich wie die MS verteilt ist - die Masern."

MS und Masern

Viel diskutiert worden sind Untersuchungen, die an Auswanderern durchgeführt wurden, sog. Migrationsstudien. Wenn jemand aus einem Land mit einem hohen MS-Risiko stammt (z.B. Deutschland) und erst nach dem 15. Lebensjahr in ein Land mit einem niedrigen MS-Risiko auswandert (z.B. Israel), behält er das hohe Risiko seiner Heimat. Erfolgt die Auswanderung jedoch vor dem 15. Lebensjahr, so ist das Risiko, an MS zu erkranken, so niedrig wie im Einwanderungsland. Aufgrund dieser Tatsache war es naheliegend, nach einem Krankheitserreger zu fahnden, der im Norden häufig und am Äquator selten ist, der in aller Regel vor dem 15. Lebensjahr zu einer Infektion führt und das Gehirn mitbeteiligt. So rückten die Kinderkrankheiten in den Mittelpunkt des Interesses, und bald konzentrierte sich der Verdacht in besonderer Weise auf die Masern.

1962 wurde berichtet[2], daß Antikörper gegen Masern im Serum von MS-Patienten im Vergleich zu gesunden Kontrollen erhöht sind. Immerhin sind die Masern die häufigste Ursache der postinfektiösen Encephalomyelitis im Kindesalter, einer Entzündung des Rückenmarks und des Gehirns, die erst nach Abklingen des Masernausschlags in Erscheinung tritt.

Leider sind Masern aber eine sehr häufige Erkrankung, so daß die Beziehung zu einer späteren MS schwer nachzuweisen ist, denn es gibt kaum jemanden, der als Kind nicht an Masern erkrankt ist. Allerdings könnte die Zeit, wann die Infektion erworben wurde, in der frühen Kindheit oder später, eine Rolle spielen. Bekanntlich können ja Kinderkrankheiten ihren Charakter verändern, wenn sie erst im Erwachsenenalter auftreten. Zum Beispiel führt Mumps dann zu Hodenschäden. Tatsächlich wurde gefunden, daß MS-Patienten im Vergleich zu gesunden Kontrollen häufig ungewöhnlich spät (im Alter zwischen 11 und 15 Jahren) erkranken[3]. Mit Spannung wird nach Amerika geschaut, wie sich die seit einem Jahrzehnt konsequent durchgeführte Masern-Schutzimpfung auf die MS-Häufigkeit auswirken wird. Ein erstes Ergebnis wird in etwa 5 Jahren zu erwarten sein.

Damit ein im Gehirn ruhendes Masernvirus wieder aktiv wird, ist eventuell ein zusätzlicher Zünder vonnöten, z.B. eine Infektion mit einem Erreger, der dem Masernvirus ähnelt. Den gibt es tatsächlich. Aufmerksam wurde man auf ihn, als es zu einer ungewöhnlichen Häufung von MS-Fällen auf einer abgelegenen Inselgruppe kam.

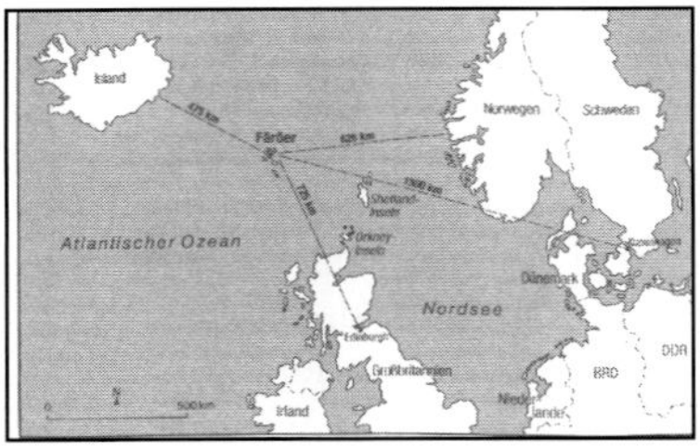

Abbildung 25: Die Färöer-Inseln

Die Epidemie auf den Färöer-Inseln

Ungefähr auf halber Strecke zwischen Schottland und Island findet man auf der Weltkarte stecknadelkopfgroße Punkte im Nordatlantik (Abbildung 25). Genauer betrachtet, verbergen sich hinter diesen Punkten 18 vulkanische Felseninseln sowie zahlreiche Holme und Klippen, die insgesamt 1400 km² ausmachen, was nahezu der doppelten Fläche des Stadtstaats Hamburg entspricht.
Daß ich Ihnen von den Färöern erzähle, denn so heißen diese Inseln, hat einen besonderen Grund. Denn hier ist die einzige bekannte MS-Epidemie ausgebrochen. Und dies ist darüber bekannt: Am 12.04.1940, drei Tage nach der Besetzung Dänemarks durch deutsche Truppen, landeten die ersten englischen Militärs auf den Färöern.
Auf den Färöern war die MS vor 1940 nicht bekannt. Von 1940 bis 1945 kam es zu einer sich wellenförmig ausbreitenden Epidemie, die in den letzten Jahren wieder abgeflacht ist. In dieser Zeit wurden 41 Krankheitsfälle gezählt bei einer Bevölkerung, die 1940 27.000 betrug. Viele mögliche Ursachen wurden erwogen. Ein Zusammenhang schien besonders erfolgversprechend zu sein: Die Eingeborenen auf den Färöer-Inseln hielten keine Hunde; diese wurden erst von den Soldaten mitgebracht.

Staupe-Virus: Wird die MS von Hunden übertragen?

Im Februar 1977 erschien in der angesehenen medizinischen Zeitschrift „Lancet" ein interessanter Brief von William Chan aus der McMaster-Universität in Ontario/Canada: „Sir, obwohl eine virale Ursache der MS sehr wahrscheinlich ist, scheint keine der Hypothesen die epidemiologischen Daten zufriedenstellend erklären zu können. Insbesondere ist es wenig wahrscheinlich, daß der Zusammenhang zwischen MS und dem Breitengrad nur auf hygienische Verhältnisse oder Ernährungsgewohnheiten zurückgeführt werden kann. Darum möchte ich eine andere Hypothese vorschlagen. Ich postuliere, daß Hunde der Hauptüberträger des MS-Virus sind und daß das Virus unter den Hunden über den Urin verbreitet wird. Hunde haben eine große Neigung, Material aus dem Urin anderer Hunde zu inhalieren, wobei der Urin oft längere Zeit zuvor ausgeschieden wurde. Wenn wir davon ausgehen, daß das Virus im Hundeurin durch das Sonnenlicht inaktiviert wird, könnte damit der Breitengradeffekt erklärt werden. Die Altersverteilung von MS-Patienten legt nahe, daß die Empfängnisbereitschaft für eine Infektion am größten während der Kindheit und der Pubertät ist, was viele Daten von familiärer Häufung erklären würde. So ist z.B. das Risiko von Zwillingen viel höher, weil sie in gleicher Weise der kurzen Infektiosität des Hundes ausgesetzt sind. Die erhöhte Erkrankungsrate von Kusinen und Vettern steht ebenfalls in Übereinstimmung mit der Hypothese, weil diese erfahrungsgemäß häufig miteinander spielen und Kontakt mit dem Hund haben."

Drei Monate später erschien ein weiterer Artikel, der sich mit demselben Thema befaßte[4]. Die Autoren berichteten von einer Familie, in der es zu einer tragischen Häufung von MS-Fällen gekommen war. Die Eltern hatten 4 Töchter, von denen im Jahre 1974 bei dreien (im Alter von 27, 22 und 20 Jahren) die ersten Symptome einer MS auftraten. Die vierte Schwester, ein zweieiiger Zwilling der 22jährigen, hatte keine neurologischen Symptome. Sie hatte das Elternhaus bereits 1971 verlassen. Es hatte ein intensiver Kontakt zwischen den drei erkrankten Schwestern und einem betagten Hund der Familie stattgefunden, der im Dezember 1973 eine akute Enzephalopathie erlitt. Bei der tierärztlichen Untersuchung zeigte er einen ataktischen Gang und einen Nystagmus. Eine Behandlung des Hundes mit Cortison und Phenytoin führte zu einer völligen Gesundung innerhalb von zwei bis drei Wochen. Er machte einen gesunden Eindruck und blieb neurologisch unauffällig, bis er zwei Jahre später starb. Als mögliche Erklärung bietet sich die Übertragung eines Krankheitserregers, z.B. des Staupevirus, vom Hund auf die drei Schwestern an.

Betrachten wir doch einmal die Staupe etwas näher. Sie ist die häufigste aller Infektionskrankheiten des Hundes. Besonders empfänglich sind Junghunde im Alter zwischen 3 bis 12 Monaten. Unter dem Einfluß der klimatischen Umstellung nimmt sie vielfach im Frühjahr und im Herbst einen heftigeren Verlauf als in den Sommermonaten. Das Virus ist gegen Wärme empfindlich, durch Kälte wird es hingegen konserviert. Die Übertragung erfolgt sehr leicht durch unmittelbaren Kontakt von Hund zu Hund durch gegenseitiges Belecken oder Beschnuppern oder durch den Urin. Nach einer Inkubationszeit von 3 bis 7 Tagen beginnt sie mit hohem Fieber und wäßrigem Ausfluß aus Nase und Augen. Die nervöse Form der Staupe tritt im allgemeinen zu Beginn der vierten Krankheitswoche, in Erscheinung. Kennzeichnend sind tollwutähnliche Symptome, Muskelkrämpfe und Lähmungen. Sie sind Ausdruck einer Gehirnentzündung. Da zwischen dem Erreger der Staupe und dem Masernvirus eine enge Verwandtschaft besteht, erfolgt die Impfung der Welpen gegen Staupe mit einem abgewandelten Masernimpfstoff. Es wurde gefunden, daß die Antikörpertiter gegen das Staupevirus bei MS-Kranken signifikant höher sind als bei Kontrollpersonen. Das führte zu der Vermutung, daß die MS durch eine frühe Maserninfektion verursacht wird, die aber erst durch einen späteren Kontakt mit Staupeviren zum Ausbruch kommt[5].

Was ist ein langsames Virus?

Wir hatten in einem der vorangegangenen Kapitel die Migrationsstudien erwähnt, die nahelegen, daß der Beginn der MS vor dem 15. Lebensjahr anzusetzen ist. Wenn das so ist, so liegt zwischen dem Beginn der Erkrankung und ihrem ersten Ausbruch eine Zeitspanne von mehreren Jahren, also eine Inkubationszeit, die für Infektionskrankheiten ungewöhnlich lang ist. Es gibt jedoch eine Erkrankung, die ebenfalls das Gehirn befällt und von der man auch vermutet, daß sie von einem Virus verursacht wird, obwohl man dieses bisher nicht hat nachweisen können. Das Besondere ist, daß das Virus Jahre braucht, um in Erscheinung zu treten.
Im Hochland von Neuguinea gibt es einen Eingeborenenstamm, der noch unter den Bedingungen der Steinzeitkultur lebt. Hier wird eine Krankheit angetroffen, die es sonst nirgends in der Welt gibt. Sie befällt vor allem Frauen und Kinder. Die Krankheit beginnt mit Gleichgewichtsstörungen und einer Ungeschicklichkeit der Hände, wie man sie bei Betrunkenen antrifft. Sie magern bis auf das Skelett ab, werden schließlich verwirrt und sterben meistens schon am Ende des ersten Jahres an Auszehrung oder einer Lungenentzündung. Bei der Untersuchung der Gehirne findet man eine schwammartige Auflockerung der Hirnrinde. Viele Jahre lang blieb die Ursache der Erkrankung im Dunkeln. 80% der Erwachsenen, die befallen wurden, waren Frauen; Kin-

der erkrankten unabhängig vom Geschlecht. Das Rätsel wurde schließlich von einem Anthropologen gelöst, der unter diesen Hochlandstämmen lebte. Er entdeckte, daß nur Stämme, die Kannibalismus betrieben, von der Krankheit befallen wurden. Weiterhin erkrankten nur die Mitglieder jener Stämme, welche die Gehirne ihrer Opfer kochten und aßen. Und auch die eigenartige geschlechtsspezifische Häufung fand eine befriedigende Erklärung: Bei den meisten Stämmen aßen normalerweise nur die Frauen und Kinder die Gehirne, während die Männer den übrigen Körper unter sich aufteilten.
Damit lag die Vermutung nahe, daß die schädigende Substanz durch den Verzehr von Hirnen übertragen wird. Nimmt man eine Probe aus den Gehirnen von Erkrankten, verdünnt diese und spritzt sie in die Venen von Schimpansen, so bekommen sie nach 1 bis 3 Jahren dieselben Krankheitssymptome wie die Menschen und versterben. Das beweist die Infektiosität der Gehirne, und weil das vermutete Virus so lange braucht, bis die Erkrankung zum Ausbruch kommt, spricht man von einem "langsamen Virus" bzw. einem "slow virus"[6].

Das Epstein-Barr-Virus und das Pfeiffersche Drüsenfieber

In den letzten Jahren ist das Epstein-Barr-Virus (EBV) zunehmend in den Verdacht geraten, die Ursache der MS zu sein. Es gehört zu der Gruppe der Herpesviren. Irgendwann einmal im Leben befällt es fast jeden von uns, meist merken wir es garnicht. In der Pubertät kann die Infektion als Pfeiffersches Drüsenfieber mit Angina und Lymphknotenschwellung in Erscheinung treten. Da es am häufigsten von Mund zu Mund übertragen wird, wird es auch „Kußfieber" genannt.
Das EBV gilt aus vier Gründen als hochverdächtig: Erstens haben alle MS-Patienten ohne Ausnahme Antikörper gegen das EBV, zweitens sind MS-Schübe fast immer von einem Antikörperanstieg begleitet, drittens ist die Wahrscheinlichkeit an einer MS zu erkranken, nach dem Pfeifferschen Drüsenfieber um das Zwei- bis Dreifache erhöht, und viertens soll es die Ursache des chronischen Fatigue-Syndroms sein, das ja auch ein typisches Symptom der MS ist (siehe S. 119).
In diesem Zusammenhang ist der Gedanke interessant, daß der gesuchte Erreger möglicherweise nur eine *notwendige*, aber keineswegs *hinreichende* Voraussetzung dafür ist, ob jemand an MS erkrankt oder nicht. Vielleicht ist er an sich völlig harmlos. Schaden kann er nur dann stiften, wenn mehrere unglückliche Umstände zusammentreffen. Ich komme später darauf zurück (siehe S. 105).

MS und Zeckenbiß

Fall 17: Gudrun F. hat seit Jahren eine MS. Nun hat sie gehört, daß es eine Krankheit gibt, die Borreliose heißt, von der Zecke übertragen wird und der MS täuschend ähnlich sehen kann. Tatsächlich sind in ihrem Blut Antikörper gegen Borrelien nachweisbar gewesen.

In den 70er Jahren wurde ein Korkenzieherbakterium, die Borrelie, entdeckt, das von Zecken übertragen wird. In einigen Fällen verursachen Borrelien eine Entzündung des ZNS, die entfernt der MS ähnelt. Zunächst bestand die Hoffnung, daß es sich bei einigen MS-Fällen in Wirklichkeit um eine Borreliose handele, die durch Penicillin ausheilbar sei. Bei vielen Menschen sind die Antikörper gegen Borrelien im Blut erhöht, d.h. aber nur, daß sich ihr Körper irgendwann einmal erfolgreich mit Borrelien auseinandergesetzt hat. Leider hat sich die Hoffnung, daß sich hinter der Maske einer MS eine chronische Borreliose versteckt, bei uns in keinem Fall bestätigt.

Meine Schwester hat MS. - Ist MS erblich?

Fall 1: Frau von R. stammt aus Irland. Sie ist eine hübsche junge Frau, die sich vor 5 Jahren in einen deutschen Geschäftsfreund ihres Vaters verliebte und ihn heiratete. Als Zwölfjährige entging sie knapp einem IRA-Anschlag, war stundenlang unter den Trümmern eines Hauses verschüttet und leidet seitdem unter Angstzuständen. Aufgeregt berichtet sie, daß sie seit einer Woche ein Taubheitsgefühl in der rechten Hand verspüre. Ihre Schwester habe MS. Sie fürchte, unter derselben Krankheit zu leiden.

Sie drängt auf ein Kernspintomogramm. Als ich ihr mitteile, daß der Befund regelrecht ist, fällt ihr ein Stein vom Herzen. Aber ihr Mann will Genaueres wissen und fragt:
„Ist die MS nun eigentlich erblich oder nicht?“
„Nein, erblich ist sie nicht, aber sie tritt familiär gehäuft auf.“
„Familiär gehäuft, aber nicht erblich? Das verstehe ich nicht.“
„Das ist auch nicht ganz einfach. Tatsache ist, daß die Wahrscheinlichkeit, an einer MS zu erkranken, höher ist, wenn ein naher Verwandter MS hat.“
„Wissen Sie, wie die genauen Zahlen sind?“

	Wahrscheinlichkeit, an einer MS zu erkranken
Ein eineiiger Zwilling hat MS.	26%
Ein zweieiiger Zwilling hat MS.	3%
Eines der Geschwister hat MS.	1%
Vater oder Mutter haben MS.	0.5%
Alle in der Familie sind gesund.	0.1%

„Für Geschwister ist das Risiko etwa um das Zehnfache erhöht."
„Das klingt aber doch bedrohlich."
„Absolut gesehen sind aber nur 1% der Geschwister von MS-Patienten betroffen. Für alle anderen Verwandten liegt das Erkrankungsrisiko weit unter 1%, während es normalerweise in Mitteleuropa etwa 1 Promille beträgt."
„Aber trotzdem - beweist das nicht einen Erbfaktor?"
„Nein. Zwei Dinge sind zu bedenken. Von einer Vererbung im engeren Sinn spricht man in der Medizin nur, wenn mindestens 25% der Geschwister erkranken. Bei der MS liegt der Anteil nur etwa bei 1%. Wichtig ist bei solchen Fragestellungen auch der Vergleich zwischen eineiigen und zweieiigen Zwillingen. Da die eineiigen Zwillinge identisches Erbmaterial haben, müßten, wenn die MS ein Erbkrankheit wäre, beide erkranken."
„Und tun sie das?"
„Bei eineiigen Zwillinge fand sich eine Konkordanz (gemeinsames Erkranken an MS) von 26% und nur von 3% bei zweieiigen."
„Also doch Vererbung!"
„Nein - nicht im eigentlichen Sinn. Es wird sozusagen nur eine Anfälligkeit für MS vererbt."
„Wie kann man das nun wieder verstehen?"
„Jede Zelle besitzt an ihrer Außenseite Eiweißmoleküle, an denen sie vom Immunsystem als nicht-fremd erkannt wird. Dieses Muster, das für jeden Organismus eigentümlich ist, ist genetisch festgelegt. Es scheint nun Muster zu geben, die den Oberflächenmerkmalen bestimmter Viren täuschend ähnlich, so daß sie von den Lymphozyten verwechselt werden (Abbildung 26)."
„Heißt das, daß Lymphozyten Antikörper gegen Viren bilden, die aber nicht nur die Viren angreifen, sondern auch die eigenen Zellen schädigen?"

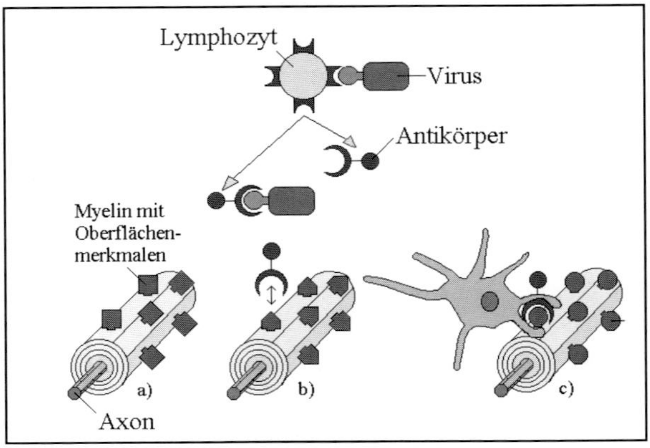

Abbildung 26: Ein Lymphozyt erkennt einen Virus als körperfremd und produziert Antikörper, die sich mit dem Rezeptor des Virus verbinden und es unschädlich machen. Die Myelinscheiden der Patienten a) und b) haben ganz andere Oberflächenmerkmale und gehen keine Verbindung mit den Antikörpern ein. Irrtümlich verbindet sich ein Antikörper mit dem Myelin von Patient c, das zufällig Ähnlichkeit mit dem Virus hat. Sofort kommt ein Makrophage und „verspeist" den vermeintlichen Fremdkörper.

„Richtig. Wenn jemand Oberflächenmerkmale für Oligodendrozyten vererbt bekommt, die besonders leicht mit einem Virus verwechselt werden können, ist das Risiko groß, daß es irrtümlich zu einer Attacke gegen das eigene Myelin kommt. Aber offensichtlich reicht der Erbfaktor allein nicht aus. Es muß noch etwas anderes dazu kommen."
„Und was könnte das sein?"
„Zum Beispiel wäre es vorstellbar, daß bestimmte Lebensgewohnheiten tradiert werden, die für die Entstehung einer MS besonders günstig sind."
„Zum Beispiel, daß in einer Familie viel Spinat gegessen wird, in einer anderen mehr Fleisch?"
„Ja. Wenn z.B. Spinat ein MS-fördernder Faktor wäre, was er sicher nicht ist, würde die Erkrankung in den Familien häufiger vorkommen, in denen die Großmütter und Mütter ihren Kindern und Enkelkindern predigen, wie gesund Spinat sei, als in anderen, in denen eine gesunde Abneigung gegen das Zeug besteht. Und das Ganze hätte nur scheinbar etwas mit Vererbung zu tun. In diesem Zusammenhang ist auch die Beobachtung interessant, daß die MS typischerweise eine Erkrankung

des mittleren und höheren Bürgertums ist, aber nur selten in Slums vorkommt. Es gibt hier eine Parallele zur Kinderlähmung, die auch die gehobenen Bürgerschichten bevorzugt. Der Grund ist die übertriebene Reinlichkeit."

„Wie kann das sein?"

„In den Entwicklungsländern war die Kinderlähmung lange Zeit unbekannt. Das kam daher, daß die Bevölkerung wegen der ungenügenden hygienischen Verhältnisse völlig durchseucht und damit immun war. Wenn ein Kind geboren wurde, besaß es dieselben Antikörper wie die hochimmune Mutter, da es diese während der Schwangerschaft übernommen hatte. Diese angeborene passive Immunität schützte den Säugling während des 1. Lebensjahres vor Erkrankung. Innerhalb dieser Zeit hatte er sich jedoch längst selbst infiziert und eine eigene Immunität aktiv erworben, die ihn zeitlebens vor einer Erkrankung bewahrte. In zivilisierten Ländern mit hohem hygienischen Standard ist die Chance wesentlich kleiner, daß sich ein Kind schon ansteckt, während es noch unter dem Schutz der Antikörper der Mutter steht. Und wenn es sich erst später infiziert, dann ist es dem Virus schutzlos ausgeliefert."

Ich merkte, wie die Gedanken im Kopf von Herrn von R. kreisten. Er war ein praktisch denkender, nüchterner Mensch mit einer guten Portion gesunden Menschenverstands. Wie viele andere fand er es verwirrend, daß zwischen Erblichkeit und familiärer Häufung unterschieden wurde, daß körpereigene Zellen an bestimmten Merkmalen von Lymphozyten erkannt werden, diese aber denen von Viren täuschend ähneln können, und vor allem fand er es unglaublich, daß infektiöse Krankheiten wie die Polio gerade eben nicht unter unhygienischen Bedingungen grassieren, sondern eher, wenn alles Étepetéte ist. Ich wußte auch, daß ich seiner Frau die Angst, an MS zu erkranken, nur vorübergehend genommen hatte, und bot ihr an, daß sie mich jederzeit in der Sprechstunde anrufen könne, wenn sie beunruhigende Symptome an sich wahrnehmen sollte.

Warum erkranken Fischer seltener als Bauern?

Im vorangegangenen Abschnitt haben wir den möglichen Einfluß von Ernährungsfaktoren angedeutet. Es könnte sein, daß sie bei der Entstehung der MS eine größere Rolle spielen, als allgemein angenommen wird. 1952 wurde eine Studie von Roy L. Swank im New England Journal of Medicine veröffentlicht. Er verglich das Vorkommen von MS in Küstenregionen von Norwegen mit der MS-Häufigkeit im Inland. Swank ging davon aus, daß sich beide Bevölkerungsgruppen grundlegend in ihren Eßgewohnheiten unterscheiden. In den Küstendörfern leben die Menschen hauptsächlich vom Fischfang. Zwar haben viele Fischer auch ein kleines Stück Land, aber darauf pflanzen sie nur Kartoffeln, etwas Gemüse und Küchenkräuter. Die Küstenregion ist gleichzeitig auch eine der ärmsten Landstriche in Norwegen. Im Inland ist der Lebensstandard höher. Hier leben die Menschen von der Landwirtschaft und Milchwirtschaft. Im Vergleich zur Küste ist die MS-Häufigkeit um das Dreifache erhöht.

Tabelle 4: Fischer erkranken seltener als Bauern.

	Population	MS-Fälle
Küste	1.082.048	180
Inland	905.156	532

Was ist eine Ursache?

Alle Versuche einer großen vereinheitlichenden Theorie sind bisher gescheitert und passen so wenig zu den Tatsachen wie Aschenputtels Schuh an den Fuß der betrügerischen Stiefschwestern. Elvira T. ist seit mehr als 10 Jahren MS-krank, hat seitdem ihre Ernährung konsequent umgestellt und, ob es daran liegt oder nicht, ihre Krankheit gut im Griff. Vor kurzem unterhielten wir uns über häufig vernachlässigte Probleme in der Ursachenforschung der MS.

„Mein Zahnarzt ist ganz anders als Sie."

„Das will ich doch sehr hoffen. Aber worauf wollen Sie hinaus?"

„Auch wenn ich heilfroh bin, wenn ich nichts mit ihm zu tun haben muß, vertraue ich mich ihm in der Not voller Hoffnung an, weiß, daß er mir vielleicht zusätzlich etwas weh tun muß, aber meistens verlasse ich seinen Behandlungsraum erleichtert, habe eine taube Backe, bin aber schmerzfrei. Mein Zahnarzt ist ein praktisch denkender Mensch, er kümmert sich nicht um Ursachen, weiß nicht, ob es in den letzten Jahrzehnten oder Jahrhunderten zu einer Zunahme von Karies gekommen ist, interessiert sich auch nicht für den Erreger oder Ernährungsfragen. Er ist ein schlagendes Beispiel dafür, daß man eine Krankheit gut behandeln kann, ohne ihre Ursache zu kennen."

„Und der Neurologe?"

„Er ist das Gegenteil, kopflastig, zu theoretisch, quält sich mit in sich unstimmigen Theorien, schwierig zu interpretierenden Statistiken und widersprüchlichen Ergebnissen von Therapiestudien. Wie ein geschickter Dramatiker neigt er dazu, die MS zu einem Rätsel hochzustilisieren, macht sie dadurch interessanter, leider aber auch unheimlicher. Und so hemmt er sich selbst, gerät in einen Teufelskreis, grübelt viel und klagt: Weil alles mit der MS so schwierig ist, weil wir so wenig wissen und sich vieles widerspricht, können wir auch nichts gegen die Krankheit tun."

„Was schlagen Sie vor?"

„Wenn uns die hohe Wissenschaft im Stich läßt, sollten wir nicht verzagen, sondern uns auf unseren gesunden Menschenverstand und die eigenen Erfahrungen besinnen. Erstaunlich ist doch zum Beispiel, daß die MS zum ersten Mal im 19. Jahrhundert diagnostiziert worden ist. Und dann gleich in einer so hohen Zahl, daß sie seitdem zu den häufigsten Erkrankungen des zentralen Nervensystems im mittleren Lebensalter gehört. Wurde die Erkrankung vorher übersehen, oder gab es sie einfach nicht?"

„Zumindestens theoretisch ist es möglich, daß die veränderten Lebensbedingungen im 19. Jahrhundert zur Entstehung der Krankheit beigetragen haben. So wie die einseitige Ernährung von Matrosen auf langen Überseefahrten zu Mangelerkrankungen wie den Skorbut führte, sind entsprechende Folgen für den modernen Menschen nicht auszuschließen, denn die Umstellungen, die wir seit Beginn der Industrialisierung durchgemacht haben, sind nicht weniger erheblich. Anstatt frische Nahrungsmittel zu uns zu nehmen, benutzen wir Gemüse aus der Konservendose, Obst aus dem Tiefkühlfach, pasteurisierte Milch und den Rest kochen, schmoren, braten und grillen wir."

„Könnten nicht auch die Auszugsmehle und vor allem der vermehrte Zuckerkonsum bedeutsam sein?"

„Zucker als Ursache der MS? Manchmal habe ich das Gefühl, daß der Zucker in gleicher Weise verteufelt wird wie der Alkohol und die Zigaretten. Ist das nicht etwas übertrieben?"

„Ich bin nicht sicher. Es ist noch nicht so richtig in das Bewußtsein der Öffentlichkeit gedrungen, daß Zucker auch süchtig macht und genau genommen mehr Opfer fordert, als Alkohol und Nikotin zusammen."

„Das ist eine extreme Ansicht. Dennoch halte ich es für vernünftig, sich an den Eßgewohnheiten zu orientieren, wie sie zur Zeit der Klassik, also vor dem Beginn der Industrialisierung, üblich waren."

„Essen wie der Herr Geheimrat Goethe?"

„Warum nicht? Auf jeden Fall sollten wir nicht unterschätzen, daß sich unsere Ernährung in den letzten 200 Jahren grundlegend verändert hat.

Eine Vielzahl von Nahrungsmitteln ist verschwunden. Zu den Lebzeiten Goethes wurde die Hälfte der Nahrung durch Brot, Grütze und Mehlsuppe zu sich genommen. Hirse- und Reisbrei gab es bei Mutter Goethe noch dreimal die Woche. Feines weißes Mehl konnte sich damals nur eine reiche Oberschicht leisten, alle anderen aßen natürlich Brot aus Vollkornmehl. Und was den Zuckerkonsum angeht: Martin Luther verzehrte während eines ganzen Jahres zwei Zuckerstückchen, also 20 Gramm, etwa das, was wir in eine Tasse Kaffee tun. Goethe nahm dieselbe Menge in einer Woche zu sich. Wir essen heute vierzigmal so viel.[7]"
„Aber das sind doch Gründe genug, um in der Fehlernährung eine Teilursache, zumindestens aber einen fördernden Faktor für die MS zu sehen."
„Mir kommt die ganze Sache dennoch etwas an den Haaren herbeigezogen vor. Es ist zu modern, alles Übel in der Welt auf die Ernährung und die Umwelt zurückzuführen. Allerdings hat mich eine Arbeit nachdenklich gemacht, die in diesem Jahr in einer renommierten amerikanischen Zeitschrift erschien. Es geht um MS und Gicht. Erst dachte ich, nichts ist ausgefallen genug, um als Ursache der MS in Betracht gezogen werden zu können, dann las ich jedoch mit immer größer werdendem Interesse weiter. Sie wissen vielleicht, daß die Gicht einer der klassischen ernährungsbedingten Krankheiten ist, die Strafe für Völlerei und den Hang zu einem guten Tropfen. Sie ist durch einen erhöhten Harnsäurespiegel gekennzeichnet. Nun ist ein interessanter Zusammenhang zwischen dem Harnsäurespiegel und der MS gefunden worden: MS-Patienten sollen signifikant niedrigere Harnsäurewerte im Blut haben als Gesunde. Außerdem soll die Gabe von Harnsäure einen günstigen Einfluß auf den Verlauf der EAE (ein tierexperimentelles Modell der MS, siehe nächstes Kapitel) nehmen. Vor allem aber: Eine statistische Analyse von 20 Millionen Amerikanern zeigt, daß nur 4 gleichzeitig an Gicht und MS litten. Nach der Zufallsverteilung hätten es 62 sein müssen.[8]"
„Das ist allerdings bemerkenswert."
„Übrigens ist die Harnsäure auch aus einem anderen Grund interessant. Eine Erhöhung kann nicht nur zu einem Gichtanfall führen, sondern, und das ist das Gute im Schlechten, ein erhöhter Harnsäurespiegel scheint das Leben zu verlängern. Es hat sich herausgestellt, daß der Harnsäurespiegel beim Menschen sehr viel höher ist als bei anderen Primaten, und man vermutet, daß ein direkter Zusammenhang zwi-

schen dem Harnsäurespiegel einer Art und ihrer Lebenserwartung besteht."
„Und wie erklärt man das?"
„Allem Anschein nach schützt die Harnsäure die Zellen vor Schäden, die durch Oxydation entstehen, eine der Hauptursachen für den Alterungsprozeß."
„Ein hoher Harnsäurespiegel verhindert also das Altern?"
„Ja - und eventuell schützt er auch vor dem Entstehen einer MS. Interessant ist auch die genau gegensätzliche Geschlechtsverteilung: 95% der Gichtpatienten sind Männer, während die MS ja überwiegend Frauen betrifft."
„Ich verstehe. Der höhere Harnsäurespiegel der Männer könnte einen Schutzfaktor darstellen."
„Aber zurück zu den Zivilisationskrankheiten. Die ungesunde Ernährung ist ja nicht alles. Dazu kommen die Hektik, das enge Zusammenleben in den Großstädten, die überwiegend sitzenden Tätigkeiten, die Arbeit in geschlossenen Räumen und nicht zuletzt die Umweltverschmutzung."
„Ist die Vergiftungstheorie durch Schadstoffe in der Luft nicht doch etwas übertrieben?"
„Das mag sein. Es gibt aber tatsächlich chemische Stoffe, die das Myelin schädigen, Hexachlorophen zum Beispiel. Es wurde in Krankenhäusern vor allem zur Desinfektion bei Kindern benutzt. Auch Seifen und desodorierende Sprays enthielten die Substanz. Sie dringt durch die Haut ins Blut, gelangt von dort ins Hirngewebe und kann sich im Myelin anreichern. Die Myelinhüllen schwellen an und zersetzen sich. Seitdem diese Vergiftungen bekannt sind, ist Hexachlorophen aus dem Verkehr gezogen worden. Aber auch andere Verbindungen wirken als Gifte für das Myelin."
„Gibt es eigentlich MS-Fälle, bei denen eine Vergiftung mit Chemikalien nachgewiesen wurde?"
"So weit ich weiß, nicht. Kürzlich wurde allerdings eine auffällige Häufung von MS-Fällen in einer Fabrik in Rochester (N.Y.) beschrieben, in der mit elementarem und ionisiertem Zink gearbeitet wird. Man fand 11 gesicherte MS-Fälle unter den 5039 Mitarbeitern. Das liegt weit über der Erkrankungsrate, die in den Regionen mit der höchsten MS-Häufigkeit gefunden wird. Seitdem diese auffällige Häufung beschrieben worden ist, sind 7 Neuerkrankungen hinzugekommen[9]. Es gibt eine Menge von Dingen, die bei der Entstehung der MS mit eine Rolle spielen könnten."

„Könnte es nicht sein, daß mehrere unglückliche Umstände zusammenkommen müssen, damit sich eine MS entwickeln kann?"
Das ist tatsächlich denkbar. Es gibt einen Glauben, der sich hartnäckig hält, aber wenig begründbar ist, nämlich daß es eine und nur eine Ursache für die MS gibt. Warum ich daran zweifle, möchte ich an einem Beispiel verdeutlichen. Vor kurzem bin ich Zeuge eines Unfalls geworden: Ein Auto hatte in einer unübersichtlichen Kurve ein Wohnmobil überholt, so daß ein Wagen, das ihm entgegenkam, ausweichen mußte, dabei ins Schleudern geriet und gegen einen Baum prallte. Was war die Ursache des Unfalls? Auf den ersten Blick scheint die Sache einfach zu sein: ein Überholmanöver an einer Stelle, die dafür nicht geeignet war. Aber es kamen noch eine Reihe anderer Faktoren hinzu. Der Unfall hatte sich in der Dämmerung ereignet, und es hatte geregnet. Das entgegenkommende Fahrzeug hatte kein Licht angehabt und war zu schnell gefahren. Die Fahrerin des verunfallten Autos hatte erst seit einem Monat ihren Führerschein, sie hatte sich mit ihrem Freund gestritten, hatte zwei Glas Sherry getrunken, obwohl sie nur wenig Alkohol vertragen konnte, und war in heftiger Erregung nach Hause gefahren. Sie sehen, es handelt sich nicht um eine Ursache, sondern um ein Geflecht von Ursachen. Vielleicht hätte es ausgereicht, wenn es nicht geregnet hätte. Dann wäre das Auto vermutlich nicht ins Schleudern gekommen. Oder lag es an der fehlenden Fahrpraxis der jungen Frau? Ganz abgesehen davon, daß sie wegen der Wut auf ihren Freund rücksichtsloser als sonst gefahren war, um sich abzureagieren.
Der Mythos von der einzigen Ursache ist eine grobe Vereinfachung, die auf das Galileische Verfahren in der Physik zurückgeht, immer nur eine Einflußgröße zu ändern und die übrigen konstant zu lassen. Was im Experimentiersaal oder auf dem schiefen Turm von Pisa sinnvoll sein mag, wird der Wirklichkeit im medizinischen Alltag nicht gerecht. Nie wird eine genau bekannte Anzahl von Krankheitserregern in ein wohldefiniertes System von Organzellen, Lymphozyten und physiologischer Kochsalzlösung eingebracht, sondern dieses System besteht unter anderem aus einer hohen oder niedrigen Konzentration verschiedenster Hormone, hat einen hohen oder niedrigen Blutzuckerspiegel und ist möglicherweise durch einen Spaziergang bei eiskaltem Wind unterkühlt. Vielleicht sind auch die Lymphozyten träge, weil sich der Geist oder besser die Seele des Systems in einer Depression befindet. Viele Faktoren scheinen auf eine unentwirrbare Weise zusammenzukommen, was schließlich dazu führt, daß der Erreger nicht rechtzeitig erkannt und unschädlich gemacht wird.

7 Zerstört der Körper sich selbst?

Im letzten Kapitel hatten wir unser Augenmerk vor allem auf Viren, langsame Viren und virale Mimikry gerichtet. Neben die Virus-Hypothese ist in den letzten Jahrzehnten nahezu gleichberechtigt die Hypothese getreten, bei der MS könne es sich um eine Autoaggressionskrankheit handeln. Im Zentrum des Krankheitsgeschehens stehe ein selbstzerstörerischer Prozeß gegen Markscheidengewebe (Theorie des bösen Antikörpers). Man geht davon aus, daß die Lymphozyten während ihrer vorgeburtlichen Ausbildungsphase keine Gelegenheit haben, sich mit der Myelinscheide vertraut zu machen, da diese erst nach der Geburt entsteht und zusätzlich durch die Blut-Hirn-Schranke vor Lymphozyten geschützt ist. Im späteren Leben könne es dann durch ein „Leck“ in der Blut-Hirn-Schranke zum Eindringen von Lymphozyten in das Gehirn kommen, die das Markscheidengewebe als „fremd“ empfinden und zerstören.

In diesem Kapitel sollen Ihnen eine klassische neurologische Autoimmunerkrankung, die Myasthenia gravis pseudoparalytica, vorgestellt werden, eine kleine Einführung in die Immunologie erfolgen und schließlich die Gründe diskutiert werden, die dafür und dagegen sprechen, daß es sich bei der MS um eine Autoimmunkrankheit handelt.

„Nachmittags sehe ich alles doppelt.“

Fall 17: Melanie F. kommt zum ersten Mal zu uns. Auf dem Überweisungsschein steht: „Doppelbilder zur Abklärung“. Sie ist 36 Jahre alt und bisher immer gesund gewesen. Seit ein paar Monaten sind ihr Sehstörungen aufgefallen, genauer gesagt, als erste hatte sie ihre Arbeitskollegin bemerkt. „Was ist denn los mit dir? Du kannst ja kaum noch die Augen aufhalten“, hatte sie nachmittags während der Kaffeepause gefragt. „Wann bist du denn gestern abend ins Bett gekommen?“ Als sie sich im Spiegel anschaute, erschrak sie über ihren müden Gesichtsausdruck, vor allem aber die hängenden Oberlider. „Ich hatte richtige Schlafzimmeraugen“, berichtet sie, „aber am nächsten Morgen war alles wieder in Ordnung.“ Das Ganze wiederholte sich jedoch jeden Nachmittag, mal weniger, mal stärker ausgeprägt. Später kamen Doppelbilder hinzu, die sie zum ersten Mal vor dem Fernseher bemerkte, als sie zwei Thomas Gottschalks sah.

Doppelbilder, die sich erst im Laufe des Tages entwickeln und sich über Nacht völlig zurückbilden, sind absolut untypisch für eine MS. Die beschriebene Symptomatik läßt an ein seltenes, aber sehr interessantes Krankheitsbild denken. Da gewisse Beziehungen zur MS bestehen, wollen wir uns etwas näher damit beschäftigen.

Die Myasthenia gravis pseudoparalytica

1912 war eine junge Frau mit einer ungewöhnlichen Gangstörung in der Berliner Charité aufgenommen worden. Morgens fühlte sie sich völlig gesund, aber im Laufe des Tages kam es zu einer zunehmenden Lähmung der Beine, daß sie sich nachmittags nur in einem Rollstuhl fortbewegen konnte. Die Erkrankung war so ungewöhnlich, daß die Ärzte vor einem Rätsel standen und an eine hysterische Lähmung glaubten. Bevor die Patientin in die Psychiatrie verlegt wurde, wurde sie dem weltberühmten Prof. Ferdinand Sauerbruch vorgestellt, der sie eingehend untersuchte.

Wie die Ärzte vor ihm fand er nichts Auffälliges; nur die Thymusdrüse, ein kleines unbedeutendes Organ, das unterhalb der Schilddrüse hinter dem Brustbein versteckt liegt, schien knotig vergrößert zu sein. Die meisten Ärzte waren damals der Ansicht, daß der Thymus so überflüssig wie der Blinddarm sei. Trotzdem entschloß sich Sauerbruch dazu, die Drüse zu entfernen. Als sich die Patientin von der Operation erholt hatte, war die Lähmung verschwunden. Der Fall löste damals eine Sensation in der medizinischen Fachpresse aus und steigerte das ohnehin schon große Ansehen von Sauerbruch ins Unermeßliche. Wie war es zu dieser Wunderheilung gekommen?

Wie bei Melanie F. handelte es sich um eine Erkrankung mit dem ehrfurchteinflößenden Namen Myasthenia gravis pseudoparalytica. Er kommt aus dem Griechischen (my = Muskel, asthenia = Schwäche, gravis = schwer, pseudo = angeblich und paralytica = Lähmung) und bedeutet: schwere Muskelschwäche, die wie eine Lähmung aussieht. Wir haben oben bereits den komplizierten Weg beschrieben, den ein Nervensignal von der motorischen Rinde bis zur Muskulatur zurücklegen muß, damit aus einer Handlungsabsicht eine Tat wird. An den kolbenförmig aufgetriebenen Nervenendigungen wird ein Neurotransmitter, das Acetylcholin, freigesetzt, das durch den synaptischen Spalt diffundiert und sich an der Muskelmembran mit einem sog. Rezeptor verbindet. Bei den Muskelrezeptoren handelt es sich um ein kompliziert gebautes Proteinmolekül. Aus unbekannten Gründen können Lymphozyten Antikörper gegen diese Rezeptoren bilden und sie teilweise zerstören. Während am Morgen noch viele Acetylcholinmoleküle zur Verfügung stehen, welche die verbleibende Zahl von Rezeptoren noch ausreichend erregen können, nehmen diese im Tagesablauf ab. Auf diese Weise kommt es zu der beschriebenen Schwäche. Die Erschöpfung kann sich in anderen Fällen auch relativ rasch entwickeln. "Morgens, wenn ich aufstehe, geht es mir noch gut, auch das Zähneputzen klappt noch, aber dann reicht die Kraft nicht mehr zum Rasieren“, sagte mir einmal ein Patient mit Myasthenie. Wie kommt es dazu, daß der Körper sich selbst zerstört, und warum wurde die Patientin durch die Entfernung der Thymusdrüse geheilt? Auf diese Fragen wollen wir im nächsten Kapitel eingehen.

MS und Immunologie

Die Immunologie ist eine außerordentlich komplizierte und spekulative Wissenschaft, deren Vertreter sich hartnäckig bemühen, uns mit einfachen Strichzeichnungen vom Gegenteil zu überzeugen. Trotzdem werden wir uns mit diesem hochintelligenten System ausführlich auseinandersetzen müssen, da es in der Pathogenese der MS eine zentrale Bedeutung besitzt.
Wie könnte man das Wesentliche kurz zusammenfassen, damit der Leser nicht den Überblick verliert? Vielleicht so: Das Immunsystem besteht aus drei Zellarten: 1. den Makrophagen, die Eindringlinge dadurch vernichten, indem sie diese verspeisen, 2. den B-Zellen, die Fremdsubstanzen für Makrophagen besonders schmackhaft machen, indem sie diese mit Antikörpern „belegen“, und 3. den T-Zellen, die ihre Feinde mit speerartigen Ausläufern umbringen. Und wo ist das Problem bei der Myasthenie bzw. der MS? Es besteht im Wesentlichen darin, daß dem Immunsystem ein Fehler unterläuft: Bei der Myasthenie werden irrtümlich Antikörper gegen Muskelrezeptoren, bei der MS gegen Myelin gebildet.

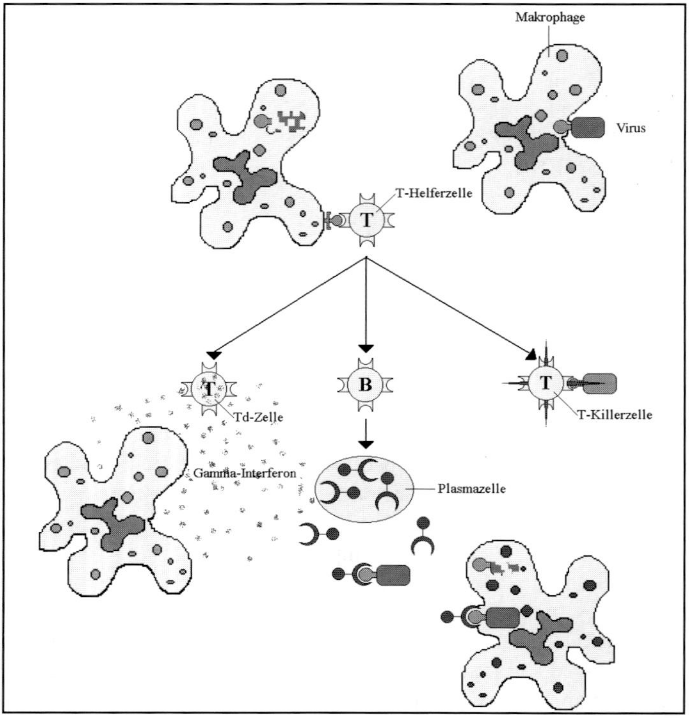

Abbildung 27: Ein Virus wird von einem Makrophagen verspeist. Sein Kennzeichen wird an der Oberfläche präsentiert und von einer T-Helferzelle als gefährlich identifiziert. Sie gibt Alarm, was dazu führt, daß T-Killerzellen (a) und Td-Zellen (c) aktiviert werden. Die T-Killerzellen greifen das Virus direkt an und töten es. Die Td-Zellen produzieren Gamma-Interferon, das ein Lockstoff für Makrophagen ist. Aber auch die B-Lymphozyten (b) werden angeregt, zu Plasmazellen anzuschwellen und Antikörper zu bilden. So wird auf zweierlei Weise die Jagd auf das Virus intensiviert: Die Zahl der Makrophagen wird erhöht und durch den Antikörper-Belag werden sie leichter entdeckt. Die Immunreaktion kommt langsam zum Stillstand, wenn T-Suppressorzellen Beta-Interferon freisetzen und T-Killerzellen und Makrophagen bremsen.

T-Lymphozyten werden im Thymus erzogen.

Die Entwicklung des Immunsystems hat vor 100 Millionen Jahren begonnen. Ganz am Beginn standen die Makrophagen, die nur die einzige Funktion hatten, große Teile fremden Materials aus dem Körper zu eliminieren. Dabei handelte es sich vor allem um Stacheln oder Dornen, Splitter oder Schmutzteilchen.

Aber Gefahr droht nicht nur von außen. Auch körpereigene Zellen können entarten und zu Krebszellen werden. So mußte das Immunsystem lernen, auch die eigenen Zellen so genau zu kennen, um jede noch so kleine Änderung rechtzeitig zu bemerken. Zu den urtümlichen Freßzellen traten also die T-Lymphozyten, die zwischen „selbst" und „nicht selbst" unterscheiden konnten.

Das „T" leitet sich von der Thymusdrüse ab, in der diese Zellen zwar nicht entstehen, aber gewissermaßen ihre Ausbildung erhalten. Man hat dieses unscheinbare Organ (Feinschmecker kennen es übrigens als Bries), das oberhalb des Herzens direkt unter dem Brustbein liegt, mit einem Internat verglichen. Das Herzstück ist eine große Bibliothek, in der die Erfahrungen mit Feinden aus Jahrmillionen gespeichert sind. Hier werden die jugendlichen Lymphozyten „erzogen". Sie müssen lernen, mehr als 1 Million fremder Stoffe an bestimmten Merkmalen, die sich an ihrer Oberfläche befinden, zu erkennen. Strukturen, auf die unser Immunsystem reagiert, werden als Antigene bezeichnet. Reagieren soll heißen, daß manche Antigene zwar erkannt werden, aber nicht unbedingt einen Angriff auslösen. Eine Substanz, die einen Angriff auslöst, ist ein „Immunogen". Die meisten Antigene sind Immunogene, aber durchaus nicht alle.

Genau so wenig wie es möglich ist, daß ein Schulkind den gesamten Brockhaus auswendig lernt, kann sich ein einzelner Lymphozyt die Gesichter von 1 Million potentieller Feinde merken. Jeder Lymphozyt ist hochspezialisiert und reagiert nur auf ein einziges Antigen. Dabei wendet er eine einfache Methode an: Er entwickelt ein antennenartiges Gebilde an seiner Hülle, das spiegelbildlich zu einem und nur einem Antigen paßt. Es wird als T-Zellrezeptor bezeichnet. Eine T-Zelle, die auf ein Stückchen von einem Masernvirus programmiert ist, patrouilliert solange durch den Körper bis zu dem großen Augenblick, z.B. während eines Kindergeburtstages, in dem es auf ein Masernvirus trifft.

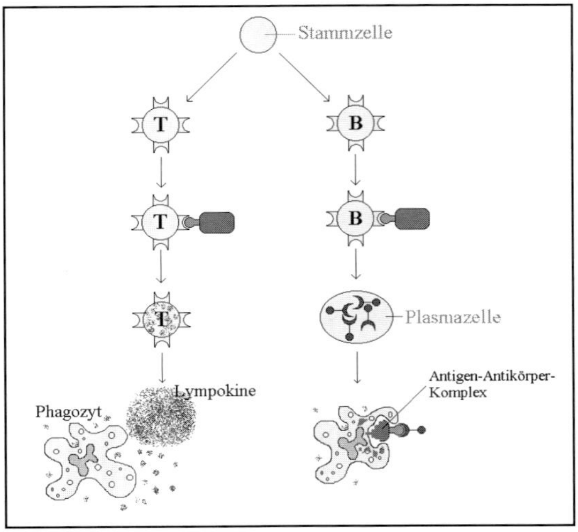

Abbildung 28: B- und T-Lymphozyten. An Immunreaktionen sind zwei Arten von Zellen beteiligt, B- und T-Lymphozyten. Beide entstehen im Knochenmark aus Stammzellen und tragen an ihrer Oberfläche Rezeptoren, mit denen sie fremde Moleküle (Antigene) erkennen. T-Lymphozyten sorgen für die zelluläre Immunität. Sie fördern oder bremsen die Aktivität der B-Lymphozyten und setzen Lymphokine (z.B. Interferone) frei, um Makrophagen anzulocken. B-Lymphozyten produzieren Antikörper, die im Blut zirkulieren und für die humorale Abwehr verantwortlich sind.

Es gibt vier Unterformen von T-Lymphozyten.

Unter den T-Zellen werden vier Spezialeinheiten unterschieden. Da sind zunächst die *T-Helferzellen*, die ihren Namen zu Unrecht tragen, weil sie die oberste Instanz im gesamten Immunsystem sind. Sie erkennen einen Eindringling, greifen ihn aber nicht an, sondern entscheiden, ob sie einen Alarm auslösen sollen oder nicht. Dabei sind sie auf die Zusammenarbeit mit den Makrophagen angewiesen.
Auch wenn Viren so winzig sind, daß sie unter einem normalen Mikroskop nicht zu sehen sind, stellen sie für eine T-Zelle große Ungeheuer dar, die sie in seiner Ganzheit nicht erkennen können. Sie müssen erst in kleine, mundgerechte Stücke zerlegt werden. Diese Aufgabe übernehmen die Makrophagen. Die Antigenfragmente werden an die Außenseite der Zellmembran gebracht und dort den T-Helferzellen zur Identifizierung angeboten.

Die *T-Killerzellen* sind Nahkämpfer, die nicht nur Toxine ausscheiden, sondern vor allem speerartige Ausstülpungen entwickeln und fremde Zellen durchbohren. Ihre mörderische Aufgabe wird durch *Td-Zellen* (d = delayed, engl. verzögert) unterstützt, die nicht sofort, sondern mit einer kleinen Verspätung Lockstoffe absondern, zu denen auch die Interferone gehören, die Makrophagen an den Ort des Geschehens bringen. Am Ende der Schlacht sorgen *T-Suppressorzellen* (Suppressor = Unterdrücker) dafür, daß sich die aggressiven T-Killer-Zellen wieder beruhigen.
Die Verfeinerung des Systems barg allerdings die Gefahr der Selbstzerstörung. Während anfangs die Maxime lautete *Zerstöre alles, was fremd ist!*, so wurde sie nun ergänzt durch: Aber *sei auch auf der Hut vor den eigenen Zellen!*

B-Lymphozyten produzieren Antikörper.

Schon seit uralten Zeiten wußten die Menschen, daß ein Patient, der sich von einer bestimmten Infektionskrankheit erholt hatte, nicht noch einmal daran erkrankte, selbst wenn er einen Menschen mit derselben Krankheit pflegte, also in engen Kontakt zu ihm kam. Ende des 19. Jahrhunderts wurde entdeckt, daß das Serum schützende Stoffe enthielt. Deshalb spricht man auch im Gegensatz zu der zellulären Abwehr durch Makrophagen und T-Lymphozyten von der humoralen (humor = Flüssigkeit) Abwehr. Erst spät wurde erkannt, wer diese Schutzstoffe produziert und wie sie wirken.
Es handelt sich um die B-Lymphozyten. Sie entwickelten sich einige Millionen Jahre später als ihre Schwestern, die T-Zellen, und waren in der Lage, noch größere und gefährlichere Angreifer, wie z.B. Bakterien, unschädlich zu machen. Das „B“ stammt von Bursa fabricii, einem lymphatischen Organ von Vögeln, das sich bei den Säugetieren zurückgebildet hat. Ganz sicher ist es bis heute nicht, wo die B-Lymphozyten des Menschen gebildet bzw. ausgebildet werden.
Wenn B-Zellen aktiviert werden, nehmen sie wie ein schwangerer Organismus an Größe zu und werden zu Plasmazellen, die Antikörper produzieren. Antikörper setzen sich auf die Oberfläche von Bakterien und Viren und machen sie für Makrophagen schmackhaft.

Das Immunsystem kann sich irren.

Eine Erkrankung des Herzens, wie z.B. ein Herzinfarkt, führt zu einem Untergang von Herzmuskelgewebe und zu einer Herzschwäche, eine

Erkrankung des Magens, etwa ein Magengeschwür, kann sich durch die Schleimhaut hindurchfressen, eine Arterie annagen und zu einer tödlichen Magenblutung führen. Was aber passiert, wenn das Immunsystem minderwertig angelegt ist oder erkrankt? Es versäumt, einen gefährlichen Eindringling anzugreifen, oder es stürzt sich auf körpereigenes Gewebe. Die Folgen solcher Fehler sind oft dramatisch.

Die Vorstellung, daß sich unsere Lymphozyten manchmal irren und gegen den eigenen Körper richten könnten, schien bis in die fünfziger Jahre hinein bloße Phantasie zu sein. Dann aber entdeckte man eine Gruppe von Krankheiten, zu denen auch die Myasthenie gehört, bei denen das Gleichgewicht des Immunsystems unter gewissen Umständen außer Kontrolle geraten kann.

Tatsächlich entkommen ständig T-Zellen aus der Thymusdrüse, die irrtümlich Rezeptoren für körpereigenes Gewebe tragen, also autoaggressiv sind. Sie rufen dann Krankheiten hervor, statt sie zu verhindern. Eine Autoimmunkrankheit ist sozusagen ein Bürgerkrieg zwischen den Körperzellen. Es gibt zwei Mechanismen, die zu einer Autoimmunerkrankung führen können:

1. *„Versteckte" Antigene.* Das Immunsystem entwickelt sich während Kindheit und lernt, alle Zellen zu tolerieren, mit denen es unentwegt Kontakt hat. Davon gibt es zwei Ausnahmen:
   - Gewebe, die erst nach Reifung des Immunsystems erscheinen (Spermien);
   - Gewebe, die sich isoliert vom Immunsystem entwickeln (Gehirn).
2. *Virale Mimikry:* Ein bekanntes Beispiel für Mimikry ist der Birkenspanner, dessen Flügel genau dasselbe schwarzweiße Muster aufweisen wie ein Birkenstamm, so daß er darauf von seinen Feinden nicht entdeckt werden kann.

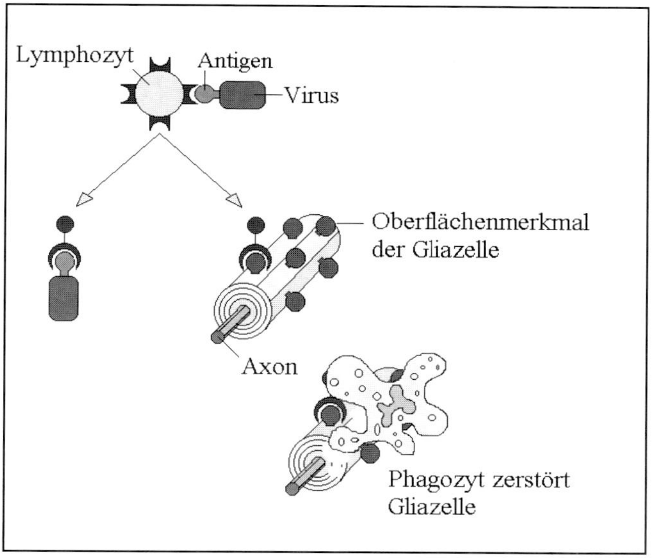

Abbildung 29: virale Mimikry. Ein Lymphozyt entdeckt ein Virus, dockt an und produziert Antikörper. Die Antikörper verbinden sich nicht nur mit dem Antigen (Virus), sondern auch mit den ganz ähnlichen Oberflächenmerkmalen einer Gliazelle. Vom Antigen-Antikörper-Komplex wird ein Makrophage angelockt, der die Gliazelle zerstört.

In ganz ähnlicher Weise versuchen Viren, sich als körpereigene Substanzen zu verkleiden. Unser Immunsystem besitzt bekanntlich die Fähigkeit, „selbst" von „nicht-selbst" zu unterscheiden. Auch wenn es in dieser Hinsicht eine große Zuverlässigkeit erreicht hat, ist es nicht unfehlbar. Das nutzen Viren aus, indem sie z.B. an ihrer Oberfläche Merkmale ausbilden, die kaum von körpereigenen Substanzen zu unterscheiden sind. Der Feind, vor dem sie sich verstecken, sind also in diesem Fall nicht Vögel, sondern Lymphozyten.
Ein so getarnter Eindringling kann lange unentdeckt bleiben. Wird er schließlich doch durch das Immunsystem entlarvt, so kann das für den Organismus verheerende Auswirkungen haben, denn das Problem ist, daß der Körper nicht nur in Massen Antikörper gegen den Erreger produziert, sondern auch das imitierte Gewebe angreifen und zerstören

wird. Auf die MS übertragen heißt das, daß es Viren gibt, die auf ihrer Kapsel ein Muster tragen, das dem Myelin ähnelt. Man hat tatsächlich einige Viren gefunden, die theoretisch in Betracht kommen könnten. So stimmen z.B. Bestandteile des Masernvirus in einer Kette von 7 Aminosäuren mit dem Myelinprotein überein.

Bei der Myasthenie werden im Thymus aus unbekannter Ursache Lymphozyten gebildet, die Antikörper gegen Rezeptoren von Muskelfasern bilden. Darum ist die Thymektomie auch die Therapie der Wahl und erklärt die „Wunderheilung" von Sauerbruchs Patientin auf eine ganz natürliche Weise. Die Diagnose wird durch den Nachweis von Antikörpern gegen Acetylcholinrezeptoren gesichert. Diese sind für die Myasthenia gravis spezifisch und in mehr als 90% der Fälle nachweisbar. Bei der MS ist übrigens der Nachweis von Antikörpern gegen Myelin bzw. basisches Myelinprotein nie gelungen.

Wie bei der MS manifestieren sich bei der Myasthenie die ersten Krankheitserscheinungen zwischen der Pubertät und dem Klimakterium, und es sind weit überwiegend Frauen betroffen. Wegen einiger Gemeinsamkeiten beider Erkrankungen wurde die Thymektomie auch bei der MS versucht. Bei schubförmigem Verlauf wurden gute Erfolge angegeben[10]. Obwohl sie einen interessanten Ansatz darstellt, hat sich diese eingreifende Maßnahme jedoch nicht durchsetzen können.

Tabelle 5: Mimikry zwischen Virusproteinen und Körperzellen

Virus und körpereigene Substanz	ähnliche Aminosäurekette
Poliovirus	PDPLGRPDED
Acetylcholinrezeptor	VTELGRPDAE
Masernvirus	EISDNLGQE
BMP	EISFKLGQE

(Die Aminosäuren sind jeweils mit einem Buchstaben abgekürzt.)

Die experimentelle allergische Encephalomyelitis (EAE)

Die Vermutung, daß die MS eine Autoaggressionskrankheit sein könnte, ist alt und beruht auf einer zufälligen Beobachtung. Gegen Ende des 19. Jahrhunderts kam es bei einigen der Geimpften, die Tollwutimpfstoff erhalten hatten, zu unerklärlichen Lähmungen. Der Impfstoff wurde aus dem Rückenmark von Kaninchen hergestellt. Fast 50 Jahre blieb die genaue Ursache unbekannt, bis 1937 Rivers Affen das Rückenmarksgewebe von Kaninchen injizierte. Sie entwickelten Symptome, die identisch waren mit der Impfreaktion. Damit war der Beweis erbracht, daß der auslösende Faktor nicht die abgeschwächten Tollwutviren, sondern das Gewebe war. Bei einigen der Geimpften schienen die Oberflächenmerkmale ihres Myelins eine zu große Ähnlichkeit mit dem Kaninchen-Myelin zu haben. Deshalb reagierten ihre Lymphozyten „allergisch" und griffen auch die eigenen Markscheiden an. Das Ergebnis war eine Encephalomyelitis. Es war naheliegend, eine Verbindung zwischen der „allergischen" Encephalomyelitis und der MS (Encephalomyelitis disseminata) herzustellen. Irgend etwas mußte in dem emulgierten Rückenmark sein, das encephalitogen war, das heißt, eine Encephalitis auslösen konnte. Da es sich um ein Gemisch einer Vielzahl von Substanzen handelte, war es ein großer Fortschritt, als Anfang der 60er Jahre einer der Myelinbausteine, das basische Myelinprotein, als encephalitisauslösendes Agens identifiziert wurde. Wenn man diese Substanz alleine spritzte, kam es bei Meerschweinchen zu einer Encephalomyelitis, die man als experimentelle, allergischen Encephalomyelitis (EAE) bezeichnete. Alle anderen Bestandteile des ZNS-Gewebes hatten diese Eigenschaft nicht. In den 60er Jahren fand man heraus, daß die EAE durch T-Zellen vermittelt wird. Wenn man T-Zellen von einem Tier mit EAE auf ein gesundes Tier übertrug, entwickelte sich gleichfalls eine EAE.

Zwischen der EAE und der MS bestehen jedoch auch bedeutende Unterschiede. Bei der MS verläuft der Myelinzerfall chronisch oder schubförmig über Jahre hinweg, während es bei der EAE zu einer akuten Entzündung kommt, die nach Erreichen ihres Höhepunkts wieder abklingt. Tiere, die eine akute EAE überstanden haben, zeigen danach nur selten irgendwelche Folgesymptome. Der zweite wesentliche Unterschied betrifft die Lage der Herde. Im Unterschied zur MS sind die Herde bei der EAE nicht perivenös lokalisiert.

Virus oder Autoaggression?

Die Rolle der virusinduzierten Autoaggression ist nach wie vor spekulativ und widersprüchlich. Sie soll bei vielen Krankheiten mitbeteiligt sein (Tabelle 6). Einer der überzeugendsten Hinweise auf eine virale Beteiligung bei einer Autoimmunkrankheit findet sich beim Typ-1-Diabetes. Die Beta-Zellen der Bauchspeicheldrüse stellen nicht mehr genügend Insulin her. Ji-Won Yoon entdeckte Coxsackieviren in der Bauchspeicheldrüse eines kurz vorher an Diabetes verstorbenen Kindes. Sie reinigten das Virus und injizierten es in Mäuse, worauf es bei diesen Mäusen schlagartig zu einer Zerstörung ihrer Beta-Zellen in der Bauchspeicheldrüse kam. Wie bei der MS muß betont werden, daß die virale Infektion wahrscheinlich nicht die einzige Ursache ist. Zusätzlichen Faktoren, wie sich auf die Beta-Zellen auswirkende Umweltgifte oder die genetische Disposition, dürfte eine entscheidende Rolle zukommen.

Gegen die Virus-Hypothese der MS ist immer wieder eingewandt worden, daß es noch niemals gelungen ist, Masernviren in Gehirnen von MS-Kranken nachzuweisen, bzw. daß die erfolglose Suche nach MS-Viren eine Verbindung zwischen diesem Virus und MS zweifelhaft erscheinen lasse. Dieses Argument sticht nicht ganz, denn die Masernviren könnten in einer latenten oder defekten Form vorliegen (im Kampf mit den T-Zellen mit dem Leben davongekommene, aber schwer verwundete Viren), vielleicht in einem Zustand, in dem sie zu einer weiteren Vermehrung unfähig sind. Das Herpesvirus z.B. ist in seiner aktiven Form genau bekannt, ist aber in seiner latenten Form nie beobachtet worden. Niemand weiß, wie ein Herpesvirus in seiner Ruheform aussieht, dasselbe könnte für das Masernvirus zutreffen.

Tabelle 6: Viren und Autoimmunkrankheiten

Krankheit	vermuteter Virus
Typ-1-Diabetes	Coxsackie?
Rheumatoide Arthritis	Epstein-Barr?
Myasthenia gravis	Polioviren?
Arteriosklerose	Herpes simplex?
MS	Masern? Staupe?

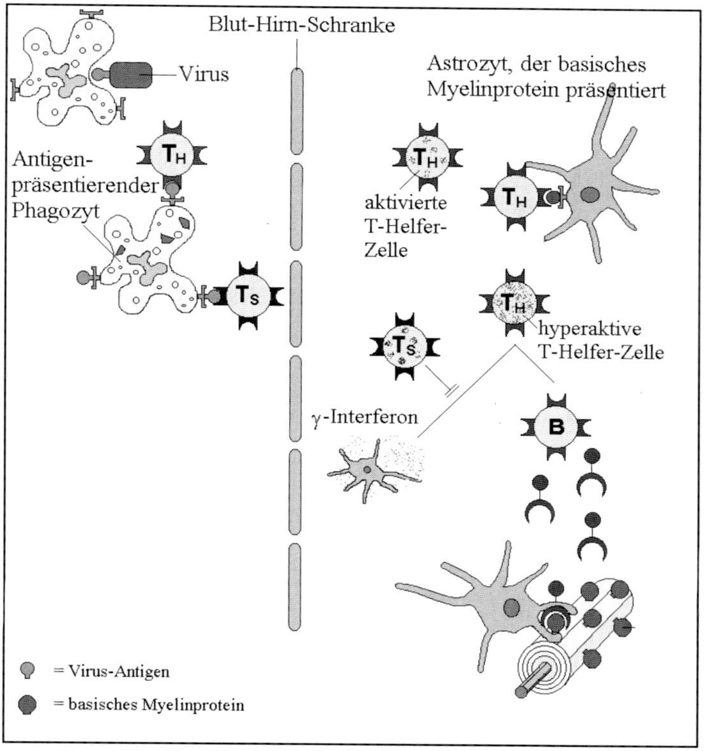

Abbildung 30: Das aktuelle Konzept zur Pathogenese der MS. Ein Makrophage frißt ein Virus und präsentiert Virusanteile als Antigen an seiner Oberfläche. Hierdurch werden T-Helfer- und T-Suppressor-Zellen aktiviert. Die T-Helferzellen durchdringen die Blut-Hirn-Schranke und werden durch den Kontakt mit Myelinbestandteilen (basisches Myelinprotein), die ihnen von Astrozyten angeboten werden, hyperaktiv. Sie produzieren Gamma-Interferon, das Makrophagen stimuliert, und veranlassen B-Lymphozyten zur Antikörperproduktion. Die T-Suppressor-Zellen dämmen die Immunreaktion ein.

Diskussion: Kompliziert wie das ptolemäische System

An Hypothesen zur Ursache der MS besteht kein Mangel. Der Faktenberg so groß geworden, daß ernsthaft befürchtet werden muß, man werde die Wahrheit vergeblich wie eine Nadel im Heuhaufen suchen. Die derzeit gängige Annahme, es handele sich bei der MS um eine Autoimmunkrankheit, die bei erblich dazu veranlagten Personen nach einer Slow-Virus-Infektion in der Kindheit auftrete, gleicht eher einem Flickenteppich als einer in sich stimmigen Theorie.

Es gibt einen Patiententypus, der alles ganz genau wissen will und einen damit ganz schön in Verlegenheit bringen kann. Dabei handelt es sich meistens um Lehrer. Herr F. unterrichtet Mathematik und Biologie. Er leidet seit 5 Jahren unter einer MS und interessiert sich sehr für die rätselhafte Herkunft der Erkrankung.
„Wenn ich es recht sehe, steht die Zerstörung von Markscheiden im Mittelpunkt des Krankheitsgeschehens", begann er, als er kürzlich zu einer Kontrolluntersuchung zu mir kam. „Weiß man eigentlich, wie das genau vor sich geht?"
„Vereinfacht könnte man es so ausdrücken: T-Lymphozyten sind falsch programmiert und gehen irrtümlich auf Oligodendrozyten und ihre Myelinfortsätze los. Wenn man es genauer beschreiben will, könnte man sagen, daß myelinspezifische T-Zellen im Blut aktiviert werden, die Blut-Hirn-Schranke durchwandern und dort auf Makrophagen treffen, die ihnen Myelinbestandteile präsentieren. Daraufhin setzen sie zum einen Gamma-Inferferon frei, wodurch die Makrophagen erst richtig in Schwung kommen, zum anderen regen sie B-Lymphozyten an, Antikörper gegen Myelin zu produzieren.
Das Myelin wird also durch zwei Prozesse zerstört: durch einen direkten Angriff von Freßzellen und zusätzlich durch Antikörper (Abbildung 30). Außerdem setzen die Makrophagen einen Stoff frei, den Tumornekrosefaktor, der die Blut-Hirn-Schranke für T-Zellen noch durchlässiger macht. Aber auch das ist noch eine sehr vereinfachte Darstellung."
„Ist es nicht merkwürdig, daß wir über eine so komplizierte Theorie des Krankheitsmechanismus verfügen, wo uns doch die Ursache völlig unbekannt ist? Stellt das nicht einen Widerspruch dar?"
„In gewisser Weise schon. Allerdings meinen viele, es sei hilfreich, wenigstens einige Abschnitte im Krankheitsverlauf so genau wie möglich zu kennen."
„Warum?"
„Sie gehen von der zunächst einleuchtenden Annahme aus, man könne einen Brand bekämpfen oder die Ausbreitung eines Brandherdes verhindern, auch wenn man nicht wisse, wie das Feuer entstanden sei. Dabei stellen sie sich die Krankheit als den Endpunkt eines kaskasdenförmigen Prozesses vor. Vielleicht kann man das am besten an einer langen Reihe von Dominosteinen verdeutlichen, die man hintereinander aufgestellt hat. Bringt man den ersten zum Umkippen, wird er den nächsten und nacheinander alle anderen mit sich reißen. Wenn der letzte fällt, war dann der vorletzte die Ursache? Oder war es der erste?

Wenn man weiß, wie sich eine Krankheit von einem bestimmten Punkt an entwickelt, kann man etwas dagegen tun, auch wenn man die zugrundeliegende allererste Ursache nicht kennt. Man greift sozusagen das Übel nicht an der Wurzel an, sondern versucht, seine Auswirkungen möglichst gering zu halten. Aber es gibt dabei ein Problem."

„Welches?"

„Nehmen wir einmal an, wir kennen die Ursache der MS nicht, was ja stimmt, wir wissen aber, daß es im Ablauf der Erkrankung zu einer Vermehrung von T-Lymphozyten kommt. Nichts scheint naheliegender zu sein, aus Ermangelung der Kenntnis der wahren oder ersten Ursache an dieser Stelle anzusetzen und sozusagen den schwelenden Herd zu ersticken, bevor er sich zu einem Flächenbrand entwickelt. Ob eine solche Therapie sinnvoll oder schädlich ist, hängt von der Beantwortung einer einzigen wichtigen Frage ab: Gehört die Zunahme der T-Lymphozyten noch zu dem schädigenden Mechanismus, oder ist sie bereits eine sinnvolle Abwehrmaßnahme des Körpers?"

„Das leuchtet mir ein. Wenn jemand aus unbekannter Ursache eine Entzündung bekommt und die weißen Blutkörperchen im Blut ansteigen, dann ist es nicht sinnvoll, diese durch ein Medikament zu senken. Und neben der Autoaggression sollen bei der MS ja auch Viren mitbeteiligt sein."

„Üblicherweise verbindet man heutzutage die Virus- mit der Autoaggressionshypothese. Aber so ganz ohne Widersprüche geht das nicht. Schließlich setzt die eine eher eine Abwehrschwäche, die andere eine überschießende Immunreaktion voraus. Manchmal habe ich die böse Ahnung, daß die ganze Idee mit der Autoaggression eine Sackgasse ist? Schließlich hat man nie Antikörper gegen Myelin nachweisen können."

„Aber ist nicht die experimentelle allergische Encephalitis ein klarer Hinweis darauf, daß tatsächlich ein Autoimmungeschehen abläuft."

"Die EAE hat einen Schönheitsfehler: Ihr fehlt das Typische der MS, der schubförmige Verlauf. Insofern ist sie nur ein unvollkommenes Modell. Vielleicht hat mit ihr der ganze Irrtum begonnen?"

„Und wie könnte es anders sein?"

„Ich halte es durchaus für möglich, daß es z.B. im Rahmen einer Abwehrschwäche dazu kommt, daß einzelne Kolonien von Viren in der weißen Hirnsubstanz, die bis dahin ausreichend in Schach gehalten worden waren, aktiv werden, sich vermehren, als Folge davon ihre Wirtszellen, die Oligodendrozyten zerstören, wobei Zellanteile an die Oberfläche gelangen, die das Immunsystem nicht kennt und deshalb

„allergisch“ reagiert. Damit wäre die sogenannte Autoaggression eine nützliche Säuberungsmaßnahme.“
„Und die Erfolge der Immunsuppression?“
„Die überzeugen mich nicht. Ganz im Gegenteil. Trotz jahrzehntelanger Bemühungen konnte kein therapeutischer Durchbruch erzielt werden. Aber wie beim Blick durch Scheuklappen bleibt der beherrschende Gedanke, wie man am besten die Tätigkeit der Lymphozyten hemmt.“
„Wissen Sie, die Situation erinnert etwas an die Renaissance, als das ptolemäische System zu kompliziert wurde und nur noch mühsam durch eine Vielzahl von komplizierten Hilfshypothesen aufrechterhalten werden konnte.“
Ich konnte ihm nicht widersprechen. Vielleicht ist es wirklich an der Zeit für eine kopernikanische Wende in unseren Vorstellungen zur Entstehung der MS.

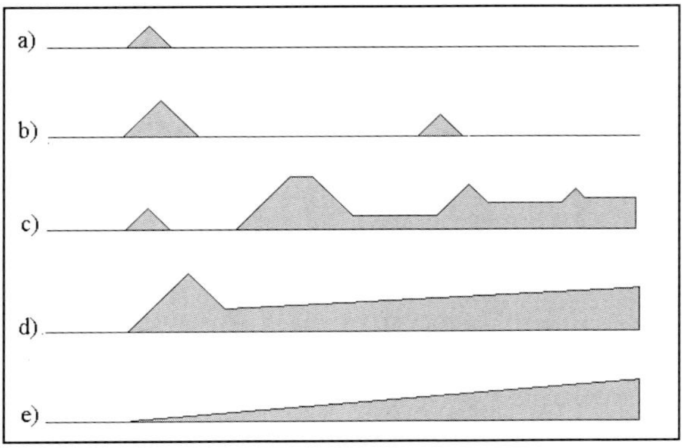

Abbildung 31: Die unterschiedlichen Verlaufsformen der MS. a) Monosymptomatische Verlaufsform mit einem Schub.(z.B. Opticusneuritis) ohne weitere Symptome. Wahrscheinlich ist dies die häufigste Verlaufsform der MS. b) Schubförmiger Verlauf mit zwei oder mehr Schüben ohne Übergang in das chronisch-progrediente Stadium. c) Primär schubförmige, dann chronisch-progrediente Verlaufsform: Beginn mit einem Schub mit völliger Remission. Alle weiteren Schübe bilden sich nur noch unvollständig zurück, und es kommt zu einer stufenweisen Zunahme der Behinderung. d) Beginn mit einem Schub, der sich nicht vollständig zurückbildet und weiteres langsames Fortschreiten der Erkrankung. e) Schleichender Beginn mit langsam zunehmender Behinderung ohne eindeutige Schübe.

Wieviele Verlaufsformen hat die MS?

Die drei Verlaufsformen der MS sind eine grobe Vereinfachung.

Nach einer groben Einteilung werden bei der MS drei Verlaufstypen unterschieden: der rein schubförmige Verlauf (wie bei Michaela P.), der primär schubförmige, dann chronisch progrediente Verlauf und der primär chronische Verlauf (wie bei Herrn B.). Es ist mehr als zweifelhaft, ob es sich hierbei tatsächlich um drei im Wesen verschiedene MS-Formen handelt.

Vielmehr ist davon auszugehen, daß die drei Verlaufstypen ziemlich willkürlich aus einer Unzahl von verschiedenen Verläufen herausgehoben worden sind. Eine zutreffendere Übersicht über typische Verlaufsformen zeigt Abbildung 31. Aber auch hierbei sollte man beachten, daß es sich um Idealisierungen etwa in der Weise handelt, wie wir versuchen, die Umrisse von Tieren in bestimmten Sternkonstellationen zu entdecken.

Strategisch wichtige und strategisch unwichtige Lokalisationen

Wie die MS verläuft, hängt im wesentlichen von zwei Faktoren ab: der Lokalisation der Herde und der Krankheitsaktivität. Herde können sich an strategisch wichtigen oder an strategisch unwichtigen Stellen im ZNS entwickeln. So hat ein Herd am Ufer der Seitenventrikel keine klinisch faßbaren Symptome zur Folge, ein gleich großer Herd im Rückenmark kann aber die Lähmung beider Beine, und wenn er im oberen Halsmark lokalisiert ist, sogar zur Lähmung aller vier Extremitäten führen. Dasselbe gilt für einen relativ großen Herd im Kleinhirn, der symptomlos bleiben kann, während es bei einem winzigen Herd in der Capsula interna, wo sich die Nervenfasern auf engstem Raum zusammendrängen, zur Lähmung einer gesamten Körperhälfte wie bei einem Schlaganfall kommt.

Die MS kann einen milden oder einen aggressiven Charakter haben.

Ein zweiter bedeutsamer Faktor ist die Krankheitsaktivität. Als Grad der Krankheitsaktivität gilt die Zahl und die Größe der Herde, die pro Jahr produziert werden. Verläuft die Krankheit aggressiv mit großen und vielen Einzelherden, dann kommt es im Laufe der Zeit zu einer Summierung der Ausfälle, bis schließlich einzelne Schübe nicht mehr abgrenzbar sind, d.h. die MS geht allmählich in die chronisch-progrediente Verlaufsform über. Sind die Herde klein und gering an Zahl, dann bleibt die MS schubförmig oder kommt zum Stillstand.
Bei den klassischen Infektionskrankheiten hängt die Krankheitsaktivität von der Virulenz des Erregers ab, also von seiner Infektionskraft und Vermehrungsfähigkeit. Auch wenn wir die Ursache der MS nicht kennen, wird es sich hier vermutlich ähnlich verhalten, und ihre Zerstörungskraft wird davon bestimmt werden, ob der unbekannte schädigende Faktor in größerer oder kleinerer Menge in unserem Körper aktiv wird bzw. in schwächerer oder stärkerer Weise auf ihn einwirkt.
Ich komme nun zum Herzstück meines Buches, zur zentralen Idee: Der schubartige Verlauf der MS ist ein wichtiges Indiz dafür, daß ein Remis zwischen krankmachenden Faktoren und der Abwehrkraft des

Körpers möglich ist. Und wenn diese Annahme richtig sein sollte, dann sind wir der Krankheit nicht hilflos ausgeliefert, weil es möglich ist, letztere zu steigern, auch wenn wir dem Feind nicht von Angesicht zu Angesicht entgegentreten können.

Wie die MS verläuft hängt im wesentlichen vom Verhältnis der Aggressivität der Erkrankung zu Ihren Abwehrkräften ab.

Ich möchte diesen Sachverhalt am Beispiel der Tuberkulose verdeutlichen. Auf der einen Seite gab es Verläufe, die von Anfang an so stürmisch waren, daß jede Gegenwehr zwecklos war. Auf der anderen Seite - und das war wesentlich häufiger - verlief die Krankheit schleichend, flackerte ab und zu einmal auf und kam schließlich zum Stillstand, indem sie wie ein Pendel langsam ausschwang. Es kann nur vermutet werden, daß in diesen Fällen die Zahl der Tuberkelbazillen unterhalb einer kritischen Grenze blieben, und sich ein labiles Gleichgewicht zwischen dem Erreger und der körpereigenen Abwehr einstellte. So konnte die Erkrankung unter normalen Umständen in Schach gehalten werden und schaffte nur in besonders belastenden Situationen einen erneuten Durchbruch.
Ganz ähnlich verhält es sich mit der MS. Es gibt seltene Verläufe, denen der oder die Betroffene hilflos ausgeliefert sind, meistens liegt aber ein Patt vor, ein ausgewogenes Kräfteverhältnis zwischen Angreifer und Verteidiger. Wie beim Schachspiel kommt es auf Ihre Geschicklichkeit an, wer gewinnt. Die Ruhe zwischen zwei Schüben zeigt, daß es möglich ist, diesen Zustand zu erreichen. Dabei handelt es sich aber, wie gesagt, um einen labilen Zustand, der besonderer Vorsichtsmaßnahmen bedarf. Ein anderes Bild für das Gemeinte ist das Schiff im Sturm. Natürlich gibt es Stürme, gegen die man nichts ausrichten kann, vielen jedoch kann man trotzen durch Vorsicht und Vorsorge. Ein letzter bemerkenswerter Punkt zur Krankheitsaktivität. Es gilt die Faustregel, daß sie oft zu Beginn am stärksten ausgeprägt ist, im weiteren Verlauf aber dazu neigt, sich zu verzehren oder auszubrennen wie ein Feuer, das zu Beginn am hellsten brennt, dann aber langsam verlischt, obwohl es immer wieder noch einmal auflodern kann, wenn in die Glut geblasen wird.

Tabelle 7: Der Behinderungsgrad nach Kurtzke (DSS)	
0	normale neurologische Untersuchung
1	Keine Behinderung. Geringe neurologische Zeichen wie z.B. ein positiver Babinski usw.
2	Minimale Behinderung wie z.B. leichte Schwäche oder geringe Gefühlsstörung.
3	Mäßiggradige Behinderung, aber voll gehfähig. Z.B. Monoparese, mäßige Ataxie oder Kombinationen von geringeren Dysfunktionen.
4	Relativ schwere Behinderung bei noch voll erhaltener Gehfähigkeit und voller Selbständigkeit. Etwa 12 Stunden pro Tag munter.
5	Gehfähig ohne Hilfe und Rast für etwa 200 m. Behinderung schwer genug, um tägliche Aktivität zu beeinträchtigen (z.B. ganztägig zu arbeiten ohne besondere Vorkehrungen).
6	Bedarf zeitweise, oder auf einer Seite konstant, der Unterstützung (Krücke, Stock, Schiene), um etwa 100 m ohne Rast zu gehen.
7	Weitgehend an den Rollstuhl gebunden. Bewegt den Rollstuhl selbst und transferiert ohne Hilfe.
8	Weitgehend an Bett oder Rollstuhl gebunden, kann nicht allein transferieren, pflegt sich aber weitgehend selbständig. Meist guter Gebrauch der Arme.

Die MS ist zu Beginn am aktivsten und verliert ihre Aggressivität im Laufe der Zeit.

Da die klinische Symptomatik und der Behinderungsgrad (Tabelle 7) von beidem, der Krankheitsaktivität und der zufälligen Lokalisation der Herde, abhängt, ist die Prognose schwer abschätzbar: Bei geringer Krankheitsaktivität kann ein einziger Herd im Rückenmark zum Bild einer primär-chronischen Verlaufsform führen, während bei einem anderen Patienten ein wesentlich aggressiverer MS-Typ vorliegen kann, wobei trotz vieler gleich großer oder sogar größerer Herde keine faßbaren klinischen Ausfälle auftreten.
Von einem gutartigen (benignen) Verlauf spricht man, wenn es nach 15 Krankheitsjahren zu keiner schweren Behinderung gekommen ist. Diese Patienten sind also gehfähig und haben allenfalls eine geringe Ungeschicklichkeit der Hände, eine leichte Schwäche einer Körperhälfte oder Gleichgewichtsstörungen. Die Häufigkeit des „benignen" Verlaufs soll bei 40% liegen. In Wirklichkeit ist der Anteil jedoch sehr viel höher, wenn man die isolierten Opticusneuritiden und die Fälle von „stummer" MS mitberücksichtigt.

Beim aggressiven oder „malignen“ Verlauf kommt es innerhalb von Monaten oder weniger Jahre zu einer schweren Behinderung. Er ist glücklicherweise selten und liegt etwa bei 1%.

Was ist ein Schub?

Neue MS-Symptome treten nicht schlagartig wie bei einem Schlaganfall, aber auch nicht schleichend wie zum Beispiel bei einer Eisenmangelanämie auf; sie entwickeln sich im Verlauf von Tagen und Wochen, erreichen ihren Höhepunkt und bilden sich in einem vergleichbaren Zeitraum wieder zurück. Meist ist die Entscheidung einfach, ob ein Schub vorliegt oder nicht, aber es gibt zwei Probleme: das Wiederauftreten von altbekannten Symptomen und die stufenweise, schubartige Verschlechterung.

Fall 18: Frau T. besitzt ein kleines Reisebüro. Innerhalb von 6 Monaten hat sie den zweiten Schub einer MS erlitten und zwar in Form einer Halbseitenlähmung rechts. Unter einer hochdosierten Cortisonbehandlung kam es zu einer raschen Rückbildung innerhalb von 1 Woche. Kurze Zeit später wurde sie durch das Schreien ihres siebenjährigen Sohns aus dem Mittagsschlaf geweckt, und bemerkte, daß die ganze Wohnung voller Qualm war. Sie wollte aufstehen, schaffte es aber nur, sich bis zur Tür zu schleppen, denn ihre Lähmung hatte sich plötzlich wieder verstärkt. In letzter Sekunde wurden Mutter und Kind von Feuerwehrleuten gerettet. Durch eine defekte Geschirrspülmaschine war es in der Wohnung eine Etage tiefer zu einem Schwelbrand gekommen.

Sie fragt mich, ob das ein frischer Schub sei? Nach den Lehrbüchern versteht man unter einem Schub neu auftretende Symptome, die länger als 24 Stunden anhalten, oder eine Wiederauftreten von Beschwerden nach längerer Pause. Trotzdem ist es sinnvoll, das eine von dem anderen zu unterscheiden und nur bei ganz neuen Symptomen von einem Schub zu sprechen. Hierzu ein zweites Beispiel.

Fall 19: Ich kenne Frau R. nun schon seit mehr als 10 Jahren. Eigentlich ist es immer dasselbe. Im Sommer geht sie mühsam und unsicher, braucht aber keine Gehhilfe. Im Winter hält sich ihr Zustand leidlich, aber im Frühjahr kommt es regelmäßig zum Einbruch. Die Gangunsicherheit wird so ausgeprägt, daß sie vorübergehend einen Gehwagen benutzen muß, die leichte Übelkeit, die sie ständig quält, steigert sich bis ins Unerträgliche, und dazu kommt es zu ziehenden Schmerzen im linken Unterkiefer. Obwohl ich nichts davon halte, überredet sie mich jedes Mal, sie mit Cortison zu behandeln, und mit der Zeit geht es auch wieder besser, ohne daß man sagen könnte, daß die Behinderung fortschreitet.

Sind das Schübe, unter denen Frau R. regelmäßig im Frühjahr leidet? Wenn immer wieder dieselben Beschwerden auftreten, dann handelt es sich meistens um ein und denselben Herd, in dem es zu neu aufflakkernden Entzündungen kommt. Da hiermit nicht unbedingt die Entstehung neuer Herde verbunden ist, ist dieses Wiederauftreten vorbestehender Symptomatik prognostisch günstiger einzustufen als ein neues Symptom, das ja immer darauf hinweist, daß sich ein neuer Herd gebildet hat. Es gibt viele Patienten, bei denen es fast in regelmäßigen Abständen zum Aufflackern altbekannter Symptome kommt, ohne daß die Erkrankung fortschreitet. Warum es in alten Plaques immer wieder einmal zu Unruhe kommen kann, ist nicht bekannt. Narben im Gehirn und im Rückenmark sind erfahrungsgemäß stark wetterfühlig. Das spielt sicher eine Rolle. Es ist aber auch denkbar, daß es zu einer minderwertigen Narbenbildung kommt, wenn durch Cortisonbehandlung eine zu schnelle Abheilung erzwungen wird.

Schwierig kann die Abgrenzung auch dann sein, wenn sich auf einen chronisch progredienten Verlauf kurzdauernde Verschlimmerungen aufpfropfen. Der Übergang zu echten Schüben ist fließend.

Die Begrenzung der Schubdauer auf mindestens 24 Stunden ist übrigens recht zuverlässig. Ich kenne keinen Schub, der kürzer angehalten hätte, so daß die Regel gilt, daß alles, was weniger als einen Tag anhält, einen MS-Kranken nicht zu beunruhigen braucht.

Noch einmal zurück zu Frau R.. Richtige Schübe hat sie nicht. Aber ist sie damit schon im chronischen Stadium? Auch das würde ich in Zweifel ziehen. Es ist ein Unterschied, ob jemand in das chronische Stadium gerät, weil sich die Ausfallserscheinungen von vielen Einzelherden immer mehr aufsummieren, bis es zu keinen eindeutigen Schwankungen mehr kommt, oder ob im Extremfall nur ein einziger Herd da ist, der aber an einer strategisch ungünstigen Stelle sitzt und zudem noch die Neigung hat, alle Jahre wieder aktiv zu werden.

Tabelle 8: Die 8 Prognoseregeln der MS

1. Der Charakter einer MS offenbart sich in den ersten 5 Jahren.
2. Der primär schubförmige Verlauf ist prognostisch günstig.
3. Je häufiger die Schübe zu Beginn auftreten, desto ungünstiger ist der Verlauf.
4. Der Beginn der Erkrankung mit einer Opticusneuritis oder Sensibilitätsstörungen spricht für eine günstige Prognose.
5. Exazerbationen sind günstiger als Schübe.
6. Der Nachweis von „black holes“ spricht für eine ungünstige Prognose.
7. Patienten, die ihr Leben konsequent umstellen, haben eine günstige Prognose.
8. Je extremer die Lebenssituation ist, in der eine MS zum ersten Mal in Erscheinung tritt, umso günstiger ist die Prognose.

Die 8 Prognoseregeln

In vielen Lehrbüchern und MS-Ratgebern wird die Ansicht vertreten, die Prognose sei eher ungünstig, der Verlauf der Erkrankung unberechenbar und jeder Versuch, eine Prognose zu stellen, gleiche dem Unterfangen, die Zukunft aus dem Kaffeesatz lesen zu wollen.

Ich halte beide Auffassungen für falsch. Es ist nicht zu rechtfertigen, das Schicksal der MS-Kranken grau in grau zu malen, wenn die Erkrankung nur in weniger als 15% der Fälle zu schweren Beeinträchtigungen führt. Außerdem gibt es zum Verlauf verläßliche Anhaltspunkte. Bewährt haben sich 8 Regeln, die ich Ihnen im folgenden vorstellen möchte.

Beginnen wir mit der 1. Regel. Eine viel zu wenig beachtete Eigentümlichkeit der MS ist, daß sie sich nicht wie eine Kettenreaktion oder eine Lawine verhält, bei denen es nach unmerklichem Beginn zu einer dramatischen Steigerung kommt, sondern ganz im Gegenteil gleich zu Beginn über die höchste Aktivität verfügt, die langsam abebbt. Besonders treffend ist das Bild des Pendels, das nach leichter, mittlerer oder starker Auslenkung ausschwingt, ohne jemals das Ausmaß der vorangegangenen Schwingung zu übertreffen. Früher sagte man auch, daß die MS im Laufe der Zeit langsam „ausbrenne“.

Natürlich sind Ausnahmen denkbar, wie z.B. das Auftreten eines neuen Herdes an einer strategisch ungünstigen Stelle, der, obwohl er kleiner ist als der vorangegangene Herd, zu schwerwiegenderen Ausfällen führen kann, oder es mag auch sein, daß jemand durch eine Überlastung in den Zustand einer extremen Abwehrschwäche geraten ist, die einem akuten Entzündungsgeschehen zu wenig Widerstand entgegensetzt.

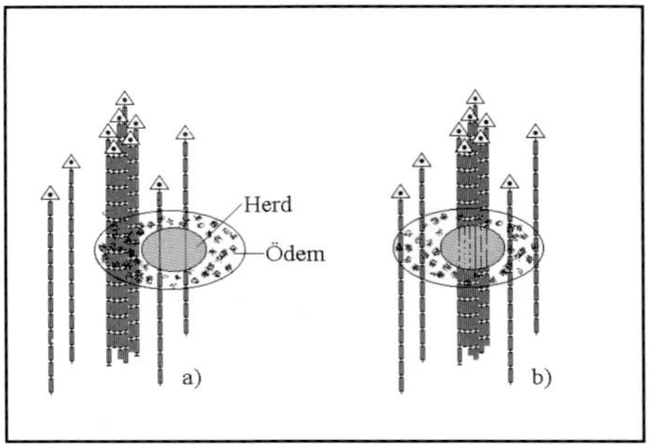

Abbildung 32: Herd und Ödem. Die Auswirkungen eines Herdes hängen von seiner Lage und der Aggressivität des Entzündungsprozesses ab: a) Der Herd liegt knapp neben einer wichtigen Nervenbahn und schädigt diese nur indirekt durch das Umgebungsödem. Die Anfangssymptomatik wird sich vermutlich wieder vollständig zurückbilden. b) Der Herd liegt strategisch ungünstig und zerstört nicht nur die Markscheiden, sondern auch die Axone. Bleibende Ausfälle sind wahrscheinlich.

Trotzdem - als Faustregel gilt: Der Charakter einer MS offenbart sich in den ersten Jahren und ändert sich selten.
Regel 2: Daß die Krankheit eher gutartig ist, wenn sie schubförmig beginnt, ist aufgrund dessen, was oben ausgeführt wurde, ohne weiteres verständlich. Die Dynamik des Schubes spricht dafür, daß wichtige Zentren nur tangential betroffen wurden oder überwiegend die Myelinscheiden geschädigt wurden, ohne Nervenfasern zu zerstören. So wird z.B. ein Herd, der knapp neben der Pyramidenbahn liegt, diese nicht direkt schädigen, sondern nur durch das Umgebungsödem zu einer flüchtigen Störung führen, die sich als Schub mit völliger Rückbildung manifestiert (Abbildung 32). Immerhin muß man sich vorstellen, daß ein frischer Herd durch das Entzündungsödem mehr als zehnmal größer sein kann als die Narbe, die letztendlich übrig bleibt.
Regel 3: Der Schaden, den die MS unserem Körper zufügen kann, ist durch das Verhältnis bestimmt zwischen der Aggressivität, die der Krankheit innewohnt, und unseren Abwehrkräften. Kurze Abstände der einzelnen Schüben voneinander sind ein Hinweis auf eine hohe Krankheitsaktivität, die entweder darauf beruht, daß die unbekannte Krankeitsursache besonders angriffslustig ist oder daß die Abwehrkräfte daniederliegen. Wir gehen unten näher darauf ein.

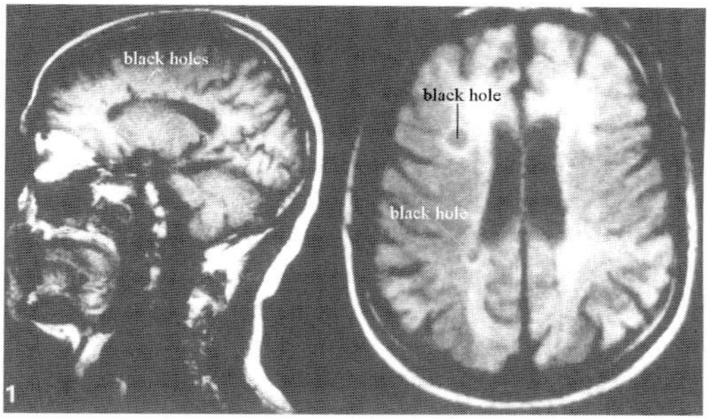

Abbildung 33: Lakunen oder „black holes“. Ihr Auftreten kann für einen ungünstigen Verlauf sprechen.

Regel 4: Warum der Beginn mit einer Opticusneuritis oder mit einer Sensibilitätsstörung eher günstig ist, ist nicht bekannt. Möglicherweise gilt die Regel, daß bei milden Krankheitsverläufen nur die Strukturen angegriffen werden können, die besonders strapaziert und damit anfälliger sind, weil sie ständig „unter Strom“ stehen wie der Sehnerv, aber auch die Hinterstränge des Rückenmarks, in denen ununterbrochen Informationen über die Stellung unserer Gelenke, die Spannung der Muskulatur und Berührungsempfindungen zum Gehirn zurückfließen.
Regel 5: Daß das Wiederaufflackern von altbekannter Symptomatik günstiger ist, als wenn die Krankheit frische Herde mit neuen Ausfällen erzeugt, leuchtet unmittelbar ein.
Regel 6: Ich hatte bereits erwähnt, daß uns vor mehr als 15 Jahren, als gerade die Kernspintomographie in die Neurologie eingeführt worden war, eine besondere Art von Herden aufgefallen war, in deren Zentrum sich eine mit Liquor gefüllte Höhle ausgebildet hatte. Wir hatten sie deswegen Lakunen, d.h. kleine Seen, genannt. Die Amerikaner sprechen von „black holes“, schwarzen Löchern (Abbildung 33).
Zunächst konnten wir mit diesen Herden nichts Besonderes anfangen. Um diese Zeit fuhr ich zu einem Kongreß nach München. Auf der Fahrt überlegte ich mir, ob es nicht doch eine besondere Bewandtnis mit diesen Herden haben könnte, kam aber zu keinem Ergebnis.
Schließlich suchte ich den Speisewagen auf, um eine Tasse Kaffee zu trinken. Als der Ober mir den Kaffee brachte, verschüttete er ihn versehentlich. Dabei fiel ein Tropfen direkt auf einen Fettfleck in der Tischdecke. „Entschuldigen Sie bitte das kleine Malheur“, sagte er.

„Malheur", das war es. Der Fleck auf der Tischdecke sah unseren Lakunen täuschend ähnlich. „Könnte es nicht sein", dachte ich, „daß diese Lakunen ein *Malheur* für die Patienten darstellen?" Und tatsächlich ergab sich, daß Patienten, die diese Art von Herden aufwiesen, einen besonders ungünstigen Krankheitsverlauf hatten. Wenn sie auftreten, sind sie schon gleich zu Beginn der Krankheit im Kernspintomogramm nachweisbar. Es scheint sich um Herde zu handeln, die nicht nur die Myelinscheide, sondern auch die Nervenfasern zerstören, und die so überstürzt entstehen, daß die Astrozyten nicht genug Zeit finden, den entstandenen Defekt „auszustopfen". So entsteht ein Loch, das mit Liquor voll läuft. Daraus leitet sich unsere sechste Prognoseregel ab: Das frühzeitige Auftreten von Lakunen spricht für einen prognostisch ungünstigen Verlauf.

Regel 7: Wer seine Krankheit akzeptiert und seine Lebensweise entsprechend ändert, wird die Krankheit besser im Griff haben, als jemand, der seine Krankheit nicht wahr haben will, gegen sie ankämpft und ungesunde Gewohnheiten beibehält. Das gilt für die MS in gleicher Weise wie für die Zuckerkrankheit oder den Herzinfarkt.

Regel 8: Auf den ersten Blick erscheint die letzte Regel verwirrend, geradezu widersinnig. Was könnte der Grad der lebensgeschichtlichen Belastung beim ersten Ausbruch der Erkrankung mit der Prognose zu tun haben? Zur Erläuterung ein Beispiel:

> *Fall 20*: Herr M. hatte Ende letzten Jahres einen großen Bauernhof von seinem Vater übernommen. Wegen einer Kleinigkeit kam es zu einem dramatischen Streit. Der Vater hatte dem Sohn ein holzgeschnitztes Schild mit der Aufschrift „Tritt ein, bring Glück herein" geschenkt, das dieser über seiner Tür anbringen sollte. Als er sich weigerte, geriet der Vater, der schon immer zum Jähzorn geneigt hatte, in eine heftige Erregung und bedrohte den Sohn und dessen Familie mit einer geladenen Schrotflinte. Schließlich mußte er mit Polizeigewalt in das nahegelegene psychiatrische Krankenhaus eingeliefert werden. Nachdem er sich dort beruhigt hatte, wurde er wenige Tage später entlassen. Aber die Wut über die demütigende Behandlung war so groß, daß er nicht eher ruhte, bis er einen Journalisten fand, der in dem dort verbreiteten Tageblättchen einen Artikel gegen den Sohn schrieb, der auf heimtückische Art versucht habe, den eigenen Vater zu enteignen. Aber das war noch nicht alles. Sieben Tage, nachdem der Artikel erschienen war, fuhr dem jungen Mann von hinten ein guter Bekannter in den Trecker und war sofort tot. Der Staatsanwalt erhob Anklage wegen fahrlässiger

Tötung. Drei Wochen später erlitt Herr M. den ersten Schub einer MS.

Es ist schon lange her, daß mir Herr M. seine Geschichte erzählte. Damals war ich noch überzeugt, daß körperliche Krankheiten körperliche Ursachen und seelische Krankheiten seelische Ursachen haben. Aber diese Geschichte hat mich sehr nachdenklich gemacht. Der kerngesunde, kräftige junge Mann war bestimmt kein typischer MS-Patient. Warum war gerade er erkrankt? Gab es einen Zusammenhang zwischen der Serie von hochgradig belastenden Ereignissen und dem Ausbruch der MS? Aber die MS ist doch sicher keine psychogene Erkrankung, ging es mir durch den Kopf. Und doch - es wäre gut vorstellbar, daß die extremen Belastungen an seiner Widerstandskraft gezehrt haben. Vielleicht ruht der Keim der MS in vielen Menschen, aber er macht sich nie bemerkbar, weil die Abwehrkräfte des Körpers ihn im Zaum halten. Wenn es nun aber in außergewöhnlichen Situationen - wie bei Herrn K. - zu einer Schwächung der Abwehr kommt, dann kann auch eine relativ milde Form der Entzündung aktiv werden. Wenn sein Leben in normalen Bahnen weitergelaufen wäre, wäre er möglicherweise nie krank geworden. Das könnte auch die merkwürdigen Fälle von „stummer" MS erklären. Es ist ja bekannt, daß man bei der Obduktion von Menschen, die als Folge einer Herzkrankheit oder eines Verkehrsunfalls gestorben sind, nicht selten zufällig typische MS-Veränderungen im Gehirn findet, ohne daß sie jemals irgendwelche Symptome gehabt hätten[11].

Diskussion: Die Prognose der MS - Lesen im Kaffeesatz?

Während eines Seminars sprach mich ein junger Mann an. Es stellte sich heraus, daß er Medizin studierte und seine Freundin bei mir in Behandlung war. Ich erinnerte mich an die fröhliche junge Frau mit dem blonden Pferdeschwanz.

Fall 21: Anna L. hatte vor 3 Jahren den ersten Schub in Form von Doppelbildern erlitten. Vor ein paar Monaten war es zu einer Drehschwindelattacke mit Gleichgewichtsstörungen gekommen, die sich innerhalb von 3 Wochen wieder zurückbildeten. Das Kernspintomogramm wies vereinzelte periventrikuläre Herde auf. Black holes waren nicht nachweisbar gewesen. Zur Zeit des 1. Schubs war ihr Bruder mit dem Motorrad verunglückt und hatte mehrere Wochen lang im Koma gelegen.

Er druckste etwas herum, so daß ich anfänglich nicht genau wußte, worum es ging. Schließlich kam er aber doch mit seiner Frage heraus. Ich hatte der jungen Frau mitgeteilt, daß sie mit hoher Wahrscheinlichkeit von einem sehr günstigen Verlauf ausgehen könne. Und er wollte nun wissen, warum ich mir so sicher war. Oder ob ich das nur gesagt hätte, um sie zu trösten? Da ich ihm in Ruhe antworten wollte, lud ich ihn zu einem Kaffee ein. Wir fanden einen leeren Tisch auf der Sonnenterrasse des Kurhotels.

„Die MS verläuft in den meisten Fällen sehr milde", begann ich, „und ich habe wenig Zweifel, daß es bei Ihrer Freundin genau so ist."

„Aber warum hat die MS dann einen so schlechten Ruf?"

„Die gängige Vorstellung, daß es sich um eine unheilbare Krankheit handelt, für die keine wirksamen Behandlungsmöglichkeiten existieren, ist nicht auszurotten. Völlig unsinnigerweise wird die MS mit Krebs gleichgesetzt und immer wird das Gespenst von der unausweichlichen Rollstuhlabhängigkeit an die Wand gemalt. Übrigens haben nicht nur Laien, sondern auch Ärzte haben mit zu dem negativen Bild beigetragen. Noch vor einigen Jahren hat ein berühmter Neurologe einen sehr unglücklichen Ausspruch getan. Er sagte: »Die Diagnose einer MS ist nicht nur eine Diagnose. Sie ist gleichzeitig eine Prognose, eine Vorhersage einer totalen Katastrophe für den, der sie trägt.«"

„Aber ist das nicht so?"

„Nein. Das ist das Bild der MS, wie es sich vielleicht vor 100 oder 50 Jahren dargestellt hat. Heute trifft es nicht mehr zu."

„Weil die Therapie Fortschritte gemacht hat?"

„Daß sich das Erscheinungsbild gewandelt hat, liegt weniger an der besseren Therapie, sondern vor allem an der besseren Diagnostik. Früher wurden sozusagen nur die Spitze des Eisbergs diagnostiziert, und dabei handelte es sich natürlich um die dramatischeren Verläufe, die nicht zu übersehen waren. Die sehr viel häufigeren leichten und sehr leichten Verlaufsformen wurden einfach nicht erkannt. Hierzu gehören auch die sogenannten „stummen" MS-Fälle, die zufällig bei der Autopsie gefunden werden, ohne daß der Verstorbene jemals Symptome einer MS an sich wahrgenommen hat."

„Das erinnert mich an den Fischer, dessen Netzmaschen einen Durchmesser von 5 cm haben. Er schließt aus seinen Fängen, daß alle Fische im See größer als 5 cm sind."

„Richtig. Weil nur die negativsten Verläufe diagnostiziert wurden, dachte man, die Krankheit würde in jedem Fall so miserabel verlaufen. Durch die Bestimmung der oligoklonalen Banden und vor allem durch

die Kernspintomographie hat sich die Situation grundlegend verändert. Vorgestern kam z.B. ein junger VW-Arbeiter zu mir. Er wollte den betriebsinternen Kranschein machen und mußte sich dafür einer routinemäßigen augenärztlichen Untersuchung unterziehen. Dabei fiel eine Sehminderung auf dem linken Auge auf, die er selbst noch gar nicht bemerkt hatte. Das daraufhin veranlaßte Kernspintomogramm war übersät mit weißen Punkten. An der Diagnose einer MS bestand kein Zweifel, aber er hatte nie etwas davon bemerkt."
„Wie häufig sind denn nun die gutartigen Verläufe?"
„Leider gibt es darüber keine verläßlichen Angaben. In einer berühmten Untersuchung aus der Mayo-Klinik aus dem Jahre 1965 wurde festgestellt, daß nach 25 Jahren noch 40% der MS-Patienten ohne wesentliche Behinderung waren. Obwohl auch diese Zahlen schon optimistisch stimmen, liegt der Prozentsatz heute deutlich höher. Nach meiner Einschätzung verläuft die Krankheit in etwa 15% aggressiver, wobei aber nur ein Drittel davon, also 5 %, rollstuhlabhängig werden."
„Und wie wissen Sie, welcher Kranke zu welcher Gruppe gehört?"
Ich erklärte ihm kurz die acht Faustregeln zur Prognose.
Er hörte mir interessiert zu.
„Haben Sie sich eigentlich noch nie in dieser Hinsicht geirrt?"
„Doch. Es gibt Ausnahmen. Zum Beispiel kommt es vor, daß Patienten mit einer scheinbar primär chronischen Verlaufsform nach eingehender Befragung berichten, sie hätten ganz früher einmal eine vorübergehende Sehstörung gehabt. Meist bleibt dann offen, ob es sich tatsächlich um eine Opticusneuritis gehandelt hat. Aber ich glaube, so etwas kann passieren: Beginn mit einer Opticusneuritis, lange Jahre Ruhe und dann das Einsetzen eines relativ aggressiven Verlaufs. Solche Krankengeschichten entziehen sich den genannten Kriterien."
„Und wie erklären Sie sich derartige Fälle?"

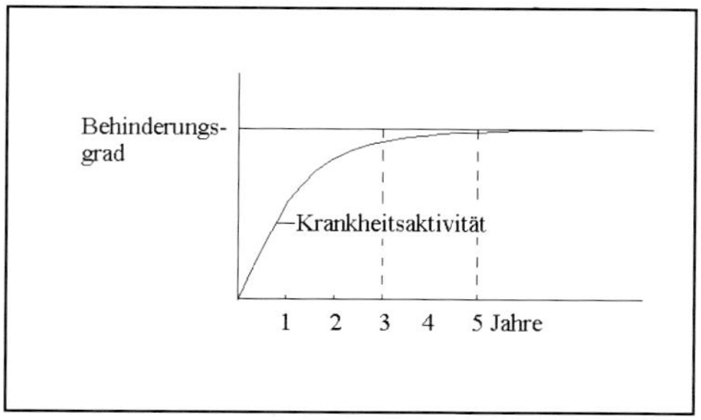

Abbildung 34: Der Krankheitsverlauf ist oft in den ersten Jahren am aggressivsten. Der Behinderungsgrad bleibt bei vielen Patienten nach 5 Jahren relativ konstant.

„Ich weiß es nicht. Manchmal sind einschneidende Lebensereignisse ein ausschlaggebender Faktor."
„Sie meinen, die Abwehrlage war über lange Zeit stabil, und plötzlich kommt es durch Ehekrisen, Tod eines geliebten Mitmenschen, berufliches Scheitern zum Einbruch, und die Krankheit, die bis dahin vom Immunsystem in Schach gehalten werden konnte, bricht in ungebremster Heftigkeit erneut aus."
„Ja, das ist in etwa meine Theorie."
„Meine Freundin ist erst 3 Jahre erkrankt. Aufgrund Ihrer eigenen Regeln kann man den Verlauf aber erst nach 5 Jahren abschätzen."
„Wenn man es ganz genau nimmt, haben Sie recht. In vielen Fällen kann man aber schon nach 3 Jahren eine Prognose wagen. Vielleicht läßt sich das am besten an einer mathematischen Kurve verdeutlichen (Abbildung 34). Die Krankheitsaggressivität ist ja in den ersten Jahren am höchsten und näher sich etwa nach 5 Jahren einer Asymptote. Wo diese verlaufen wird, läßt sich oft schon nach 3 Jahren vermuten."
„Ich habe mir gerade überlegt, daß man Ihre Prognoseregeln sehr gut tabellarisch zusammenfassen und einen Zahlenwert ermitteln kann."
„Ich kann solche Vereinfachungen nicht ausstehen."
„Lassen Sie es uns doch einfach einmal durchspielen. Ich sage Ihnen 3 Beispiele, und Sie versuchen eine Prognose zu stellen. Dann können wir diese mit den Werten vergleichen, die bei meiner Tabelle herauskommen."
„Also gut. Fangen Sie an."
„Jemand hat eine MS mit einem primär chronischen Beginn und multiple black holes im Kernspintomogramm..."
„Entschuldigen Sie, aber das ist wenig wahrscheinlich. Patienten mit einem primär chronischen Beginn haben meist keine black holes."

	+5 Punkte	0 Punkte	-5 Punkte
black holes	nicht vorhanden	?	vorhanden
Verlauf	schubförmig	?	primär chronisch
Häufigkeit der Schübe	weniger als 3/J	?	mehr als 2/Jahr
Anfangssymptome	Opticusneuritis	?	z.B. Paraparese
auslösende Situation	belastend	?	wenig belastend

„Okay. Er hat keine schwarzen Löcher, aber einen primär chronischen Beginn und als führendes Symptom eine langsam zunehmende Schwä-

che beider Beine. Die Erkrankung trat aus heiterem Himmel auf, besondere Belastungen lagen nicht vor."
„Und der zweite Fall?"
„Nehmen wir z.B. eine MS, die mit Doppelbildern beginnt, nach 2 Jahren kommt es zu einer Gefühlsstörung der gesamten linken Körperhälfte. Kernspintomographisch finden sich einzelne Marklagerherde, aber keine Lakunen. Die Erkrankung begann als kurz hintereinander erst der Vater, dann die Mutter starb."
„Gut. Und der letzte Fall?"
„Die Erkrankung beginnt dramatisch mit Drehschwindel, Nystagmus, Gleichgewichtsstörungen und einer Ungeschicklichkeit der rechten Hand. Im Kernspintomogramm sind black holes nachweisbar. Nach einem halben Jahr kommt es zu einem weiteren Schub mit einem Korsettgefühl oberhalb des Bauchnabels und einer Schwäche im rechten Bein. Als die Erkrankung ausbrach, befand sich der junge Mann in der Grundausbildung bei der Bundeswehr, wo er sich nicht besonders wohl fühlte. Welche Prognose würden Sie bei den drei Erkrankungen stellen?"
„Ich würde vermuten, daß die Prognose im zweiten Fall sehr günstig ist und im ersten und im dritten Fall ungünstig, ohne daß ich entscheiden könnte, welcher von beiden der ungünstigere ist. Aber das Ganze ist natürlich nur eine Spielerei."
„Es ist erstaunlich, aber nach meiner Rechnung kommt genau dasselbe dabei raus. Fall 1 bekommt wegen des chronischen Beginns und wegen der Paraparese jeweils -5 Punkte und noch einmal -5 Punkte, weil die Krankheit anscheinend ohne besonderen Anlaß auftrat. Das macht zusammen -15 Punkte. Fall 2 bekommt jeweils +5 Punkte für den schubförmigen Verlauf, den Beginn mit Doppelbildern, einem Abstand von mehr als einem Jahr zwischen den ersten Schüben und der außergewöhnlichen Belastung zu Krankheitsbeginn. Das sind +20 Punkte. Im letzten Fall gibt es jeweils -5 Punkte für den Beginn mit einer Kleinhirnsymptomatik, die rasch aufeinander folgenden Schübe und die black holes. Ob zu Beginn der Erkrankung eine besonders belastende Situation vorlag, ist nicht sicher zu entscheiden: also 0 Punkte. Wie im Fall 1 beträgt die Summe -15 Punkte."
„Und Ihre Freundin?"
„Ich habe es gerade ausgerechnet. Sie hat 25 Punkte."
Ich kann nicht ganz abstreiten, daß ich in etwa dem Vorgehen des jungen Mannes folge, wenn ich versuche, die Prognose einer MS abzuschätzen - trotzdem sträubt sich alles in mir gegen eine solche schema-

tische Berechnung. Da ich aber weiß, daß es viele von Ihnen trösten und beruhigen wird, habe ich die Tabelle aufgeführt, so wie sie mir der junge Mann auf einen Bierdeckel gezeichnet hat.

„Von innen sieht die MS ganz anders aus."

In einem Punkt stimmt eine meiner langjährigen und liebsten MS-Patientinen nicht mit mir überein, wenn ich nämlich sage, daß es für mich keine Katastrophe bedeuten würde, wenn ich erführe, daß meine Frau oder ich selbst eine MS hätte. „Aus sicherem Abstand läßt sich so etwas leicht sagen", meint sie dann., „aber wie die Krankheit wirklich ist, erfährt man erst, wenn man gezwungen ist, mit ihr ein ganzes Leben zu teilen. Man kann alles über eine Krankheit wissen, aber sie dennoch nicht wirklich kennen."

Die MS hat zwei Aspekte, die relativ unabhängig voneinander sind: Der eine steht in den Büchern und bezieht sich darauf, in welcher Weise der Liquor verändert ist, wie das Kernspintomogramm aussieht oder welche Eigenschaften ein MS-Herd hat. Der andere zeigt die Krankheit von innen her, wie sie sich in das Leben einmischt, Hoffnungen zerstört, Lebenspläne wie ein Kartenhaus zusammenstürzen läßt und wie ein Schwert an einem seidenen Faden über uns hängt und uns ständig bedroht. Marie von Ebner-Eschenbach hat einmal gesagt: „Im Laufe des Lebens verliert alles seine Reize und seine Schrecken; nur eines hören wir nie auf zu fürchten: das Unbekannte." Aber wenn die MS auch noch viele offene Fragen aufwirft, so ist sie uns doch vertrauter geworden und hat den Charakter der Unberechenbarkeit verloren.

9 MS und Psychoimmunologie

Der Tropfen, der das Faß zum Überlaufen bringt, ist nicht die Ursache. Auch wenn wir nicht wissen, warum der eine an MS erkrankt und der andere nicht, ist es sinnvoll zu fragen, ob es Faktoren gibt, die die MS auslösen und Schübe provozieren. Schließlich kennt auch niemand die Ursache der Arteriosklerose, und trotzdem gelingt es uns mit Erfolg, ihr vorzubeugen oder ihre Auswirkungen abzumildern, indem wir versuchen, die sog. Risikofaktoren (Hypertonie, Diabetes, Nikotin, Übergewicht, Stress) zu beeinflussen.

Gibt es auslösende Faktoren?

Welche Rolle psychische Auslöser bei der MS spielen, gilt als umstritten. Im vorigen Kapitel habe ich die Geschichte von Herrn M. erzählt, die meine Einstellung zur MS insofern stark beeinflußt hat, daß ich seitdem psychischen Faktoren eine wesentlich größere Bedeutung beimesse. Für Frau Th., die seit mehr als 15 Jahren unter einer MS leidet, war das nichts Neues. „Wußten Sie das noch gar nicht, Doktor?", sagte sie. „Ich will Ihnen mal erzählen, wie es bei mir gewesen ist:

> *Fall 22*: Meine Kinder waren damals sieben und neun Jahre alt und hatten mir zwanzig Mark aus dem Portemonnaie gestohlen. Zur Strafe, habe ich gesagt, dürft ihr am Sonntag nicht zur Großmutter. Als wir dann am Sonntagnachmittag spazierengegangen sind, läuft der Neunjährige über eine Straße, der Siebenjährige dreht sich noch einmal zu uns um, winkt uns zu, geht rückwärts auf den Fahrdamm, wird von einem Auto erfaßt, durch die Luft geschleudert und ist sofort tot. Mein Mann fängt an zu trinken, meine Mutter macht mir Vorwürfe: Das wäre alles nicht passiert, wenn du den Kindern nicht verboten hättest, zu mir zu kommen. Und vier Wochen später kriege ich den ersten Schub."

Für Frau Th. war der Zusammenhang schon immer klar gewesen. Aber sie hatte nie mit Ärzten darüber gesprochen, weil sie sich nicht dafür interessierten.

Was ist die Ursache - Ein Virus oder die Schwäche der Abwehr?

Der Gedanke, daß Infektionskrankheiten nicht nur auf einem Kontakt mit einem Erreger beruhen, sondern andere Faktoren hinzukommen müssen, ist nicht neu. Vor mehr als 100 Jahren kam es zu einer erbitterten wissenschaftlichen Auseinandersetzung zwischen Robert Koch, dem Entdecker der Tuberkelbakterien, und dem Münchner Hygieniker Max Pettenkofer. Koch hatte die Behauptung aufgestellt, daß jeder, der sich mit den von ihm entdeckten Cholera-Bazillen infiziere, unweigerlich erkranken werde. Pettenkofer vertrat demgegenüber die Ansicht, daß Mikroorganismen keine ausreichende Ursache von Krankheiten seien, sondern andere Faktoren wie die angeborene Widerstandskraft, der allgemeine Gesundheitszustand und die seelische Verfassung in die Rechnung mit einbezogen werden müßten.

In einem heroischen Selbstversuch demonstrierte er die Harmlosigkeit des Erregers. Am Morgen des 7. Oktober 1892, zur Zeit der großen Cholera-Epidemien in Hamburg und Paris, trank er vor den Augen seiner entsetzten Studenten eine Aufschwemmung von frisch gezüchteten Cholerabazillen. Er erkrankte nicht und bewies damit, daß der Cholera-Bazillus zwar notwendig für die Entstehung der Cholera-Krankheit ist, aber sie nicht alleine bewirken kann.

Streß und Schwächung der Immunabwehr

Jeder von uns kennt jemanden, dessen starker Wille es ihm ermöglicht hat, eine schwere Erkrankung zu überwinden, auch wenn ihn die Ärzte bereits aufgegeben hatten. Auf der anderen Seite gibt es Menschen, die den Mut zu rasch sinken lassen und an einer vergleichsweise harmlosen Krankheit sterben. Ein extremes Beispiel für den letztgenannten Fall ist der Voodoo-Tod. Solche Phänomene wurden von den Wissenschaftlern ignoriert, bis Walter Cannon 1942 eine Reihe von gut dokumentierten Voodoo-Todesfällen veröffentlichte[12]. Darunter war auch der Fall einer Frau, die ahnungslos eine Frucht gegessen hatte. Als sie erfuhr, daß diese von einem Baum aus einer Tabuzone stamme, starb sie wenige Stunden später.

Der Ablauf ist immer derselbe. Das Opfer weiß um die magischen Gesetze und ist überzeugt, daß er oder sie dem Tod verfallen ist, wenn es sie übertritt. Freunde und Verwandte glauben dasselbe und behandeln das Opfer wie einen Sterbenden.

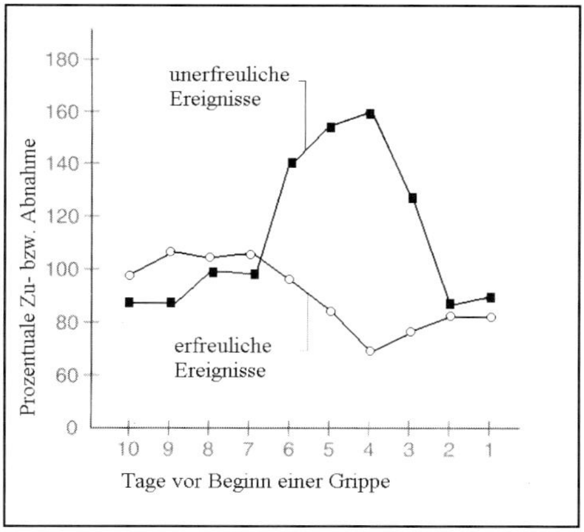

Abbildung 35: Streß und Grippe. Der durchschnittliche prozentuale Anstieg von unerfreulichen Ereignissen in einem Zeitraum von 10 Tagen vor Beginn einer Grippe.

Überwältigt von einem Gefühl der Hoffnungslosigkeit hört es auf zu essen und zu trinken und stirbt innerhalb der nächsten Tage.

Um den Einfluß der seelischen Verfassung auf den Gesundheitszustand zu studieren, braucht man aber nicht nach Haiti oder Trinidad zu fahren. Dieselben Mechanismen kommen auch bei uns vor: Wenn ein Partner eines seit vielen Jahren verheirateten Ehepaares stirbt, so folgt der andere oft innerhalb von kurzer Zeit nach. Die Ursache des Todes ist oft eine Infektion.

Sogar bei der banalen Grippe konnte der Einfluß psychischer Faktoren nachgewiesen werden. A.A. Stone und Mitarbeiter versuchten herauszubekommen, ob ein Zusammenhang besteht zwischen alltäglichen Streßbelastungen und der Wahrscheinlichkeit, an einem Infekt der oberen Luftwege zu erkranken[13]. Falls die Immunabwehr durch Streßbelastungen unterdrückt wird, müßte damit gerechnet werden, daß die Wahrscheinlichkeit, an einer Grippe zu erkranken, einige Tage nach einer solchen Belastung zunimmt. Um diese Vermutung zu überprüfen, wurden Freiwillige gebeten, über einen Zeitraum von 3 Monaten ein genaues Tagebuch zu führen und alle erfreulichen und unerfreulichen Ereignisse zu notieren. Das Ergebnis (Abbildung 35) bestätigte die Vermutung: Während einer Zeitspanne von drei bis fünf Tagen vor dem Beginn der Grippe hatten die Versuchspersonen eine deutlich vermehrte Anzahl von unerfreulichen Ereignissen in ihren Notizen festgehalten. Gleichzeitig war die Zahl der erfreulichen Ereignisse zurückgegangen.

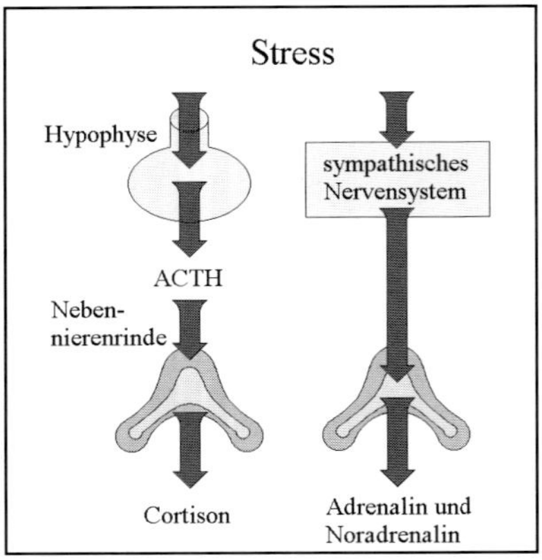

Abbildung 36: Streß wirkt auf zwei Systeme ein. Das eine setzt Cortison, das andere Adrenalin und Noradrenalin frei.

Krankheit und Streß

Die Entdeckung des Streßfaktors

Damit kommen wir auf einen Punkt zu sprechen, der heftig umstritten ist. Für die einen erklärt er alles, für andere nichts. Es handelt sich um das Streßkonzept, das Hans Selye in den 30er Jahren entwickelte.

Der damals noch unbekannte junge Dozent suchte gerade nach einem Forschungsgebiet, auf dem er sich qualifizieren konnte, als einer seiner Kollegen in derselben Universität einen Stoff aus den Eierstöcken von Ratten isolierte, dessen Wirkung erforscht werden sollte. Selye nahm die ihm gebotene Chance wahr und spritzte einer Gruppe von Ratten täglich eine bestimmte Menge des Hormons unter die Haut, während eine Vergleichsgruppe eine Kochsalzlösung injiziert bekam. Dabei stellte er sich so ungeschickt an, daß ihm die Ratten immer wieder entkamen, so daß er jeden Tag stundenlang damit beschäftigt war, die Flüchtlinge wiedereinzufangen.

Als er die Ratten, die den zu prüfenden Wirkstoff erhalten hatten, mehrere Monate später untersuchte, fand er drei erstaunliche Befunde: Alle Ratten hatten Magengeschwüre, vergrößerte Nebennieren und ein geschrumpftes Immungewebe. Er schien also der Wirkung des geheimnisvollen Stoffes aus dem Eierstock ganz nahe gekommen zu sein. Die Enttäuschung war groß, als die Kontrolltiere genau dieselben Veränderungen aufwiesen.

Ein anderer junger Wissenschaftler hätte jetzt vielleicht seinen Beruf gewechselt, aber nicht Selye. Er überlegte, welche gemeinsame Ursache wohl die auffälligen Veränderungen bewirkt haben könnte und kam zu dem naheliegenden Schluß, daß es wohl die aufregenden täglichen Verfolgungsjagden gewesen sein mußten. Es war also eine unnatürliche Belastungsreaktion, unter der die Ratten erkrankt waren. In Ermangelung eines besseren Wortes wählte er hierfür einen Begriff aus der Materialprüfung: Streß.

Angriff oder Flucht?

Durch Streß wird ein Körper in die Lage versetzt, Höchstleistungen zu erbringen, damit er in der Gefahr ungeahnte Kräfte entwickeln kann. Das gelingt durch Ausschüttung dreier Hormone: des Fluchthormons Adrenalin und des Angriffshormons Noradrenalin, die beide den Kreislauf stimulieren und das Denken zugunsten vorprogrammierter Reflexhandlungen ausschalten, sowie von Hydrocortison, das die Blutgerinnung fördert, Verdauungssystem und Sexualfunktionen ruhigstellt, und die Immunabwehr unterdrückt, alles, um sich auf den Kampf konzentrieren zu können (Abbildung 36).
Was passiert aber, wenn die so vorbereitete Leistung nicht erfolgt, wenn der Körper bewegungslos verharrt? Wenn man angreifen will, aber nicht darf, fliehen will, aber nicht kann? Der ursprünglich sinnvolle, ja oft lebensrettende Streßmechanismus wird dann zum Feind des eigenen Körpers: Die nicht verbrauchten Energien in Form von Fettsäuren und Traubenzucker werden in den Gefäßwänden abgelagert und beschleunigen die Arteriosklerose. Die Verschiebung des Hormonhaushaltes steigert die Herzfrequenz und erhöht das Risiko eines Herzinfarkts. Die Frustration, nicht handeln zu können, Unsicherheit und Nervosität stören die Regulation des vegetativen Nervensystems und regen den Magen zu erhöhter Salzsäureproduktion an.
Im Gegensatz zu früher sind heutzutage nicht mehr die kurzen Alarmzustände mit langen Erholungs- und Entspannungsphasen das Problem, sondern ein wahres Trommelfeuer von ständigen Umweltreizen. Die Stressoren haben nicht zuletzt durch die zunehmende Bevölkerungsdichte sowohl an Zahl als auch an Stärke und Dauer so zugenommen, daß die Anpassungsfähigkeit unseres Organismus überfordert wird. Er ist pausenlos damit beschäftigt, die Lasten, die wir ihm aufbürden, zu korrigieren.

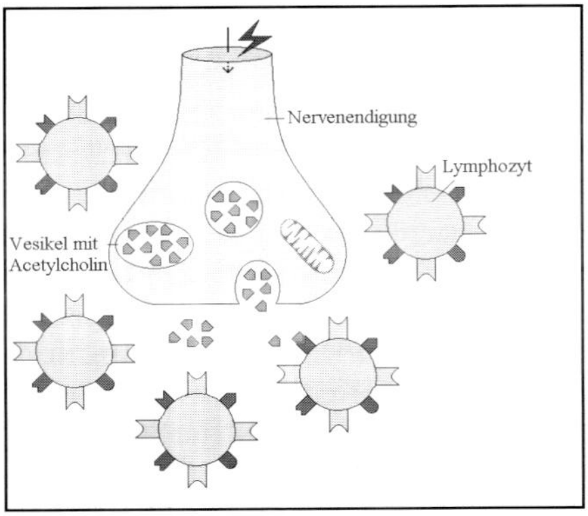

Abbildung 37: Lymphozyten tragen an ihrer Oberfläche nicht nur Rezeptoren, um körperfremde Stoffe zu erkennen, sondern auch Rezeptoren für Neurotransmitter. Wenn sich diese mit einem Neurotransmitter verbinden, scheint sich das auf den Charakter des Lymphozyten auszuwirken.

Psychoimmunologie - Ein neues Forschungsgebiet

Viele Menschen glauben, für Krankheiten besonders empfänglich zu sein, wenn sie Sorgen haben oder traurig sind. Wenn dies so wäre, müßte es so etwas wie eine Wechselwirkung zwischen unserem Gehirn und dem Immunsystem geben. Über solche Zusammenhänge ist bis vor kurzem nur wenig bekannt gewesen, wenn sie nicht ganz in Abrede gestellt wurden. Man hatte sich daran gewöhnt, das Immunsystem als ein in sich abgeschlossenes Fachgebiet der Biochemie zu betrachten, denn schließlich ist es ja möglich, Immunreaktionen auch im Reagenzglas zu erzeugen. So war lange Zeit übersehen worden, daß die Milz, die eine hervorragende Rolle in der Immunabwehr spielt, reich mit sympathischen Nervenfasern versorgt ist. Warum eigentlich, denn bisher war man immer davon ausgegangen, daß keine Kommunikation zwischen dem Immunsystem und dem Nervensystem stattfindet? Jetzt erinnerte man sich auch, daß Lymphozyten an ihrer Oberfläche Rezeptoren für Neurotransmitter tragen. Zufall? Abbildung 37 zeigt eine periphere Nervenendigung, die von Lymphozyten umlagert wird wie ein Hauptbahnhof von Taxis.

Können Lymphozyten konditioniert werden?

Aufgrund der klassischen Arbeiten von Pawlow ist bekannt, daß der Anblick eines Knochens bei Hunden die Magensaftsekretion steigert. Ertönt immer gleichzeitig mit dem Vorzeigen des Knochens eine Glocke, reicht schließlich der Klang der Glocke allein aus, um die Reaktion hervorzurufen. Man nennt das einen bedingten Reflex. Nicht bekannt war, daß Lymphozyten auf dieselbe Weise trainiert werden können wie Hunde.

Hierzu gibt man einem Tier ein Medikament, welches das Immunsystem unterdrückt, z.B. Imurek®. Gleichzeitig bietet man ihm gesüßtes Wasser an. Erwartungsgemäß geht nach ein paar Tagen die Zahl der Lymphozyten zurück. Interessant ist jedoch, was passiert, wenn man nach ein oder zwei Wochen das Experiment wiederholt, dieses Mal aber das Zuckerwasser allein verabreicht. Wie im ersten Fall sinkt die Immunreaktion ab. Die Lymphozyten haben also gelernt, auf das Zukkerwasser genau so zu reagieren wie auf das Immunsuppressivum.

1982 führten Robert Ader und Nicholas Cohen eine Variante dieses Versuchs durch. Sie experimentierten mit einem Stamm von Mäusen, die aufgrund einer Überreaktion ihres Immunsystems spontan erkrankten. Sie neigten also in besonderer Weise zu Autoaggressionskrankheiten. Normalerweise wird die Krankheit bei Mäusen wie bei Menschen durch die Behandlung mit einem immunsuppressiven Medikament unter Kontrolle gebracht. Die beiden Forscher zeigten, daß sie mit Hilfe der oben genannten Konditionierung das reale Medikament durch Zuckerwasser ersetzen konnten. Untersuchungen wie diese überzeugten Wissenschaftler, daß es ein starkes Bindeglied zwischen dem Nerven- und dem Immunsystem gibt. Welche Auswirkungen diese Tatsache auf die MS-Therapie haben wird, ist zur Zeit noch nicht abzusehen.

Psychosomatik - Bin ich an meiner Krankheit selber schuld?

Während der Arbeit an diesem Buch erhielt ich von einem Arzt, der selbst an einer MS erkrankt ist, einen Brief, aus denen ich einige Sätze zitieren möchte: „Sehr geehrter Herr Kollege, ... Sie wollen eine Beziehung herstellen zwischen dem Ausbruch der MS und der Lebenssituation, in der sich ein Mensch befindet. Ja, wissen Sie denn nicht, daß die MS, auch wenn man ihre wahre Ursache nicht kennt, ganz ohne Zweifel eine Entzündungskrankheit, also eine organische Erkrankung ist? Wie oft hat man uns Betroffenen in den letzten Jahrzehnten einre-

den oder vorwerfen wollen (ich weiß nicht, welches das passendere Wort ist), unsere MS sei psychosomatisch, dem Asthma oder dem Magengeschwür vergleichbar. Vorwiegend seien ganz bestimmte Charaktere betroffen, die z.B. leicht an ihrer unangemessenen Fröhlichkeit zu erkennen seien. Dieser Persönlichkeitstypus ziehe die Krankheit wie der Honig die Fliegen, aber richtig erkranken täte man erst, wenn man in eine sogenannte spezifische Situation geriete, der das Tor zur inneren Krankheitsbereitschaft wie mit einem Schlüssel öffne. Dabei handele es sich im Falle der MS zumeist um Liebesenttäuschungen ... Lieber Herr Kollege, glauben Sie wirklich an einen solchen Unsinn? Sind Sie sich nicht darüber bewußt, wie schmerzlich solche Spekulationen für einen kranken Menschen sein müssen?"
Ich kann den Verfasser dieses Briefes gut verstehen und teile seine Ansichten in wesentlichen Punkten. Es gibt 5 Gründe dafür, warum die Psychosomatik in Mißkredit geraten ist: 1. die Lehre vom spezifischen Konflikt; 2. die Deutung von Krankheit als Symbol einer unbewußten seelischen Not; 3. die unscharfe Abgrenzung des Begriffes gegen Hysterie, Neurasthenie und Drückebergerei; 4. die Neigung, das Körperliche zu vernachlässigen und 5. der heimliche Vorwurf, aus eigener Schuld krank geworden zu sein.

Was ist Psychosomatik?

„Psychosomatisch" ist ein relativ neuer Begriff, aber er beschreibt eine Einstellung zur Medizin, die so alt ist, wie die Heilkunst selbst. Im ursprünglichen Sinne meint er kein Spezialfach, sondern eher eine Betrachtungsweise, die sich auf alle Fächer der Medizin, einschließlich der Chirurgie, anwenden läßt. Es geht nicht darum, dem Somatischen weniger, sondern dem Psychischen mehr Beachtung zu schenken.
Daß das Problem der einseitigen Spezialisierung kein Phänomen des 20. Jahrhunderts ist, zeigt ein Zitat aus Platons Charmides: „Denn das ist der größte Fehler bei der Behandlung der Krankheiten, daß es Ärzte für den Körper und Ärzte für die Seele gibt, wo beides doch nicht getrennt werden kann..., aber gerade das übersehen die griechischen Ärzte, und nur darum entgehen ihnen so viele Krankheiten, sie sehen nämlich niemals das Ganze. Dem Ganzen sollten sie ihre Sorgen zuwenden, denn dort, wo das Ganze sich übel befindet, kann unmöglich der Teil gesund sein."
Die psychosomatische Medizin befaßt sich einerseits mit dem Einfluß der Seele auf die Gesundheit und auf die Entstehung von Krankheiten, aber andererseits auch mit der Frage, wie körperliche Erkrankungen

seelisch besser verarbeitet werden können. Die zentrale Arbeitshypothese der Psychosomatik besteht in der Annahme, daß Körperliches und Seelisches zueinander in einer Wechselbeziehung stehen. Gesund und krank ist nicht ein Körper für sich allein oder gar nur einzelne Organe des Körpers, sondern Personen, die jeweils einem ganzen Komplex gesund und krank machender Faktoren ausgesetzt sind.

Die Lehre vom spezifischen Konflikt

Die Idee, Persönlichkeit bzw. Lebenskonflikt und Krankheit könnten zusammenpassen wie Schlüssel und Schloß, geht u.a. auf den amerikanischen Psychoanalytiker Alexander zurück. Thure von Uexküll erzählt, wie er den berühmten Alexander in dessen Institut in Chicago besuchte. Der forderte ihn auf, an einer klinischen Demonstration teilzunehmen. Eine halbe Stunde vorher erschien der Stationsarzt, der die Kranken aussuchte, die Alexander dann den Studenten vorstellte. Es wurde nur die Krankengeschichte vorgetragen, Alexander hatte die Patienten nie vorher selbst gesehen. Er ermahnte ihn, nichts zu berichten, was etwas mit der Krankheit zu tun haben könnte. In diesem Fall berichtete der Assistenzarzt von einem 20jährigen Mädchen, das im Alter von vier Jahren beide Eltern verloren hatte. Um sich und die Geschwister zu ernähren, hatte sie bereits im Alter von sechs Jahren Zeitungen und Schnürsenkel verkauft. Neben der Schule verdiente sie mit Aushilfsarbeiten Geld, oft bis in die tiefe Nacht hinein. Es war die Geschichte einer schweren Jugend voller Not und Verantwortungsgefühl. Plötzlich unterbrach Alexander den jungen Arzt und fragte, ob Uexküll eine Vermutung habe, was der Patientin fehlen könne. Die Krankengeschichte war erst bis zum 12. Lebensjahr gediehen, kein Wort war über Krankheitssymptome gefallen. Uexküll hatte nicht die geringste Ahnung. Alexander vermutete, daß die junge Frau an einer Hyperthyreose litt, und hatte recht.

Obwohl die intuitiven Fähigkeiten von Alexander beeindruckend waren, hat sich seine Lehre vom spezifischen Konflikt nicht durchsetzen können. Wenig Zweifel besteht jedoch daran, daß nahezu jede Erkrankung und vor allem Entzündungskrankheiten durch belastende Ereignisse oder chronische Erschöpfungszustände gefördert und in ihrem Verlauf ungünstig beeinflußt werden kann. Dies trifft natürlich auch für die MS zu.

Krankheit als Symbol

Die psychosomatische Einstellung, so gut sie oft auch gemeint ist, hat zu vielen Mißverständnissen geführt. So hat es immer wieder Ärzte gegeben, die sich als Detektive im Reich des Unterbewußten verstanden, die ihre Patienten dadurch irritierten, daß sie nie das ernst nahmen, was ihnen ihre Patienten erzählten, sondern immer etwas anderes dahinter vermuteten. „Er dreht mir das Wort im Munde herum", ist eine häufig zu hörende Klage. Dabei ist es nicht selten zu krassen Fehldeutungen gekommen.

In den 60er Jahren ist der ungute Begriff vom „emotionalen Schwachsinn" geprägt worden. Damit ist gemeint, es gäbe Menschen, die keinen Zugang zu ihren Gefühlen hätten und sie deshalb auch nicht mit Worten ausdrücken könnten. In seiner Not greife der Körper zur „Organsprache": Die hemmungslose Symboldeuterei führte z.B. dazu, daß Groddeck im Gebärmutterkrebs das Symbol eines unbefriedigten Kinderwunsches sah, der statt im Wachstum der Frucht, im Wachstum des Krebses seinen Ausdruck finden müsse.

Der locus minoris resistentiae: Auslösende Faktoren spielen eine Rolle, sind aber unspezifisch.

Obwohl es wenig wahrscheinlich ist, daß bestimmte Charakterzüge zu einer MS prädisponieren, obwohl man nie hat nachweisen können, daß es spezifische auslösende Situationen gibt, und obwohl es abwegig ist zu unterstellen, daß die MS-Symptome eine symbolische Funktion hätten, gibt es einen Zusammenhang zwischen MS und Psyche. Er ist wenig spektakulär, hat aber eine kaum zu unterschätzende Bedeutung. Jeder Mensch kommt mit kleinen Webfehlern zur Welt, angeborenen Schwachstellen, die bei Belastungen besonders gefährdet sind. Und so wie eine Kette an ihrem schwächsten Glied reißt, so wird sich die Überforderung oder der Mißbrauch des Körpers dort bemerkbar machen, wo er am anfälligsten ist. Der eine kommt mit einer Schwäche der Bronchien zur Welt, der zweite neigt zu Kopfschmerzen, dem dritten schlägt alles auf den Magen und der vierte hat es mit dem Kreuz. Es ist gut möglich, daß während des Lebens weitere Kratzer erworben werden, welche die Widerstandskraft an umschriebenen Stellen herabsetzen. Bei Belastungen jedweder Art, seien sie körperlicher oder seelischer Natur, sind diese in besonderer Weise gefährdet; der Arzt spricht von einem locus minoris resistentiae. Dieser „Ort der geschwächten Widerstandskraft" ist bei der MS das Myelin.

Warum gerade ich?

Als ich merkte, daß das Buch länger werden würde, als geplant war, versuchte ich, konsequent zu streichen. Lange Zeit glaubte ich, vor allem auf dieses Kapitel verzichten zu können. Dabei spielte sicher auch eine Rolle, daß ich mich durch die hier aufgeworfenen Problematik sowohl fachlich, als aber auch menschlich überfordert fühlte. Den Ausschlag, es doch aufzunehmen, gab dann aber eine Sitzung in einer Selbsterfahrungsgruppe. Eine junge Mutter berichtet faßungslos, daß bei ihrem 3jährigen Sohn Sven vor einer Woche eine Leukämie festgestellt worden sei. Sie nahm bereits seit ½ Jahr an der Gruppe teil, weil ihre Ehe seit längerer Zeit in eine Krise geraten war, aus der sie allein keinen Ausweg finden konnte. Alle in der Gruppe wußten, daß es häufig auch vor Sven zu heftigen Auseinandersetzungen gekommen war. In letzter Zeit hatte sie auch wiederholt darüber berichtet, daß das Kind blasser und stiller geworden sei, häufiger beim Spielen einfach einschlafe und nicht mehr richtig esse. Natürlich hatte sie das zunächst auf die familiäre Spannungssituation zurückgeführt und deren Auswirkungen auf die Seele des Jungen. Niemand in der Gruppe hatte an eine andere, schwerwiegendere Ursache gedacht, aber jetzt war kein Zweifel mehr möglich. Wir schwiegen lange, und ich glaube, in jedem von uns regte sich die quälende Frage: Hat der Streit der Eltern etwas damit zu tun, daß Sven erkrankt ist? Jeder scheute vor der Frage zurück - wie vor einem Tabu. Alle Gedanken, die sich aufdrängten, hatten einen häßlichen puritanischen Beigeschmack: Bekommt man, was man verdient? Erntet man, was man gesät hat? Ist es wirklich von der Hand zu weisen, daß der Konflikt der Eltern, die drohende Trennung, einen Schatten auf die Seele des Kindes geworfen und zu einer schweren seelischen Erschöpfung geführt hat, in der der Körper schutzlos oder zumindestens geschwächt der ständigen Bedrohung durch Bakterien und Viren, aber auch der im Körper ablaufenden Fehlreaktionen ausgeliefert war. Wenn auch kein direkter Zusammenhang besteht, so ist doch ein indirekter möglich..

Viele Ärzte halten es für tröstlich, die MS-Erkrankung als Zufall aufzufassen. Diese Einstellung erscheint menschlich, und jede andere Deutung hat einen grausamen und zynischen Zug. Denn wer wollte einen Menschen, der von einer chronischen Krankheit befallen worden ist, zusätzlich die Bürde auflasten, er selbst sei dafür mitverantwortlich, habe möglicherweise Schuld daran, erkrankt zu sein.

Aber so entlastend es einerseits auch sein mag, eine Krankheit als Zufall oder unabänderliches Schicksal aufzufassen, so entfremdet uns eine solche Deutung andererseits auch von der Krankheit, mit der wir nun einmal gezwungen sind, ein Leben lang zurechtzukommen. Wenn es blindes Schicksal ist, daß ich betroffen worden bin, dann bin ich auch weiterhin dem Schicksal hilflos ausgeliefert. Wenn nun aber doch bestimmte Verhaltensweisen und aktuelle Belastungen mit ausschlaggebend gewesen wären, dann wäre hier auch eine Chance gegeben, den weiteren Verlauf günstig zu beeinflussen. Viele sind aber von übertriebenen Hoffnungen auch bitter enttäuscht worden. Von Ärzten und Wunderheilern, die ihnen eingeredet haben, positives Denken, der Wille gesund zu werden und eine konsequente Änderung der Lebensweise seien mächtige Heilkräfte, und wenn es nicht gelingt, dann sei es das eigene Versagen. Ich weiß keine Antwort. Die Erfahrung lehrt jedoch, daß man wichtige Fragen daran erkennen kann, daß auf sie widersprüchliche Antworten möglich sind, ohne daß die eine falscher wäre als die andere.

Heilung durch positives Denken?

Es ist unverkennbar, daß Frau M. sich zur Esoterik hingezogen fühlt: das T-Shirt, die Hosen, das Halstuch, der Schmuck, aber auch das Gangbild, der Gesichtsausdruck, der Händedruck und die Sprache. All das hat etwas Ausgeglichenes und Abgeklärtes. Aber es wirkt etwas fremd auf mich - und starr.

„Herr Doktor, ich habe gelesen, daß es möglich sein soll, sich allein durch die positive Kraft des Denkens zu heilen. Glauben Sie auch daran?"

„Ich bin skeptisch, daß das, was früher nur auserwählten Menschen mit Gottes Gnade gelang, auf einmal so allgemein zu haben sein soll."

„Haben Sie schon einmal etwas von der New-Age-Bewegung gehört?"

„Natürlich. Aber ich stehe ihr sehr zwiespältig gegenüber. Vor allen Dingen halte ich es für bedenklich, daß sich hier Medizin und Religion in einer undurchschaubaren Weise mischen. Angemessene Kritik an der Seelenlosigkeit der Apparatemedizin, der unguten Trennung von Leib und Seele und der mangelnden Ehrfurcht vor der Weisheit der Natur paart sich mit Atomphysik, Druidenzauber und fernöstlichem Gedankengut. Es scheint sich um vielbelesene Menschen zu handeln, die sich aus allen Kulturen, Religionen und Philosophien jeweils das heraussuchen, was ihnen gefällt, etwas Buddha, etwas Bergpredigt, etwas Dale Carnegie und etwas Einstein. Das Ergebnis ist keine höhere Weisheit, sondern erinnert etwas an einen gutsortierten Selbstbedienungsladen."

„Was sollte dagegen sprechen, sich auf das Urwissen der Menschheit zurückzubesinnen, sich ohne Vorurteile aus jeder Religion das Wertvollste auszuwählen?"
„Leider steckt häufig etwas ganz anderes dahinter als Toleranz und Bescheidenheit. Nämlich die Arroganz von Menschen, die glauben, auserwählt zu sein. Schlimmer ist aber etwas anderes. Unheilbaren Kranken gegenüber wird immer wieder angeführt, daß es viele Menschen gebe, die von tödlichen Krankheiten geheilt worden seien, obwohl sie die Ärzte längst aufgegeben hätten. Diese Menschen hätten das dadurch geschafft, daß sie ihre gesamte Energie darauf konzentriert hätten, sich selbst zu ändern. Denn es stehe ohne Zweifel fest, daß Stress und Unzufriedenheit das Immunsystem schwächten und den Körper dadurch krankheitsanfällig machten. Somit liege es auf der Hand, da Persönlichkeitsveränderungen den Körper heilen könnten."
„Aber sagen Sie nicht in etwa dasselbe?"
„Nein. Ich behaupte nur, daß solche Dinge mit eine Rolle spielen. Alles, was wir über die MS wissen, auch die Beeinflussung durch psychische Faktoren, ist nur ein Glied in einem komplizierten Geflecht von Ursachen. Autoren wie Dethlefsen, Hay und Siegel gehen wesentlich weiter und behaupten, wenn unser Denken heilen könnte, so müsse s auch unser Denken sein, daß die Krankheit ausgelöst habe. So schreibt Louise Hay zum Beispiel: »Ich glaube, daß wir jede sogenannte „Krankheit" in unserem Körper selbst hervorrufen. Der Körper, wie alles andere im Leben, ist ein Spiegel innerer Gedanken und Überzeugungen. Der Körper spricht immer zu uns, wenn wir uns nur die zeit nehmen, ihm zuzuhören. Jede Zelle Ihres Körpers antwortet auf jeden einzelnen Gedanken, den Sie denken und auf jedes Wort, das Sie sprechen.«[14] Das ist Psychomythologie reinsten Wassers."
Für mich ist etwas Anmaßendes und Anstößiges in diesem Denken. Ich glaube, daß das Heilende und Schützende keinen Glanz ausstrahlt, sondern verstaubt und unscheinbar ist wie eine alte vertrocknete Wurzel, in der ihrem Äußeren zum Trotz das Wunderbare schlummert. Der richtige Weg, mit einer chronischen Krankheit wie der MS umzugehen, ist wenig spektakulär. Oft sind es die nüchternsten Menschen, die diesen Weg konsequent und ohne viel Aufhebens gehen. Sie bauen berufliche Überlastungen ab, ernähren sich gesund und bemühen sich, Konfliktherde in ihrem privaten Leben zu beseitigen. Andere versuchen, dasselbe auf einem anderen Weg zu erreichen, indem sie sich einem Lehrer, der oft ein selbsternannter Heiliger ist, unterwerfen, von dem sie wie Jünger die Teilhabe an einem geheimen Heilwissen er-

warten, sich fernöstlichen Praktiken unterziehen und versuchen, sich auf die alten Weisheiten der Menschheit zurückzubesinnen. Irgendwo, meinen sie, sei das Zauberwort, die Heilslehre im Laufe der letzten Jahrhunderte oder Jahrtausende verloren gegangen. So brechen sie auf zu einer Phantasiereise und suchen wie im Märchen nach dem Heilkraut für die unheilbar erkrankte Prinzessin. Sie absolvieren Intensivkurse, Seminare und Workshops, aufregend, exotisch und anstrengend wie Bergbesteigungen, und kehren schließlich erschöpft und enttäuscht zurück. Der Weg zur Gesundung hat nichts Besonderes und ist eher langweilig. Das Heilsame hat etwas Stilles, Unaufdringliches; vor allem aber geht es Hand in Hand mit Demut.

10 Zerstört die MS den Geist?

Es gibt ein Tabu, über das niemand gern redet: das Nachlassen der Leistungsfähigkeit bei der MS. In ihrer mildesten Form spricht man vom *Fatigue-Syndrom*, das sehr häufig ist. Die organische Wesensänderung im Sinne einer *Euphorie* oder ihr Gegenteil, die Dysphorie, ist eher selten. Ebenfalls selten sind zunehmende Konzentrations- und Gedächtnisstörungen. Diese sind meist mit einer *Balkenverschmälerung* verknüpft.

Das Fatigue-Syndrom: „Schon das Zeitungslesen strengt mich an."

Nach jeder schweren Krankheit schließt sich eine Phase an, in der sich der Körper von den erlittenen Strapazen erholt. Man spricht von der Rekonvaleszenzzeit. Früher, als die Menschen noch mehr Zeit hatten, achteten die Ärzte streng darauf, daß ein Genesender nicht zu früh in sein Alltagsleben zurückkehrte. Heute ist das leider anders geworden.
Die Rekonvaleszenz ist durch rasche Ermüdung, eine allgemeine Reizbarkeit des nervösen Systems, Wetterfühligkeit und Kopfschmerzneigung charakterisiert. Während es sich im Anschluß von akuten Krankheiten um eine vorübergehende Symptomatik handelt, ist es bei der MS ein Dauersymptom.

> *Fall 23*: Frau F. ist eine attraktive Frau Mitte vierzig, elegant gekleidet, sonnengebräunt. Niemand käme auf die Idee, daß sie MS hat. Und genau darunter leidet sie.

In der Öffentlichkeit hält sich hartnäckig das Vorurteil, MS-Kranke würden sich mühsam an zwei Krücken durch das Leben schleppen oder seien an den Rollstuhl gefesselt. Ist das nicht der Fall, wird vorschnell vermutet, daß es sich wohl gar nicht um eine MS handele, oder sich der oder die vielleicht nur mit seiner Krankheit wichtig machen wolle.
Das ist das eine, worunter MS-Kranke leiden; schlimmer aber noch ist etwas anderes. „Ich weiß", sagt Frau F., „nach außen sehe ich aus wie das blühende Leben. Aber niemand kann sich vorstellen, wie es mir unter der Fassade geht. Ich fühle mich ausgebrannt und leer. Morgens nach dem Aufstehen meine ich manchmal, ich könnte Bäume ausreißen, aber wenn ich nur die Treppe runter und wieder rauf gegangen

bin, um die Zeitung zu holen, bin ich so erschöpft, als hätte ich tatsächlich eine Eiche gefällt."

Was Frau F. schildert, ist eines der häufigsten und fast immer verkannten MS-Symptome. Früher wurde es als Pseudoneurasthenie bezeichnet. Unter Neurasthenie versteht man eine angeborene Belastungsschwäche. Mit der Vorsilbe „Pseudo-" (pseudo = scheinbar, fälschlicherweise) soll zum Ausdruck gebracht werden, daß diese leichte Erschöpfbarkeit nicht angeboren, sondern Folge einer organischen Erkrankung ist. Da der Begriff immer wieder zu Mißverständnissen führte, spricht man heute meistens vom Fatigue-Syndrom. Fatigue stammt aus dem Französischen und bedeutet „Müdigkeit". Und tatsächlich ist die Müdigkeit das führende Symptom. Manche Patienten sagen auch, daß sie sich wie eine leere Batterie fühlen, die man immer wieder versucht aufzuladen, die aber sofort wieder erschöpft ist.

„Jede Nacht, wenn ich im Bett liege, gehen die Gedanken in meinem Kopf herum wie in einer Mühle: Wie soll ich das morgen nur schaffen?", erzählt Frau F.

Eine andere: „Wenn ich sage, ich kann nicht mehr und mich hinsetzen will, um mich auszuruhen und eine Tasse Kaffee zu trinken, kommt meine Mutter und sagt: »Wie ist es mit der Wäsche? Die Gardinen sind auch noch nicht aufgehängt. Wer rastet, rostet.« Ich glaube, sie genießt es richtig, daß sie wieder jemanden herumkommandieren kann".

Alle Mütter und Schwiegermütter pflegen zu predigen: „Du mußt versuchen, gegen die Krankheit anzukämpfen. Laß dich nicht unterkriegen. Denk nicht zuviel an deine Krankheit, dann wirst du dich auch besser fühlen." Sie meinen es gut, und diese Ratschläge mögen auch bei vielen Krankheiten richtig sein; bei der MS sind sie grundfalsch. Wir müssen uns den MS-Kranken als einen chronisch Rekonvaleszenten vorstellen. Sein Zustand ist am ehesten mit jemandem zu vergleichen, der eine akute Lungenentzündung überwunden hat. Er ist auf dem besten Wege, wieder gesund zu werden, aber er ist es eben noch nicht ganz. Und die Mattigkeit, die ihn lähmt, ist durchaus kein unnützes Symptom, sondern hat ihren Sinn. Sie zwingt den Genesenden, die Ruhe einzuhalten, die der Körper braucht, um die Krankheit vollständig zu überwinden. Genauso ist es bei der MS. Das Fatigue-Syndrom ist eine vernünftige Stimme des Körpers, die dem Patienten sofort signalisiert, wenn er sich überlastet. Sie ist sehr ernst zu nehmen, und wer sie ignoriert, riskiert, daß die Entzündung erneut aufflackert.

Es lag zunächst nahe zu vermuten, daß das Fatigue-Syndrom etwas mit der Schwächung des Gehirns durch MS-Herde zu tun habe. Aber es gibt keinen Zusammenhang zwischen der Ausprägung der Erschöpfung und der Zahl der Herde. Eine andere Erklärung ist plausibler. Haben Sie sich schon einmal gefragt, warum Sie sich eigentlich so erbärmlich fühlen, wenn Sie eine Grippe haben? Weil das Grippe-Virus einen Giftstoff ausscheidet, das Fieber, Gliederschmerzen, Kopfweh und allgemeine Abgeschlagenheit erzeugt? Das Gegenteil ist wahr. Wir fühlen uns so mies, weil in unserem Körper eine sehr erfolgreiche Schlacht gegen einen Schädling geschlagen wird. Ein wichtiger Vermittler zwischen der kämpfenden Truppe, den Lymphozyten, und dem Wirtsorganismus sind die Interleukine, zu denen auch die Interferone gehören. Sie mobilisieren sozusagen das gesamte Volk, um das Immunsystem zu unterstützen und erzeugen z.B. auch Fieber, da die Lymphozyten eine erhöhte Temperatur brauchen, um optimal zu funktionieren. Die Mattigkeit des MS-Kranken ist ein Hinweis auf einen unaufhörlich stattfindenden Abwehrkampf.

Sind MS-Patienten euphorisch?

Viele MS-Patienten sind sehr tapfer. Auch wenn sie von der Krankheit bereits sichtbar gezeichnet sind, versuchen sie, ein möglichst normales Leben zu führen. Trotz aller Rückschläge lassen sie den Mut nicht sinken, und es ist erstaunlich, wie heiter und gelassen manche ihre Krankheit akzeptieren. Das war auch Charcot schon aufgefallen, und er hatte diese Eigenart von MS-Patienten in einer Zeit, als die Ärzte noch die Kunst des Wortes beherrschten, als belle indifférence bezeichnet, als die schöne Gleichgültigkeit.

Fall 24: Gerlinde H. ist eine Seele von einem Menschen. Sie hat ihre MS seit mehr als 15 Jahren und ist nicht wesentlich behindert. Das hat mindestens drei Gründe: Erstens hat sie ihr Leben völlig umgekrempelt, hat mit dem Rauchen aufgehört, ihre überflüssigen Pfunde abgespeckt, fährt alle zwei Jahre zur Kur, und es ist ihr gelungen, ihre vorher chaotische Ehe durch psychotherapeutische Hilfe zu harmonisieren. Zweitens geht sie sehr vorsichtig mit jedem Schub um. Sobald sie spürt, daß ein Schub droht, kommt sie für ein paar Tage zu uns ins Krankenhaus, wo sie schon bestens bekannt ist. Ihre Akte wiegt zur Zeit etwa 10 Kilogramm. Drittens - und nicht zuletzt - zeichnet sie ein unerschütterlicher Optimismus aus, der sich auch auf ihre Umgebung auswirkt. Es gibt kaum jemanden, der sich so liebevoll um seine Mitpatienten kümmert wie Gerlinde

H.. Und sie schafft es immer wieder, gerade denen, die am verzweifeltsten sind, Mut zuzusprechen.

Beim letzten Aufenthalt hatte sie das Pech, von einem jungen Arzt betreut zu werden, der sie nicht kannte und deswegen zu einem völlig falschen Urteil kam. Er hatte noch nicht viele MS-Patienten behandelt, und seine Kenntnisse beruhten im wesentlichen auf Buchwissen. So fand er in Frau R. genau das bestätigt, was er über die euphorische Wesensänderung bei der MS gelesen hatte und beschrieb es auch so im Entlassungsbericht. Er meinte es nicht böse, aber Sie können sich vielleicht vorstellen, wie tief es einen Menschen kränken muß, wenn er sich in einem Arztbericht als „wesensgeändert", „unangemessen heiter" oder gar „hysterisch" qualifiziert sieht. Vielen Ärzten scheint es nicht bewußt zu sein, daß die meisten ihrer MS-Patienten ihre Berichte sammeln, was auch sinnvoll ist. Die Gefahr ist groß, durch einen Mangel an Fingerspitzengefühl unnötig Porzellan zu zerschlagen. Die Rede von der Euphorie der MS-Kranken hat etwas Entwürdigendes und sollte vermieden werden.

Langsames Nachlassen der Hirnleistung

Fall 25: Sabine Sch. ist Erzieherin und 44 Jahre alt. In den letzten Jahren hat sie einen schleichenden Abfall ihrer Leistungsfähigkeit bei sich festgestellt, aber nicht darüber zu sprechen gewagt. Es begann damit, daß sie ihr Auto nicht mehr wiederfand, das sie auf der Straße abgestellt hatte. Immer häufiger vergaß sie wichtige Termine. Jetzt hat sie es sich angewöhnt, ständig mit einem dicken Notizbuch herumzulaufen, in dem sie sich alles aufschreibt. Etwa zu der Zeit, als die Symptomatik begann, hatte sie erfahren, daß ihr Mann sie betrog und die Scheidung eingereicht. Das gab Anlaß zu der Vermutung, es handele sich um ein depressives Erschöpfungssyndrom, eine „Pseudo-Demenz", eine Erklärung, die sie selbst allzu gern akzeptierte, und da sie eine Vorliebe für alternative Therapiemethoden hatte, wurde sie in eine Ayurweda-Klinik eingewiesen. Wegen eines heftigen Migräneanfalls, der mehrere Tage lang anhielt, veranlaßte man dort erstmalig eine Kernspintomographie des Gehirns und entdeckte typische MS-Veränderungen sozusagen als Zufallsbefund. Auch auf genaues Befragen hin fanden sich keine Symptome in der Vorgeschichte, die auf das Vorliegen einer MS hindeuten konnten. Trotzdem, die Veränderungen im Gehirn waren hochverdächtig und kaum mit einer anderen Krankheit zu verwechseln. Um sicher zu gehen, wurde sie punktiert, und als das Ergebnis aus dem Speziallabor eintraf, stellte sich heraus, daß die oligoklonalen Banden positiv waren.

Hat Sabine Sch. wirklich nur eine MS? Kann man nicht Läuse und Flöhe haben, d.h. könnte nicht eine zufällige Kombination einer MS mit der Alzheimerschen Krankheit vorliegen? Da der Fall ungewöhnlich ist und häufig die Meinung vertreten wird, so etwas komme bei der MS nicht vor, wollen wir im nächsten Abschnitt näher darauf eingehen.

Die Verschmälerung des Hirnbalkens

Fall 26: Ich erinnere mich noch gut an einen 23jährigen Mathematikstudenten, der wegen eines akuten MS-Schubes zu uns kam und bei dem sich bei der Erhebung des psychischen Befundes erschreckenderweise ergab, daß er nicht mehr in der Lage war, einfachste Rechenaufgaben, wie z.B. 23 + 15 zu lösen.

Eigentlich hatte er bei der Aufnahmeuntersuchung nicht auffällig gewirkt, vielleicht etwas zerstreut oder gedankenverloren, wie man es bei hochintelligenten Menschen nicht selten findet.
Als er sich aber wiederholt in der Klinik verlaufen hatte, führten wir den bei dieser Fragestellung typischen Kurztest durch. Dabei werden die Patienten gebeten, sich die drei Wörter, z.B. Zitrone - Schlüssel - Ball zu merken. Anschließend müssen sie fünfmal 7 von 100 abziehen und dann die drei Wörter wiederholen. Bei den Subtraktionen machte er drei Fehler, und er konnte sich an kein einziges Wort erinnern.

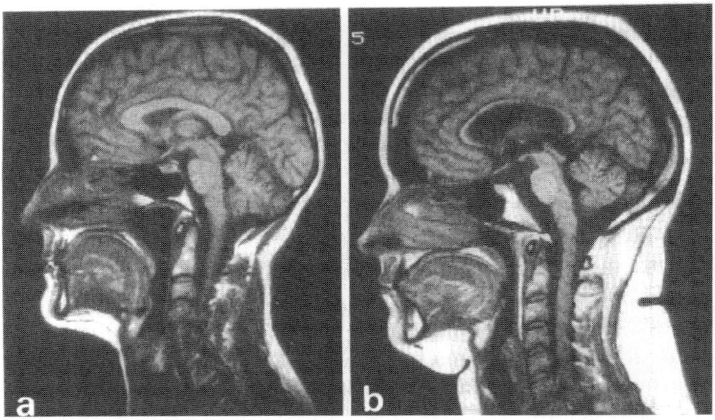

Abbildung 38: Normaler und atrophierter Hirnbalken

Hirnbalken und MS

Beunruhigt durch die Hochgradigkeit der Hirnleistungsschwäche, die wir in diesem Ausmaß bei der MS noch nicht erlebt hatten, schauten wir uns in der Röntgenabteilung die Kernspin-Bilder des jungen Mannes noch einmal genau an. Dabei richteten wir unser Augenmerk vor allem darauf, ob wir neben den MS-Herden eventuell einen anderen krankhaften Prozeß übersehen hatten, also ob z.B. eine ausgeprägte Hirnatrophie vorlag.
Das war nicht der Fall. Aber es fiel etwas auf, das wir zwar früher schon gelegentlich beobachtet hatten, ohne ihm ein besonderes Gewicht beizumessen: eine hochgradige Verschmälerung des Hirnbalkens (Abbildung 38).

Merkwürdige Ausfälle bei Split-Brain-Patienten

Noch bis vor kurzem war dem Hirnbalken (Corpus callosum) wenig Beachtung geschenkt worden. Er schien keine weitere Aufgabe zu haben, als die rechte und die linke Hirnhälfte zusammenzuhalten. Erst mit den Split-Brain-Experimenten, die in den 60er Jahren von Sperry und Gazzaniga durchgeführt wurden, rückte der Hirnbalken in den Mittelpunkt des Interesses.
Das Corpus callosum stellt ein mächtige Verbindung zwischen den beiden Hirnhälften dar und besteht aus 200 Millionen Nervenfasern,

von denen 100 Millionen von links nach rechts und 100 Millionen in umgekehrter Richtung verlaufen. 1936 berichtete ein bedeutender amerikanischer Neurochirurg, daß sich nach der Durchtrennung des Hirnbalkens keine Symptome einstellten. So entstand die Idee, ob man nicht Patienten, die unter schweren und häufigen epileptischen Anfällen litten, die das gesamte Gehirn strohfeuerartig in einen Zustand höchster Erregung versetzten, dadurch helfen könne, indem man den Hirnbalken durchtrennt (durchtrennen des Hirnbalkens = to split the brain). Man nahm nämlich an, daß die Anfälle in einer Hirnhälfte beginnen und auf dem Weg über den Hirnbalken auf die Gegenseite übergreifen. Auf diese Weise hoffte man zu erreichen, daß die Anfälle wenigstens auf eine Hirnhälfte beschränkt blieben.
Bei knapp 20 Patienten, die an nahezu ununterbrochenen epileptischen Anfällen litten, die selbst durch massive Medikation nicht unter Kontrolle zu bringen waren, wurde der Hirnbalken vollständig durchtrennt. Nach der Operation trat nicht nur eine Begrenzung der Anfälle auf eine Hirnhälfte ein, sondern es kam auch insgesamt zu einer Beruhigung des Anfallsgeschehens. Wie erwartet erschienen die Split-Brain-Patienten im Alltagsleben unauffällig, auch ihr Intellekt war nicht beeinträchtigt.
Ab und zu kam es jedoch vor, daß Patienten nach der Operation über sonderbare Schwierigkeiten berichteten: Zum Beispiel konnte es zu einem Widerstreit der Hände beim Anziehen kommen, wobei die eine Hand das Hemd auf-, die andere zuknöpfte. Eine andere Patientin erzählte, morgens vor dem Kleiderschrank habe sie mit der einen Hand eine rote Bluse gewählt, die ihr die andere wieder fortgerissen habe. Erst durch eine raffinierte Untersuchungstechnik gelang es, bei den Split-brain-Patienten weitere Ausfälle nachzuweisen. Daraus ergab sich die interessante Tatsache, daß wir nicht *ein* Hirn, sondern *zwei* Gehirne haben, wobei das rechte Gehirn das intuitive, künstlerische und das linke das berechnende, logische Gehirn ist. Damit beide Gehirne sich ergänzen und es nicht zum Widerstreit von zwei verschiedenen „Seelen" in unserer Schädelkapsel kommt, ist es von ausschlaggebender Bedeutung, daß beide Gehirne ständig miteinander kommunizieren; und genau das tun sie über den Hirnbalken.

Die Balkenverschmälerung korreliert besser mit dem Psychosyndrom als die Hirnatrophie.

Zurück zur MS. Man hatte schon seit langem versucht, die geistig-seelischen Beeinträchtigungen bei MS-Kranken mit der Zahl der MS-Herde und mit dem Grad der äußeren und inneren Atrophie des Gehirns zu korrelieren. Ein eindeutiger Zusammenhang war jedoch nie gefunden worden. Bei der Ausmessung des Hirnbalkens konnte zum ersten Mal eine verläßliche Beziehung zwischen der Verschmälerung dieser Struktur und dem Psychosyndrom nachgewiesen werden. Die Balkenatrophie scheint nur bei aggressiveren Verlaufsformen der MS vorzukommen, bei denen nicht nur die Myelinscheiden, sondern auch die Axone zerstört werden. Die Balken ist um so schmaler, je mehr Marklagerherde vorliegen. Die psychischen Veränderungen bei der MS scheinen also im wesentlichen auf eine Diskonnektion, eine Störung der Verbindung zwischen beiden Hirnhälften, zurückzuführen zu sein. Da diese unvollständig ist, kommt es nicht zu einem völligen Ausfall, sondern lediglich zu Leitungsverzögerungen, die zu einer Auffassungserschwernis, einer verstärkten Ablenkbarkeit (wenn z.B. viele Personen durcheinanderreden) und Konzentrationsstörungen führen können.

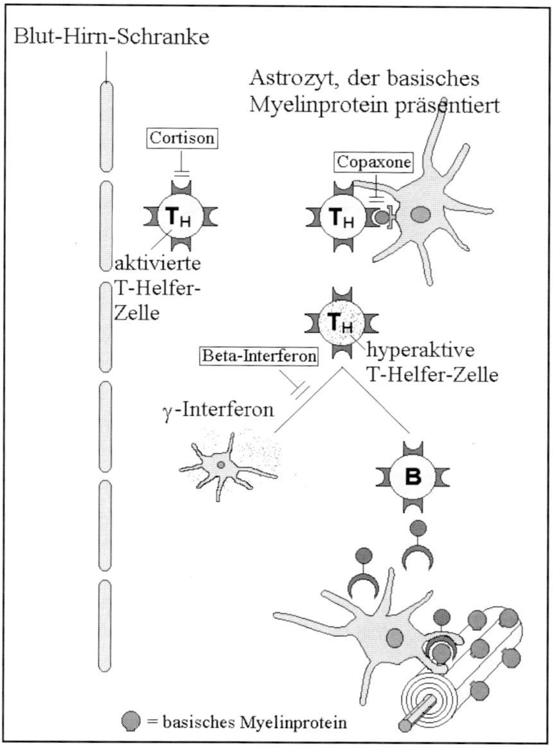

Abbildung 1: Theorie der MS-Therapie: a) Immunsuppressiva (Cortison, Azathioprin, Methotrexat) hemmen die Aktivität der T- und der B-Lymphozyten. b) Beta-Interferon verringert auf Dauer die Freisetzung von Gamma-Interferon aus überaktiven T-Helferzellen. c) Glatirameracetat (Copaxone®) verdrängt das basische Myelinprotein von den Tabletts der Astrozyten.

Unter der Annahme, daß Autoimmunprozesse im Krankheitsgeschehen der MS die ausschlaggebende Rolle spielen, stehen bei der Therapie Medikamente im Mittelpunkt, die das Immunsystem schwächen (Immunsuppressiva oder immunmodulierende Substanzen).

Vorbemerkungen
Nichts kann so schwierig sein, wie eine wissenschaftliche Studie korrekt zu interpretieren. Sie haben wahrscheinlich das Gegenteil angenommen. Was sollte es zu deuteln geben an eindeutigen Fakten, die von klugen und erfahrenen Wissenschaftlern an einer großen Zahl von Patienten erhoben worden sind? Nur handelt es sich meistens nicht um Fakten - und eindeutig sind sie schon gar nicht. Auch im Gral der Wissenschaft geht es ganz menschlich zu. Es gibt kaum ein Studienergebnis, das allgemein akzeptiert oder von allen Ärzten in gleicher Weise interpretiert wird. Die Zahl von Täuschungsmöglichkeiten, Irrtümern und Fallstricken ist nahezu unübersehbar.

Der Gold-Standard: Doppelblindstudien

Um Fehler durch Voreingenommenheit so weit wie möglich auszuschalten, wurde das Konzept der Doppelblindstudien entwickelt: Eine möglichst große Anzahl von Patienten werden randomisiert, d. h. zwei Gruppen so zugeteilt, daß sie sich weder hinsichtlich des Durchschnittsalters, der Geschlechtsverteilung, der Krankheitsdauer, dem Schweregrad der Erkrankung noch der Verteilung der Verlaufsformen unterscheiden.
Die eine Gruppe bekommt nun die Substanz, die geprüft werden soll, das sog. Verum (z.B. Betaferon), die andere ein Scheinpräparat (Plazebo), das äußerlich von der „echten" Substanz nicht zu unterscheiden ist. Wichtig ist, daß weder der Patient noch der Arzt wissen, wer die echte und wer die Plazebo-Behandlung bekommt. Nach einem vorher festgesetzten Zeitpunkt, z.B. nach 2 Jahren, werden beide Patientengruppen hinsichtlich bestimmter Merkmale miteinander verglichen, die ebenfalls vorher festgelegt worden waren (z.B. die Zahl der Schübe, die Zahl der Herde im Kernspintomogramm oder der Grad der Behinderung auf der Kurtzke-Skala). Erst jetzt wird vom Studienleiter der „Code" gebrochen und festgestellt, welche Patienten tatsächlich das zu prüfende Medikament bekommen haben.
Doppelblind-Studien sind sozusagen die heilige Kuh der naturwissenschaftlich orientierten Medizin, das Nonplusultra an Objektivität - sollte man meinen. Aber sie haben auch ihre Probleme. Ein Hauptproblem besteht darin, genügend Patienten zu finden, die bereit sind, sich dem umständlichen Auswahlverfahren und den häufigen Kontrolluntersuchungen, die zeitintensiv sind und mit lästigen Blutentnahmen einhergehen, zu unterziehen. Viele Patienten machen sich auch Sorgen, daß das „echte" Medikament noch nicht bekannte Spätfolgen haben

könnte. Andere fürchten im Gegenteil, daß sie möglicherweise zu den 50% gehören, die nur Plazebo bekommen. Ein weiteres schwieriges Problem ist die „Verblindung".

Wie blind sind Doppelblindstudien?

Gerade im Zusammenhang mit den Interferon-Studien stellt sich die Frage, wie „blind" eigentlich Doppelblindstudien in Wirklichkeit sind, da die Substanzen zu heftigen lokalen Reaktionen an der Einstichstelle führen und obendrein mit sehr unangenehmen grippeähnlichen Symptomen einhergehen. Nach ein paar Tagen war den Ärzten, aber auch den meisten Patienten klar, ob sie das Verum bekamen oder das Plazebo. Die Auswirkungen auf die Objektivität einer Studie können immens sein. Die Problematik ist seit langem als das Kluge-Hans-Phänomen und der „Rosenthal-Effekt" bekannt.

Die Geschichte vom klugen Hans

Herr von Osten, ein Mathematiklehrer in Göttingen, besaß ein Pferd, das die bemerkenswerte Eigenschaft besaß, durch wiederholtes Stampfen mit dem Vorderfuß Rechenaufgaben lösen zu können. Es konnte addieren, subtrahieren, multiplizieren und dividieren, und es konnte sogar für jeden Buchstaben, den man ihm zeigte, angeben, an welcher Stelle er im Alphabet steht. Das Pferd, der „kluge Hans" erregte großes Aufsehen und wurde zum Schluß von dem berühmten Psychologen Pfungst untersucht. Er kam schnell dahinter, daß der kluge Hans nur dann klug war, wenn er den Fragesteller sehen konnte. Seine phänomenalen Leistungen beruhten also nicht auf seiner Klugheit, sondern auf seiner Fähigkeit, unterschwellige Zeichen seines Herrn in eine passende Zahl von Hufklopfen umzusetzen.
Bei Patienten ist es ganz ähnlich; sie neigen unbewußt dazu, so auf eine Substanz zu reagieren, wie sie es sich selbst oder der Arzt wünschen.

Der „Rosenthal-Effekt"

Noch wichtiger ist der „Rosenthal-Effekt". Rosenthal gab zwei Gruppen von Psychologiestudenten die Aufgabe, 60 Ratten zu trainieren, in einem einfachen Labyrinth den richtigen Weg zur Futterstelle zu finden. Der einen Gruppe gab er Ratten, die, wie er erklärte, „Genies" waren, Abkömmlinge von Elterntieren mit besonders hohen Intelligenzquotienten. Der zweiten Gruppe gab er „dumme" Ratten.

In Wirklichkeit handelte es sich bei allen Tieren um ganz gewöhnliche Feld-, Wald- und Wiesenratten. Aber die Testergebnisse der „genialen" Ratten waren sämtlich besser als die der „dummen" - sie fanden den Weg durch das experimentelle Labyrinth weit schneller. Woran lag das? Die Lösung des Rätsels besteht darin, daß die Versuchsleiter die vermeintlich klugen Ratten positiver beurteilten und liebevoller behandelten als die vermeintlich „dummen".

Dieser Effekt spielt bei wissenschaftlichen Untersuchungen eine kaum zu unterschätzende Rolle. Die „echten" Wirkungen von Medikamenten werden von den Erwartungen überlagert, die an die meisten Studien geknüpft werden. Sie können die erwünschten Wirkungen einer Therapie verstärken, und dieser Effekt kann zudem durch vermehrte ärztliche Zuwendung und bessere Pflege gesteigert werden. Aber auch bei der Erhebung und Auswertung der Daten schleichen sich selbst bei gewissenhaften und erfahrenen Wissenschaftlern Fehler ein, die ganz überwiegend dazu tendieren, die vorgefaßte Meinung des Untersuchers zu bestätigen.

Die Behandlung des akuten Schubs

1. Ruhe 2. Cortison • Cortison als Puls-Therapie (3 bis 5 Tage): 1 g Prednisolon täglich als Kurzinfusion über 3 bis 5 Tage oder • Cortison als Stoßtherapie (4 bis 6 Wochen): Beginn mit 100 mg Prednisolon über 2 Tage i.v., dann Fortführung mit 80, 60 und 40 mg für jeweils 2 Tage, 20 mg für 1 Woche und schließlich langsame Reduktion um 2- bis 4 mg-Schritten. oder • orale Cortisontherapie (4 Wochen): Beginn mit 60 mg Prednisolon über 1 Woche, dann 24 mg und 12 mg über jeweils 1 Woche. Anschließendes Ausschleichen über 1 Woche. oder • ACTH: Beginn mit Synacthen 1 mg i.m. und anschließend 0,5 mg i.m. alle 3 bis 7 Tage je nach Verlauf

Ruhe

Fall 27: „Was ist eigentlich mit Ruhe gemeint?“ wurde ich von einem Patienten gefragt. „Muß ich das Bett hüten? Kann ich Spaziergänge machen? Darf ich in meinem Hobbykeller basteln?“

Während eines akuten MS-Schubes bedarf der Patient der Schonung. Er soll für diese Zeit krankgeschrieben werden, muß aber keine Bettruhe einhalten. Eine Krankenhausbehandlung ist nur bei schweren Schüben oder ungünstigen häuslichen Verhältnissen zu erwägen.
Generell ist alles erlaubt, was Spaß macht und entspannt. Die Ruhe, die ein MS-Patient einhalten soll, gleicht im Idealfall der Erholung an einem schönen Urlaubsort.

Cortison ist ein Streßhormon.

Der akute Schub wird im allgemeinen mit Cortison behandelt. Kaum bekannt ist, daß Cortison wie Adrenalin ein Streßhormon ist. In Belastungssituationen wird von der Hypophyse ACTH freigesetzt, das in der Nebenniere zu einer Ausschüttung von Cortison führt.

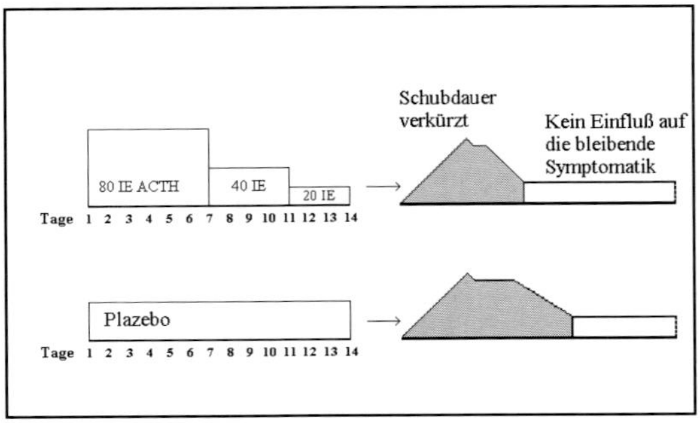

Abbildung 40: Die Behandlung des akuten Schubes mit ACTH verkürzt die Schubdauer, hat aber keinen Einfluß auf die Vollständigkeit der Rückbildung der Symptome.

Es löst einen Anstieg des Blutzuckers aus, fördert die Blutgerinnung, stellt das Verdauungssystem und die Sexualfunktionen ruhig, unterdrückt die Immunabwehr, tut also alles, um den Körper auf den Kampf zu vorzubereiten. (Der weit überwiegende Anteil der in Deutschland produzierten Cortisone wird übrigens nicht in der Human-, sondern in der Tiermedizin eingesetzt. Ihr Einsatz verhindert z.B. den gefürchteten Streßtod der Schweine beim Transport in den Schlachthof.) Über Cortison existieren eine Reihe von Vorurteilen. Es kann jedoch kein Zweifel darüber bestehen, daß es zu den wertvollsten Medikamente gehört. Lebensrettend wirkt es z.B. bei schweren Anfällen von Asthma bronchiale oder wenn es nach einem Insektenstich im Mund zu der gefürchteten Schwellung der Kehlkopfschleimhaut kommt. Aber es ist auch ein gefährliches Medikament, dessen Einsatz wegen einer ganzen Reihe von Nebenwirkungen auf das Notwendigste zu begrenzen ist.

Ist ACTH (Synacthen®) Cortison überlegen?

Obwohl sich Cortison für die Behandlung des akuten Schubs ganz allgemein durchgesetzt hat, ist die einzige Studie, die einen Therapieerfolg nachgewiesen hat, mit ACTH durchgeführt worden. Sie stammt aus dem Jahr 1970[15]. Der Zustand der Patienten, die mit ACTH behandelt wurden, besserte sich signifikant schneller. ACTH hatte allerdings keinen Einfluß auf die Vollständigkeit der Rückbildung der Symptome oder den Langzeitverlauf (Abbildung 40).
Die Behandlung mit ACTH bedient sich also des „körpereigenen" Cortisons. Sie hat den Vorteil, daß eine Nebennierenrindenatrophie

vermieden wird, wie sie unter der Cortisonbehandlung auftritt, da das künstlich zugeführte Cortison die Nebenniere hemmt. Trotzdem hat sie sich aus zwei Gründen nicht durchsetzen können. Zum einen gibt es ACTH aus pharmakologischen Gründen nicht in Tablettenform, es muß also in die Vene oder unter die Haut gespritzt werden, zum anderen ist die Substanz schwer steuerbar, das heißt, man kann nicht vorhersagen, wieviel Cortison tatsächlich freigesetzt wird.

Tabelle 9: Die unterschiedlichen Cortisonpräparate

Chemische Bezeichnung	Handelsname	Wirkstärke	Cushingschwelle
Hydrocortison	Hydrocortison	*1	40 mg/Tag
Prednisolon	Ultralan, Decortin	*4	10 mg/Tag
Dexamethason	Fortecortin	*30	1,5 mg/Tag

Cortison gibt es in unterschiedlichen Wirkstärken.

Wie wir gesehen haben, hat Cortison eine Reihe von ganz unterschiedlichen Aufgaben. Hinsichtlich der MS-Therapie wäre es sinnvoll, das Molekül so zu verändern, daß es nur noch die Immunabwehr unterdrückt oder idealerweise nur noch die Lymphozyten bremst, die Myelin zerstören. Obwohl es viele synthetisch veränderte Cortisonabkömmlinge gibt, ist dieses Ziel nicht erreicht worden. Im Prinzip unterscheiden sich die im Handel befindlichen Cortisonpräparate lediglich durch ihre Wirkungsintensität. Um sie miteinander vergleichen zu können, wird die Wirkung des körpereigenen Cortisons, das auch als Hydrocortison bezeichnet wird, gleich 1 gesetzt. Gemessen am Hydrocortison hat dann das Prednisolon die vierfache und das Demamethason die 30fache Wirkung (Tabelle 9).

Die Cushingschwelle liegt bei 10 mg Prednisolon.

Man hat sich weltweit darauf verständigt, eine Grenze zu definieren, oberhalb derer es unter einer Dauertherapie mit Sicherheit zu schwerwiegenden Nebenwirkungen kommt. Das ist die sogenannte Cushing-Schwelle, die üblicherweise auf Prednisolon bezogen wird und 10 mg pro Tag beträgt. Wenn ein Patient mit Dexamethason behandelt wird, beträgt diese etwa 1,5 mg pro Tag.

Tabelle 10: Die wichtigsten Nebenwirkungen von Cortison

1. Cushing-Syndrom mit Vollmondgesicht und Stammfettsucht
2. Erhöhung der Infektanfälligkeit durch Hemmung der Immunabwehr
3. Streßgeschwüre
4. gesteigert Blutgerinnung mit erhöhter Thromboseneigung
5. Cortison-Osteoporose
6. Cortison-Psychosen

Niemand kennt die ideale Dosierung von Cortison.

Wegen der unterschiedlichen Wirkstärken sind die Verhältnisse leider so verwickelt, daß es für den Laien schwer zu durchschauen ist, ob er mit hohen oder niedrigen Cortisondosen behandelt wird. Hinzu kommt eine ganz erstaunliche Tatsache: Obwohl Cortison zu den wirksamsten Substanzen gehört, die wir in der Pharmazie kennen, ist nicht bekannt, welche Dosierung die richtige ist.

Vielleicht hat das damit etwas zu tun, daß in Streßsituationen nie genau vorher abgeschätzt werden kann, wieviel Energiereserven freigesetzt werden müssen, so daß der Organismus vorsichtshalber mit hohen Mengen an Streßhormonen reagiert, daß aber gleichzeitig dafür gesorgt wird, daß diese Überschwemmung nicht zu akuten Vergiftungserscheinungen führt.

Cortison verkürzt den Schub, hat aber im übrigen keinen Einfluß auf den Krankheitsverlauf.

Auch wenn nahezu alle Ärzte Cortison im akuten Schub einsetzen, ist der Sinn dieser Behandlung nach wie vor umstritten. Viele Ärzte nehmen an, daß Cortison lediglich das Entzündungsödem um einen akuten Herd beseitigt und deshalb zu einem rascheren Rückgang der Symptome führt. Wie jeder weiß, der einmal von einer Mücke oder einer Biene gestochen worden ist, geht jede Entzündung mit einer wässrigen Schwellung einher, die den Entzündungsherd kapselförmig umgibt. Nach dieser Theorie würde Cortison also in den natürlichen Heilungsprozeß eingreifen. Andere vermuten einen zusätzlichen direkten Effekt durch eine Immunsuppression. Tatsache ist, daß nie bewiesen werden konnte, daß Cortison den langfristigen Krankheitsverlauf in irgendeiner Weise günstig beeinflußt.

Die raschere Rückbildung der Symptome ist möglicherweise mit einer minderwertigeren Narbenbildung erkauft.

Dennoch nehmen viele Patienten an, daß sich die Symptome unter Cortison nicht nur schneller, sondern auch vollständiger zurückbilden. Sie fürchten also, wenn sie auf die Cortisonbehandlung verzichteten, würde der Schub schlechter ausheilen. Das ist sicher nicht der Fall; eher muß das Gegenteil befürchtet werden, daß nämlich der Entzündungsherd schneller abklingt, damit aber auch unvollständiger ausheilt. Immerhin ist ja bekannt, daß Cortison die Narbenbildung hemmt. Möglicherweise ist dies mit ein Grund dafür, daß es instabile Herde gibt, bei denen es zu keiner ausreichenden Vernarbung gekommen ist und in denen deswegen die Entzündung immer wieder aufflackert. Wie erwähnten dieses Phänomen bei der Diskussion der Frage, was ein Schub sei.

Wann sollte man Cortison geben?

Ob man überhaupt mit Cortison behandeln sollte, bleibt also aus fünf Gründen eine offene Frage: 1. Solange unsicher ist, daß die MS tatsächlich eine Autoaggressionskrankheit ist, muß die Gabe von Cortison als problematisch gewertet werden. 2. Eine Beurteilung des Therapieerfolges ist dadurch erschwert, daß es zur Natur der Schübe gehört, sich auch ohne Therapie zurückzubilden. 3. Die Dosierung ist Modeströmungen unterworfen, und bisher hat sich kein einheitliches Behandlungsschema durchsetzen können. 4. Ein Einfluß von Cortison auf die Gesamtprognose ist nie nachgewiesen worden. 5. Cortison hemmt die natürlichen Wundheilungsvorgänge.
Eine Cortisontherapie sollte nur dann erwogen werden, wenn es sich a) um einen frischen Schub handelt, der b) mit einer stärkeren Beeinträchtigung einhergeht. So entschließen wir uns zu einer Puls-Therapie, wenn plötzlich eine schwere Gehbehinderung auftritt oder jemand z.B. wegen eines schlimmen Intentionstremors gefüttert werden muß.

> *Fall 28*: Eine 21jährige Patientin hat gerade ihre Banklehre erfolgreich beendet. Seit 3 Tagen leidet sie unter einem Verschwommensehen auf dem linken Auge. Die VEP sind links eindeutig verlängert.

In einer Doppelblindstudie hatten Beck und Mitarbeiter 389 Patienten mit einer isolierten Opticusneuritis über 2 Jahre beobachtet und gefunden, daß es nach einer hochdosierten Cortisongabe (Puls-Therapie) im weiteren Verlauf seltener zur Manifestation einer MS kam[16]. Das Ergebnis ist nicht unwidersprochen geblieben, da die Verblindung unvollständig war. Bis zur endgültigen Klärung ist eine Cortisongabe bei einer Opticusneuritis nur dann indiziert, wenn sie beidseitig ist oder andere gravierende Begleitsymptome vorliegen[17].

Fall 29: Herr P. leidet zwei- oder dreimal im Jahr unter einer Zunahme einer lange bekannten Halbseitenschwäche rechts.

Es handelt sich um die Verstärkung eines vorbestehenden Symptoms. Auf eine Cortisonbehandlung sollte verzichtet werden.

Fall 30: Frau T. leidet seit einer Woche unter schweren Gleichgewichtsstörungen. Dazu kommt ein Nystagmus, der so ausgeprägt ist, daß sie nicht mehr lesen kann.

Die Patientin leidet sehr unter ihrem Zustand. Man sollte ihr die Cortisontherapie nicht vorenthalten, falls sie es wünscht.

Die intrathekale Cortisontherapie hat sich nicht durchsetzen können.

Um das Cortison direkt an den Wirkort zu bringen und die Auswirkungen auf den Gesamtorganismus zu verringern, ist es auch direkt in das Rückenmarkswasser (intrathekal) gegeben worden. Diese Darreichungsform ist jedoch umstritten, mit Komplikationen belastet und hat sich nicht durchsetzen können.

Eine Dauertherapie mit kleinen Cortisondosen ist sinnlos.

Wenn man die Theorie von den „bösen" Antikörpern akzeptiert, wäre es naheliegend, die übersteigerte Immunabwehr bei MS-Patienten ständig durch niedrige, gerade eben ausreichende Cortisonmengen zu bremsen. Das ist versucht worden, hat aber keine Wirkung gezeigt.

Stoß- oder Puls-Therapie?

Bis vor wenigen Jahren war es üblich, einen akuten Schub in den ersten 3 Tagen mit 100 mg Prednison zu behandeln und diese Dosis ausschleichend zu reduzieren. Die Behandlungszeit betrug 4 bis 6 Wochen. Ein gravierender Nachteil war, daß die Nebennierenrinde bei längerer Dosierung oberhalb der Cushing-Schwelle ihre Funktion einstellt. Innerhalb von Wochen kommt es zu einer hochgradigen Atrophie, die umso ausgeprägter ist, je länger die Therapie dauert. Deshalb ist man seit kurzem dazu übergegangen, mit ultrahochdosierten Cortisonstößen zu behandeln. In den meisten Kliniken gibt man 500 bis

1000 mg Methylprednisolon pro Tag über 3 bis 5 Tage. Die Stoßbehandlung führt zu einem raschen Rückgang der Beschwerden, die manchmal bereits nach der ersten Infusion von den Patienten subjektiv empfunden wird. Zu beachten ist jedoch, daß die euphorisierende Wirkung von Cortison eine Besserung vortäuschen kann.

Ist auch eine orale Cortisontherapie möglich?

Wenn man sich für eine Cortisonbehandlung entscheidet, erhebt sich die Frage, ob diese stationär durchgeführt werden muß oder auch ambulant möglich ist. Zu diesem Thema erschien im März 1997 eine plazebokontrollierte Doppelblindstudie im Lancet[18]. An der Studie nahmen 80 Patienten mit klinisch sicherer MS teil, die einen frischen Schub erlitten hatten. 42 Patienten erhielten eine Woche lang 60 mg Methylprednisolon täglich oral, dann eine Woche lang 24 mg und schließlich eine Woche lang 12 mg täglich. Die andere Gruppe wurde über 3 Tage mit 1000 mg Methylprednisolon i.v. täglich behandelt.
Das Ergebnis war, daß sich nach 4 Wochen kein signifikanter Unterschied zwischen beiden Behandlungsformen nachweisen ließ. Die Autoren ziehen daraus die Schlußfolgerung, daß die hochdosierte Stoßtherapie der oralen Therapie über 3 Wochen nicht überlegen ist.

Cortisonbehandlung - stationär oder ambulant?

Aus diesem Grund ist eine stationäre Behandlung nur dann ins Auge zu fassen, wenn der Schub zu schweren Ausfällen geführt hat oder zu Hause ungünstige Umstände vorliegen.

Fall 31: Frau N. ist vor 3 Jahren zusammen mit ihrem Mann aus der Herzegowina nach Deutschland gekommen. Damals war sie bereits schwanger. Im Wochenbett erlitt sie den ersten Schub einer MS, im Winter 1996 den zweiten und im Frühjahr 1997 den dritten. Während des zweiten Schubes hatte sie ungewöhnlicherweise eine leichte Lungenentzündung, dem dritten war eine heftige Grippe mit Schnupfen und Husten vorangegangen. Jetzt hat sich über zwei oder drei Tage eine schwere Gangstörung entwickelt. Zusammen mit ihrem Mann und ihrer kleinen Tochter stellt sie sich in der Ambulanz vor. Sie kann kaum noch gehen und wird von ihrem Mann gestützt. Im Vergleich zur Voruntersuchung im Frühjahr ist jetzt das Babinskische Zeichen nicht nur links, sondern beidseitig positiv. Das gestreckte rechte Bein kann sie gerade eben, das linke 15 Sekunden von der Unterlage abheben. Es ist eindeutig zu einer hochgradigen Verschlechterung gekommen. Kernspintomographisch waren bereits vor einem Jahr schwerwiegende Veränderungen und einzelne Lakunen sichtbar gewesen. Dieses Mal hat sie keine Erkältung, aber ihr Mann und das Töchterchen husten.

Eine stationäre Behandlung ist wegen der Schwere des Schubes und der Ansteckungsgefahr durch ihre Familie unumgänglich.

Fall 32: Bei Herrn L. ist eine MS seit 3 Jahren bekannt. Sie begann mit Schwindel, Gleichgewichtsstörungen und einer Ungeschicklichkeit der linken Hand, die ihn besonders beunruhigte, da er Bildhauer ist. Aber die ganze Symptomatik bildete sich restlos zurück. Nachdem im Kernspintomogramm drei kleine Marklagerherde nachgewiesen worden waren, hatte man ihn ins Krankenhaus zur Liquorpunktion überwiesen. Die oligoklonalen Bande waren positiv gewesen, so daß es sich um eine sichere MS handelt. Jetzt sucht er mich wegen Doppelbildern beim Blick nach rechts auf. Neurologisch findet sich eine Abducensparese, also eine Schwäche des Muskels, der das Auge zur Seite dreht.

Herr L. ist negativ bis zur Schmerzgrenze. Er sieht alles pechkohlrabenschwarz - ein Schuß MS-Euphorie täte ihm gut.
„Habe ich einen neuen Schub?“ fragt er besorgt.
„Ich fürchte ja. Aber mit etwas Ruhe wird es Ihnen bald wieder besser gehen.“
„Aber ins Krankenhaus bringen mich keine zehn Pferde!“
„Warum nicht?“
„Ich halte es im Krankenhaus einfach nicht aus, verstehen Sie?“
„Nicht so ganz.“
„Krankenhäuser sind kein Ort, an dem man sich wohl fühlen kann. Ist Ihnen schon einmal aufgefallen, daß die Eingangshallen moderner Großkliniken mehr einem Flughäfen als einer Heilstätte gleichen? Und die Ruhe von der Sie sprachen - morgens um fünf fängt das Klappern auf den Gängen an, dann ist die Nachtruhe vorbei. Was ist aber wichtiger für einen Menschen, der gesund werden will, als ein langer, erholsamer Schlaf? Außerdem kann ich das Essen nicht vertragen: Trockenes Weißbrot, billige Fleischwurst und Magerkäse, der den Geschmack der Zellophanhülle angenommen hat, zerkochtes Gemüse und Erdbeeren aus der Konservendose auf Geschirr, das im Gefängnis nicht trostloser aussehen kann. Da esse ich lieber bei MacDonald. Wissen Sie, warum es im Krankenhaus nie knusprige Brötchen und nie erfrischend kaltes Mineralwasser gibt? Und dann kommt es auch noch darauf an,

mit wem man zusammen im Zimmer liegt. Entweder er schnarcht, oder er redet zuviel, oder er will dauernd fernsehen."

„Sie wollen also nicht ins Krankenhaus. Und was wollen Sie stattdessen tun?"

„Spricht etwas dagegen, wenn ich nach Kreta fliege?"

„Nach Kreta? Ich habe noch nie gehört, daß jemand einen frischen Schub auf Kreta ausheilen will."

„Ich kenne in Palaeochora eine nette Pension, etwas außerhalb der Stadt. Dort kann man für wenig Geld ein Apartment mit einem großen Balkon direkt zum Meer hin mieten. Ich bin schon häufig dort gewesen und gehöre sozusagen zur Familie. Und jetzt ist es Ende April, die schönste Zeit auf Kreta. Frühling in Palaeochora, Herr Doktor, das muß man einfach einmal erlebt haben!"

So kannte ich Herrn L. überhaupt nicht. Ich spürte, daß es keinen Sinn hatte, jemandem zu widersprechen, der so begeistert war. Und eigentlich hatte er ja recht. Für manche Menschen ist das Krankenhaus wirklich nicht der beste Ort, gesund zu werden. Manchmal sind Krankenhausaufenthalte jedoch notwendig, wenn jemand bedrohlichere Ausfälle hat, wie z.B. eine Schwäche beider Beine oder eine Ataxie, oder wenn die Verhältnisse zu Hause so belastend sind, daß er dort einfach nicht zur Ruhe kommen kann, aus all dem „einfach einmal raus muß".

Die Entscheidung, ob Krankenhausbehandlung ja oder nein, ist also eine sehr individuelle, und sollte nicht nur die Schwere der Symptomatik, sondern auch die Persönlichkeit des Patienten mit berücksichtigen.

Herr L. flog zwei Tage später nach Kreta, kehrte nach vier Wochen zurück, hatte schlechte Laune wie immer, fühlte sich aber im übrigen völlig gesund.

Was ist zu bedenken, wenn Cortison eingenommen wird?

1. das Cushing-Syndrom: Die bekannteste Nebenwirkung von Cortison sind Appetit- und Gewichtszunahme sowie Wassereinlagerungen in den Körper. Dies führt zu den körperlich sehr entstellenden Veränderungen, die der englische Neurochirurg Harvey Cushing (der übrigens kusching ausgesprochen wird) als erster beschrieben hat: Vollmondgesicht, Büffelnacken und Stammfettsucht. Nicht selten kommt es gleichzeitig zum Aufschießen von Aknepusteln. Die Cortisonempfindlichkeit variiert stark, so daß nicht vorausgesagt werden kann, ob ein Patient und in welchem Ausmaß er diese Symptome bekommen wird. Tröstlich ist, daß das Cushing-Syndrom nach Absetzen des Cortisons vollständig reversibel ist.

2. Erhöhung der Infektanfälligkeit durch Hemmung der Immunabwehr: Die Dämpfung der Autoimmunaktivität, die ja erwünscht ist, kann aber dadurch zu teuer erkauft sein, daß die mit Cortison behandelten Patienten häufiger und heftiger an grippalen Infekten erkranken.
3. Die Bildung von Magensäure ist gesteigert. Daher kommt es zu einer erhöhten Rate an Magen-Darm-Geschwüren („Streß"-Ulzera). Während einer Cortisontherapie ist es üblich, einen Magenschleimhautschutz zu verordnen, z.B. Zantic® oder Sostril®.
4. Unter Cortison ist die Blutgerinnung gesteigert. Darum ist mit einer erhöhten Rate an Thrombosen, die z.B. zu tödlichen Lungenembolien führen können, zu rechnen.
5. Eine der schlimmsten und am meisten unterschätzten Nebenwirkungen von Cortison ist die Cortison-Osteoporose. Cortison hemmt nicht nur die Calcium-Aufnahme im Darm, sondern auch die Osteoblastentätigkeit im Knochen. Die Cortison-Osteoporose kommt nur bei mehrmonatigen bzw. mehrjährigen Cortisontherapien vor, wie sie in seltenen Fällen bei Rheuma- oder Asthmakranken erforderlich ist. Die Knochen werden brüchig wie Glas, und es kommt zu Spontanfrakturen. Das Schlimmste sind jedoch unerträgliche Schmerzen in der Wirbelsäule, die auf kein Schmerzmittel, nicht einmal auf Morphium ansprechen.
6. Viele Patienten berichten darüber, daß sie sich unter der Cortisonbehandlung „aufgedreht" oder „kribbelig" fühlen. Das hat natürlich etwas mit der oben erwähnten Funktion von Cortison in Streßsituationen zu tun. In gewisser Weise ist die Cortisontherapie ein pharmakologisch hervorgerufener Streß. In seltenen Fällen können Cortison-Psychosen provoziert werden.

Eine neue Mode in der Cortisontherapie?
Sie ist bereits in Sicht: die *Intervalltherapie* mit Cortison. Dabei sollen die Patienten regelmäßig alle 3 Monate eine dreitägige hochdosierte Infusionstherapie bekommen, unabhängig davon, ob sie Schübe haben oder nicht. Der Beweis ihrer Wirksamkeit muß erst noch erbracht werden.

Tabelle 11: Das Wichtigste zur Therapie mit Cortison

- Cortison ist ein Streßhormon.
- Cortison verkürzt lediglich die Schubdauer.
- Es ist ein weitverbreiterter Irrtum, daß Entzündungsherde unter Cortison „besser" abheilen.
- Die verschiedenen Cortisonpräparate unterscheiden sich nur in ihrer Wirkstärke, nicht in ihrem Wirkmechanismus.
- Die ideale Dosierung von Cortison ist nicht bekannt und Modeströmungen unterworfen.
- Die ACTH-Behandlung (Synacthen®) hat sich nicht durchsetzen können.
- Eine Dauertherapie mit kleinen Cortisondosen ist sinnlos.
- Im chronischen Stadium ist Cortison wirkungslos.

„Was haben Sie eigentlich gegen Cortison?"

> *Fall 33:* Gerda N. war wegen einer Schwäche im linken Bein aufgenommen worden. Ich zögerte, ihr Cortison zu geben. Als es nach 1 Woche zu keiner Besserung gekommen war, kam es zu dem folgenden Gespräch. Sie kommt immer gleich zur Sache und nimmt kein Blatt vor den Mund.

„Was haben Sie eigentlich gegen Cortison? Das Zeug ist doch das einzige, was hilft."
„Ich bin nicht ganz sicher."
„Aber es ist doch ein Unterschied, ob ich eine Woche oder drei Wochen brauche, um wieder normal laufen zu können."
„Manche Dinge brauchen eben ihre Zeit."
„Was soll denn das nun wieder heißen?"
„Schneller heißt nicht besser. Wenn man hundert Patienten jeweils mit Cortison behandelt, wenn sie einen frischen Schub bekommen, und diese mit hundert Patienten vergleicht, bei denen jeder frische Schub lediglich mit Vitaminen oder Enzymen behandelt wird, kann man nach 10 Jahren keinen Unterschied hinsichtlich ihres Behinderungsgrades finden. Cortison führt also in keiner Weise dazu, daß die Schübe besser oder vollständiger ausheilen. Im Gegenteil, ich denke, daß sogar die Gefahr besteht, daß es unter der Einwirkung von Cortison sogar zu einer minderwertigen Narbenbildung kommt. Das Einzige, was mit Cortison erreicht wird, ist, daß das Ödem um den frischen Herd herum schneller abklingt."

„Aber das ist doch schon was."
„Unter der Voraussetzung, daß es nicht mehr schadet als nützt. Immerhin ist die Entzündung doch der sichtbare Aspekt der Immunaktivität, welche die Infektion unter Kontrolle bringen will. Vielleicht hilft der Vergleich mit einem Zahnarzt. Der eine ist sehr gründlich, bohrt lange und sorgfältig, bis er den Zahn verplombt. Bei dem anderen geht es viel schneller, und es tut auch nicht so weh. Aber schon nach kurzer Zeit kommt es unter der Plombe erneut zu Schmerzen, weil das Loch nicht gründlich genug gereinigt worden ist."
Wir haben noch länger diskutiert, aber schließlich habe ich ihr Cortison gegeben. Nach wenigen Tagen hatte sich die Beinlähmung so weit zurückgebildet, daß sie darauf drang, nach Hause entlassen zu werden. Grund war ihr 30. Geburtstag, den sie ganz groß zusammen mit ihren Freunden und Freundinnen feiern wollte. Zum Zeitpunkt der Entlassung bekam sie noch 10 mg Prednisolon, das sie im weiteren Verlauf um jeweils 2 mg pro Woche reduzieren sollte.
Drei Tage später ruft ihre Mutter verzweifelt an. Gerda sei seit einigen Tagen wie aufgedreht, spreche unaufhörlich, wobei sie vom Hundertsten aufs Tausendste komme. Nachts schlafe sie nicht, höre mit ohrenbetäubender Lautstärke Musik und habe den ständigen Drang, mit Gott und der Welt zu telephonieren. Sie wisse nicht, was sie tun solle, um ihre Tochter zu bremsen. Zu mir wolle sie nicht kommen, da ich sowieso keine Ahnung von MS hätte und sie mir immer vorschreiben müsse, was ich ihr verordnen solle. Als sie schließlich doch in der Klinik aufgenommen wurde, bestätigte sich mein Verdacht: Frau N. befand sich in einer blühenden manischen Psychose. Erst später erfuhr ich, daß ihr Vater unter einer Zyklothymie (Gemütserkrankung mit Wechsel von depressiven und manischen Phasen) gelitten haben soll. Vermutlich hatte die Cortisonbehandlung die latente Neigung zu einer Psychose angefacht.

12 Wie können weitere Schübe verhindert werden?

Prophylaktische immunmodulatorische Substanzen

Unter der Vorstellung, daß es sich bei der MS um „wildgewordene" Lymphozyten handelt, die irrtümlich die weiße Hirnsubstanz zerstören, ist die Grundlage jeder MS-Behandlung, die Aktivität der Lymphozyten zu bremsen. Im akuten Schub soll dieses Ziel, wie wir gesehen haben, durch Cortison erreicht werden. Wenn man im Unterschied dazu verhindern will, daß ein Schub überhaupt erst auftritt bzw. das Fortschreiten der Erkrankung aufhalten will, spricht man von einer Prophylaxe (Vorbeugung). Gerade auf diesem Gebiet zeichnen sich in den letzten Jahren ermutigende Fortschritte ab.

Wenn es stimmt, daß die MS eine Autoaggressionskrankheit ist, dann würde ein ideales Medikament *isoliert* die Lymphozyten vernichten, die fälschlicherweise das Myelin angreifen. Mit der Entwicklung der monoklonalen Antikörper (siehe unten) wird versucht, dieses Ziel zu erreichen. Weit weniger ideal sind natürlich Medikamente, die wahllos die Funktionen *aller* Lymphozyten beeinträchtigen, und nur in verzweifelten Fällen wird man zu Substanzen greifen, die nicht nur alle Lymphozyten, sondern auch alle übrigen Zellen, die sich rasch teilen, schädigen. Leider war man lange Zeit auf Medikamente der zuletzt genannten Art angewiesen, also Krebsmittel (Zytostatika) wie Imurek®, Novantron® und Endoxan®.

Die neuentwickelten Substanzen (z.B. die Betainterferone) setzen gezielter an und wirken deshalb auch sanfter. Weil ihr Wirkungsmechanismus durch den Begriff der Immunsuppression nicht richtig zu fassen ist, wird heute von immunmodulatorischen, d.h. das Immunsystem beeinflussenden Substanzen, gesprochen.

1. Betainterferone

Interferone - Wundermittel gegen Krebs?

Es begann damit, daß Ende der 70er Jahre mit der Wunderdroge Interferon die langersehnte Waffe gegen den Krebstod gefunden worden zu sein schien. „Für keinen Stoff der Welt, nicht für Gold und Diamanten, wird gegenwärtig ein so hoher Preis verlangt und gezahlt", schrieb der Spiegel. Um die Weltjahresproduktion von kaum 400 Milligramm Interferon, das Gewicht einer Büroklammer, war ein wilder Verteilungskampf entbrannt. So soll sich etwa Schah Reza Pahlevi vor seinem Tod für mehrere Millionen Mark Interferon besorgt haben. Krebsspezialisten konnten sich kaum retten. Wenn sie ihren Patienten erklärten, daß eine Behandlung mit Interferon für sie nicht in Frage komme, dann war das eine schlimme Enttäuschung. Sie glaubten, sie müßten sterben, weil sie arm seien.

Was sind Interferone?
Die in Interferon gesetzten Hoffnungen blieben bekanntlich unerfüllt, was den Krebs anbelangt. Aber man fand, daß Interferone neben der zytostatischen auch eine antivirale und immunmodulierende Wirkung haben. Lassen Sie mich das näher erklären.
Es gab ein Phänomen, das den Virologen jahrelang Kopfzerbrechen bereitet hatte: Wenn eine Zellkultur in einer Petrischale mit einem Virus infiziert worden war, dann war es nicht möglich, in derselben Kultur ein zweites Virus zu züchten. Auf eine geheimnisvolle Weise war das Virus also zu einer Art Alleinherrscher in der Petrischale geworden und duldete kein anderes Virus neben sich.
1957 führten zwei Virologen das folgende Experiment durch: Sie sammelten die Nährflüssigkeit einer virusinfizierten Gewebekultur und passierten sie durch einen Filter mit so feinen Poren, daß schließlich kein Virus mehr in der Flüssigkeit enthalten sein konnte. Dann gaben sie die virusfreie Flüssigkeit auf eine Gewebekultur, die noch von keinem Virus infiziert worden war. Die Zellen der Kultur teilten sich völlig normal weiter, so daß davon ausgegangen werden konnte, daß es in der Flüssigkeit nichts gab, was den Stoffwechsel oder die Fortpflanzungsfähigkeit der Gewebekultur eingeschränkt hätte. Als letzten Schritt fügten die Wissenschaftler den Überstand einer anderen, nicht infizierten Gewebekultur zu und stellten fest, daß es unter diesen Umständen nicht möglich war, in ihr Viren zu züchten. Keines der Viren „schlug an“.
Sie hatten einen Hemmstoff entdeckt, bei dem es sich nicht um Antikörper, die andere Viren töteten, handelte, sondern um eine ungewöhnliche Substanz, welche die Zellwände des Gewebes so veränderte, daß sie für fremde Viren undurchlässig wurden. Die Annahme lag nahe, daß die Viren einen Hemmstoff absonderten, der dazu führte, daß der von ihnen eroberte Organismus von keinem anderen Virus befallen werden konnte. Das stellte sich als falsch heraus. Überraschenderweise waren es die Zellen selbst, die durch das Virus angeregt wur-

den, Schutzstoffe gegen weitere Eindringlinge zu produzieren. Sie wurden Zytokine genannt. Eine Untergruppe der Zytokine sind die Interferone.

Es gibt drei Interferone.
Inzwischen konnte gezeigt werden, daß es nicht nur ein, sondern drei Interferone gibt, die in der Reihenfolge ihrer Entdeckung Alpha-, Beta- und Gammainterferon genannt wurden. Alphainterferon wird von Makrophagen, Betainterferon von Fibroblasten (Bindegewebszellen) und Gammainterferon von Lymphozyten freigesetzt.
Aber was hat das mit der MS zu tun? Falls sich die Hypothese des „langsamen" Virus, der irgendwann einmal in der Jugend in Oligodendrozyten eingedrungen ist und von Zeit zu Zeit aktiv wird, als richtig erweisen sollte, käme man mit der Interferontherapie sicherlich zu spät. Es nützt nichts, die Tür abzuriegeln, wenn der Dieb schon im Haus ist. Das ist richtig. Was die Interferone für die MS-Therapie interessant macht, ist, daß sie neben der antiviralen Wirkung auch die Immunreaktion drosseln.
Aber welches der drei Interferone ist für die MS am besten geeignet? Das konnte man nur durch Ausprobieren herausbekommen. Unglücklicherweise begann man mit dem *Gammainterferon*, da es bei der EAE einen positiven Effekt gezeigt hatte. Der Versuch führte zu einem vollständigen Desaster. Nach einem Monat hatten 6 von 19 behandelten Patienten einen frischen Schub erlitten, und die Studie mußte abgebrochen werden. Keine Substanz hat bisher einen so verheerenden Einfluß auf die Erkrankung gehabt wie Gammainterferon.
Die nächste Studie mit *Alphainterferon* zeigte, daß die Schubrate bei den behandelten Patienten zwar leicht vermindert wurde, allerdings kam es unter der Behandlung in einem ungewöhnlich hohen Prozentsatz zu einem Übergang von einem rein schubförmigen in einen chronisch-progredienten Verlauf.
Als letztes nahm man sich das *Betainterferon* vor, und jetzt zeigte sich endlich ein verheißungsvoller Effekt.

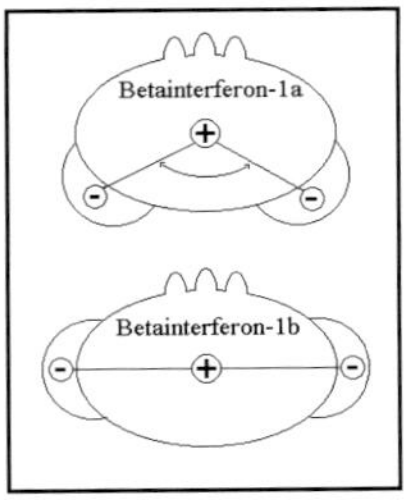

Abbildung 41: Die unterschiedlichen Molekülstrukturen von Betainterferon-1a und Betainterferon-1b. Der stumpfe Winkel zwischen den negativen und der positiven Ladung erhöht die Wasserlöslichkeit von Betainterferon-1a.

Es gibt zwei Betainterferone.
Es gibt nur ein menschliches Betainterferon, bei der gentechnischen Produktion werden jedoch zwei Betainterferone unterschieden. *Betainterferon-1b* (Betaferon®) wird mittels genetisch manipulierter E. coli-Bakterien hergestellt. Die Struktur dieser Substanz unterscheidet sich leicht von derjenigen des menschlichen Betainterferons. Für die Herstellung von *Betainterferon-1a* (Avonex®, Rebif®) werden Kulturen von Ovarialzellen des chinesischen Hamsters verwendet. Diese sind hinsichtlich der molekularen Struktur mit dem natürlichen, vom Menschen produzierten Betainterferon identisch.
Wie unterscheiden sich beide voneinander? Beide Moleküle bestehen aus einem überwiegend positiv geladenen bauchigen Leib mit drei charakteristischen Höckern. An beiden Seiten ist ein negativ geladener Bereich angelagert. Dieser bildet beim Betainterferon-1a einen stumpfen Winkel, beim Betainterferon-1b eine Gerade (Abb. 41).
Leider sind alle Betainterferone nicht für die Einnahme in Tablettenform geeignet. Da es sich um Eiweiße handelt, würden sie im Magen aufgespalten und unwirksam gemacht. Deshalb müssen sie unter die Haut (subkutan) oder in den Muskel (intramuskulär) gespritzt werden.

Betainterferone beim primär schubförmigen Verlauf.

Betaferon®
Betaferon® (Betainterferon-1b, Fa. Schering) wurde 1996 in Deutschland zur Behandlung der MS zugelassen. Betaferon® wird alle zwei Tage unter die Haut (subkutan) gespritzt, z.B. in den Oberschenkel oder unter die Bauchhaut. Das entspricht 24 Mio. Einheiten pro Woche. Es gilt als das bestuntersuchte Betainterferon.

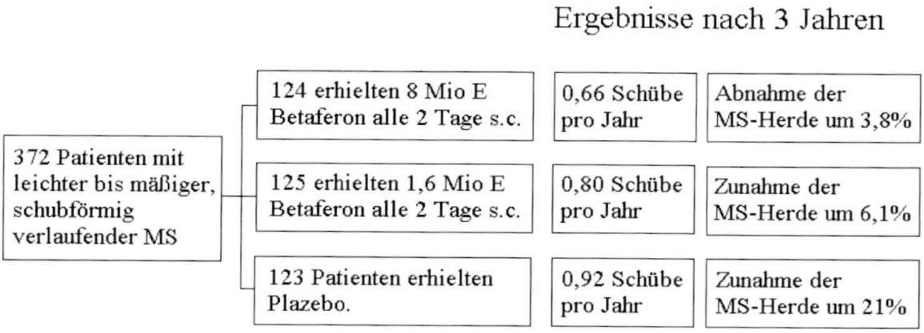

Abbildung 42: Das Drei-Jahres-Ergebnis der Betaferon-Studie

Ende der 80er Jahre wurde eine großangelegte Studie begonnen, deren Ergebnisse 1993 veröffentlicht wurde. Sie hatte Vorbildcharakter für alle weiteren Studien, darum sei sie hier genauer besprochen. Es nahmen 372 Patienten mit einer schubförmig verlaufenden MS teil, die mindestens zwei Schübe in den vergangenen zwei Jahren erlitten hatten. Alle Patienten waren gehfähig. Sie wurden in drei Gruppen unterteilt. Die eine bekam jeden 2. Tag Betaferon in einer hohen Dosierung (8 Millionen Einheiten) subkutan, die zweite alle 2 Tage Betaferon in einer niedrigen Dosierung (1,6 Millionen Einheiten) subkutan und die dritte Gruppe ein Plazebo. In der Betaferon-Gruppe kam es zu häufigen Nebenwirkungen wie Grippegefühl mit Muskelschmerzen, Fieber und Schüttelfrost sowie lokalen Reaktionen an der Injektionsstelle, die jedoch nach 6 Wochen deutlich seltener wurden. Zusammengefaßt zeigten sich als wichtigste Ergebnisse:

- Betaferon® vermindert die Zahl der Schübe im Jahr um etwa ein Drittel.
- Der Einfluß auf die Krankheitsprogression war statistisch nicht signifikant.
- Betaferon® setzt die Krankheitsaktivität herab, gemessen an der Zahl und Größe von MS-Herden (Läsionen) im Kernspintomogramm.[*]

[*] IFNB Multiple Sclerosis Study Group (1993). Neurology 43:655-661

Avonex®
Avonex® (Fa. Biogen) unterscheidet sich von Betaferon® in dreierlei Hinsicht: Es handelt sich um ein Betainterferon-1a, also um ein human-identisches Betainterferon, es muß nur einmal pro Woche gespritzt werden (6 Millionen Einheiten pro Woche), und es wird nicht unter die Haut, sondern in den Muskel gespritzt, was schmerzhafter ist als die subkutane Anwendungsweise. In der sog. Jacobs-Sudie (1996) konnte gezeigt werden:

- Avonex® vermindert die Zahl der Schübe im Jahr um ein Drittel.
- Avonex® verzögerte das Fortschreiten der Erkrankung.
- Der Einfluß von Avonex® auf die Zahl der Läsionen im Kernspintomogramm war statistisch nicht signifikant.

Rebif®
Rebif® ist wie Avonex® ein Betainteron-1a und wird wie Betaferon® subkutan gespritzt und zwar dreimal pro Woche, das entspricht 36 Millionen Einheiten pro Woche). Es wurde in der PRIMS-Studie (1998) mit folgenden Ergebnissen getestet:

- Rebif® vermindert die Zahl der Schübe im Jahr um ein Drittel.
- Rebif® verzögerte das Fortschreiten der Erkrankung.
- Rebif® senkte signifikant die Zahl neuaufgetretener Herde im Kernspintomogramm.

Betainterferone beim sekundär chronischen Verlauf
1998 ist eine weitere Studie veröffentlicht worden, die zeigt, daß Betaferon® den Verlauf einer MS auch dann günstig beeinflußt, wenn sie in das sekundär chronische Stadium eingetreten ist. Das Fortschreiten der Erkrankung soll durch Betaferon® um 9 bis 12 Monate verzögert werden.*
1999 wurde eine Kosten-Nutzen-Analyse über die Behandlung der sekundär-progredienten MS mit Betaferon® erstellt. Die Autoren kommen zu dem Schluß, daß insgesamt 18 Patienten 30 Monate lang mit

---

* European Study Group on Interferon Beta-1B in secondary progressive MS (1998). Lancet 352:1491-1497

Betainterferon-1b behandelt werden müssen, um bei einem Kranken die Notwendigkeit, einen Rollstuhl zu benutzen, um 9 Monate zu verzögern. Sie fassen ihre Ergebnisse folgendermaßen zusammen:
1. Der Gesundheitsgewinn durch Behandlung mit Betainteron-1b ist sehr gering im Verhältnis zu den enormen Kosten.
2. Das zur Verfügung stehende Geld könnte auf andere Weise als durch Anwendung von Betainterferon-1b besser verwendet werden, um die Lebensqualität der Patienten zu erhalten und zu verbessern.*

Betainterferone beim primär chronischen Verlauf
Im September 2000 trat die Firma Biogen mit folgender Pressemitteilung in die Öffentlichkeit: „Avonex® ist das erste Medikament mit einem positiven Einfluß auf die primär chronische MS, die eine der aggressivsten Formen der Erkrankung ist."
Aber es handelte sich nur um eine kleine Pilotstudie, die auf zwei Jahre angelegt war und 50 Patienten umfaßte, die eine primär chronische MS hatten. Die Erkrankungsdauer betrug 2 bis 21 Jahre. Die Patienten wurden randomisiert und erhielten entweder einmal pro Woche Avonex® i.m. oder Plazebo. Keiner von den Avonex®-Patienten zeigte eine klinische Besserung, allerdings war auf den Kernspinbildern war eine signifikante Abnahme der Größe von MS-Läsionen nachweisbar. Das Ergebnis überzeugt keineswegs und bedarf der Bestätigung durch größere Studien.

Die Nebenwirkungen der Betainterferone
„Ich hoffe natürlich, daß mir das Medikament hilft," klagt eine Patientin. „Aber ich fühle mich schrecklich. Es ist, als hätte ich eine schwere Grippe. Die Glieder tun mir weh, ich habe Kopfschmerzen, fühle mich absolut erschöpft und kann mich kaum konzentrieren." Nach jeder Betaferon-Injektion bekommt sie Fieber und die oben beschriebenen Symptome, die sie stark beeinträchtigen. Wenn sie abklingen, ist es Zeit für die nächste Spritze.

---

* BMJ (1999),319:1529

Die grippeähnlichen Symptome nach der Gabe von Interferon sind vermutlich keine zufälligen Nebenwirkungen. Sie scheinen eng mit dem Wirkungsmechanismus der Substanz verknüpft zu sein, darum ist die Bezeichnung „Nebenwirkung" irreführend. Weiter oben hatten wir bereits darüber gesprochen, warum wir uns während einer Grippe so elend fühlen. Schuld an unserem miserablen Zustand sind die Zytokine, zu denen ja auch die Interferone gehören. Immerhin stellt im Falle einer Infektion unser Körper den Austragungsort einer Schlacht dar und wird von unserem Immunsystem in das Geschehen mit einbezogen.

Die Körpertemperatur wird auf einen Wert erhöht, der nicht für unser Befinden, aber für die Aufgaben der Lymphozyten optimal ist, wichtige Energiequellen werden mobilisiert und in den Dienst der kämpfenden Truppe gestellt, fehlen dann aber natürlich an anderen Stellen und machen, daß wir uns rasch erschöpft fühlen usw.. Etwas überspitzt könnte man sagen, je heftiger diese Art von „Nebenwirkungen" ist, desto besser ist die Hauptwirkung.

Daß die Nebenwirkungen durch die Einnahme 2-4 Tabletten Ibuprofen oder Paracetamol gemildert werden können, wird von vielen Patienten bestätigt, kann aber keine Dauerlösung sein, da bei langdauernder Einnahme u.a. Nierenschäden zu befürchten sind.

Tabelle 15: Die Nebenwirkungen von Interferon beta-1b

1. grippeähnliche Symptome (Fieber, Kopf-, Muskel-, Gliederschmerzen begleitet von Müdigkeit und einem allgemeinen Krankheitsgefühl);
2. lokale Reaktionen an der Einstichstelle, die bei der Hälfte der Patienten über den gesamten Behandlungszeitraum auftreten können
3. Blutveränderungen wie eine Abnahme der weißen Blutkörperchen, Erhöhung der Leberwerte, Verminderung der Blutplättchen;
4. Herzrhythmusstörungen;
5. Menstruationsstörungen;
6. Während der Behandlung ist eine Schwangerschaft zu verhüten.
7. Psychosen oder frühere Selbstmordversuche sind eine Gegenanzeige.

Wer kommt für eine Betainterferon-Therapie in Frage?

Nach den Richtlinien der Amerikanischen Neurologischen Gesellschaft (AAN) aus dem Jahr 1994 ist eine Betainterferontherapie unter folgenden Bedingungen angezeigt:

- Klinisch sichere MS vom schubförmigen Verlaufstyp
- Aktiver Krankheitsverlauf mit mindestens zwei beeinträchtigenden Schüben in den letzten beiden Jahren oder Auftreten eines schweren Krankheitsschubes mit schlechter Rückbildungstendenz.
- Erhaltene Gehfähigkeit.
- Bereitschaft, eine zuverlässige Kontrazeption durchzuführen.

Eine Therapie sollte abgebrochen werden, wenn eine drei- bis sechsmonatige Progression vorliegt oder die Schubrate innerhalb eines Jahres nicht zurückgeht.

Die neuen Empfehlungen der National Multiple Sclerosis Society (2000) haben sich schon deutlich geändert. Patienten mit klinisch sicherer MS sollen mit Betainterferonen behandelt werden, wenn ein schubförmiger oder sekundär progredienter Verlauf mit überlagerten Schüben vorliegt. Es wird keine Einschränkung mehr gemacht bezüglich der vorangegangenen Schubzahl, dem Alter oder der Gehfähigkeit. Die Behandlung soll so früh wie möglich beginnen. Die Therapie soll abgebrochen werden, wenn kein klarer Vorteil zu erkennen ist oder nicht tolerable Nebenwirkungen auftreten.

In einem Konsensus-Papier hat eine Gruppe deutscher, schweizerischer und österreichischer Neurologen 1999 Empfehlungen zur Therapie der MS mit immunmodulatorischen Substanzen ausgesprochen. In ihm wird zwar ein möglichst frühzeitiger Therapiebeginn empfohlen, im übrigen jedoch die Richtlinien der AAN beibehalten.

Betainterferone - Für und wider

Wie bei der Cortison-Therapie ist der Nutzen dieser neuen Medikamente umstritten. Die einen glauben, daß endlich ein Durchbruch in der MS-Therapie erzielt worden sei, die anderen stehen den Ergebnissen der wissenschaftlichen Studien skeptisch gegenüber, halten sie für wenig überzeugend und den etwaigen Nutzen durch die Nebenwirkungen zu teuer erkauft. Ihre Haupteinwände sind: 1. Alle Betainterferon-Studien sind keine wirklichen Doppelblindstudien gewesen, da die meisten Patienten aufgrund der Nebenwirkungen gemerkt haben, ob sie das richtige Medikament oder ein Plazebo bekamen. Deshalb sei von einem Riesenplazeboeffekt auszugehen; 2. Die Studien wurden

nicht von unabhängigen Stellen finanziert und ausgewertet, sondern von den Firmen, die an einem positiven Ergebnis interessiert waren; und 3. Es muß vermutet werden, daß die Betainterferone durch die Antikörperbildung im Laufe der Zeit unwirksam werden.
Besonders umstritten ist die Empfehlung, mit den neuen Therapien möglichst frühzeitig, also am besten gleich nach dem ersten Schub zu beginnen. Hierbei spielt die überholte Auffassung eine Rolle, die MS sei eine Erkrankung, die unerbittlich fortschreite und über kurz oder lang zu Rollstuhlabhängigkeit und Pflegebedürftigkeit führe. Darum müsse sie so früh wie möglich gebremst werden.
Dies Fehleinschätzung ist historisch bedingt (siehe Kapitel 8) und hat etwas damit zu tun, daß die Diagnose noch vor wenigen Jahrzehnten außerordentlich schwierig war. Seit der Einführung der Kernspintomographie werden jedoch immer häufiger leichte und leichteste Verlaufsformen gefunden, die sich früher jedem Nachweis entzogen hätten. MS-Spezialisten schätzen, daß 50% der MS-Erkrankungen asymptomatisch, also klinisch unbemerkt verlaufen.
Viele Ärzte sind deshalb der Ansicht, daß eine Behandlung gleich nach dem ersten Schub bei einer großen Zahl der Betroffenen überflüssig sein würde, da die Krankheit auch ohne Medikamente einen günstigen Verlauf nehmen würde. Wegen der doch erheblichen Nebenwirkungen müsse die Indikation in jedem Einzelfall sorgfältig erwogen werden. Wie das aussehen könnte, möchte ich Ihnen an zwei Beispielen erläutern.

> *Fall 34*: Eine 37jährige Lehrerin hat seit 12 Jahren eine MS. Sie berichtet, daß sie im letzten Jahr sechs und in diesem Jahr bereits fünf Schübe erlitten habe. Sie ist leicht gehbehindert, die Gehstrecke beträgt ca. 1 km. Auf die Frage, wie genau sich die letzten Schübe bemerkbar gemacht hätten, berichtet sie, eigentlich sei es immer dasselbe: Es beginne damit, daß sie Gefühlsstörungen im rechten Bein bekomme. Gleichzeitig werde es schwer wie Blei und außerdem verspüre sie ein Druckgefühl unterhalb des rechten Rippenbogens. Es stellt sich heraus, daß ihre MS auch mit derselben Symptomatik begonnen hat. Die Kernspintomographie zeigt nur einen einzigen Herd im Rückenmark. Ihre Neurologin drängt sie, eine Behandlung mit Betainterferonen zu beginnen.

Man könnte meinen, daß die Häufigkeit der Schübe ein eindeutiges Kriterium für den Beginn einer Betainterferon-Therapie sei. Aber es fällt auf, daß sie immer wieder dieselben Symptome hat. Auch zeigt

eine Kontrolle der Kernspintomographie, daß keine neuen Herde hinzugetreten sind.
Wie ich bereits ausgeführt habe (siehe S. 93), ist es von größter Bedeutung, „echte“ Schübe, also neue, vorher nicht bekannte Symptome, die ein sicherer Hinweis dafür sind, daß sich zusätzliche Herde gebildet haben, von dem Wiederaufflackern altbekannter Symptome zu unterscheiden. Nur langsam setzt sich die Einsicht durch, daß eine strikte Trennung notwendig ist, denn Schübe mit neuen Herden sind natürlich ungünstiger als ein alter Herd, der (möglicherweise als Folge einer Cortisonbehandlung) nicht zur Ruhe kommt. Trotz der scheinbar hohen Schubrate kommt also im vorliegenden Fall eine Betainterferon-Behandlung nicht in Frage, weil die Krankheitsaktivität gering ist.

Fall 35: Bei einer 28jährigen Bankangestellten ist seit zwei Jahren eine MS bekannt. Jetzt hat sie nach einem Indienaufenthalt einen zweiten Schub erlitten, nachdem sie an einer anstrengenden Bergwanderung in Katmandu teilgenommen hatte. Vorher hatte sie sich gegen Hepatitis B impfen lassen. Sie wollte sich und ihrem Freund zeigen, daß ihr die MS nichts anhaben könne. Im Krankenhaus habe ihr der Chefarzt im Beisein von ihrem Freund gesagt, wenn sie sich nicht mit Betainterferonen behandeln lasse, müsse sie damit rechnen, daß die Krankheit weiter fortschreite.

Ich bin anderer Ansicht. Die Patientin hat sich unvernünftig verhalten. Sie hat den zweiten Schub geradezu provoziert, indem sie nicht nur in ein Land mit hohen Temperaturen gereist ist, sondern sich auch noch zusätzlich einer immensen körperlichen Strapaze unterzogen hat. Außerdem ist zu überlegen, ob man als MS-Betroffener nicht lieber auf Auslandsreisen, die eines Impfschutzes bedürfen, verzichten soll. Hier steht also eine Vermeidung auslösender Faktoren vor einer medikamentösen Behandlung.
Eine große Hilfe in der verwirrenden und widersprüchlichen Literatur über die MS sind die Übersichtsartikel, die in unregelmäßigen Abständen im New England Journal of Medicine erscheinen. Es ist die medizinische Fachzeitschrift, die weltweit Maßstäbe setzt. Im September 2000 ist ein aktueller Übersichtsartikel über die MS erschienen. Der Verfasser ist der angesehene MS-Experte John Noseworthy von der Mayo-Klinik in Rochester. Ich zitiere aus dem Abschnitt zur Therapie der MS: „Alle Betainterferone sind teuer und haben vielfache Nebenwirkungen. Ihre Langzeitwirkung ist nicht bewiesen und neue Studien beschäftigen sich kritisch mit der Kosten-Nutzen-Relation dieser Substanzen. Daten zur Langzeitwirkung und Sicherheit der Medikamente

fehlen. Die Begeisterung für diese Behandlungsarten, egal ob sie gleich nach Diagnosestellung oder im weiteren Verlauf eingeleitet wurden, wird gedämpft bei der enttäuschenden Realität, daß die meisten Patienten trotz der Behandlung weiter Schübe haben und schließlich zunehmend behindert werden."

Wenn man unsicher ist, könnte man sich dann die Betainterferone nicht probehalber spritzen?

Die Entscheidung, ob man sich alle zwei Tage bzw. jede Woche spritzen und die Nebenwirkungen in Kauf nehmen will, ohne vorher wissen zu können, ob das Medikament anschlägt oder nicht, ist also schwierig. Sie setzt ein ausführliches Gespräch mit Ihrem Arzt voraus, in dem sie beide zusammen das Für und Wider abwägen.

Vielleicht denkt der eine oder die andere: „Ich probiere das Medikament einfach einmal aus, und wenn es nicht hilft, kann ich es ja wieder absetzen." Aber wie wollen Sie entscheiden, ob es hilft oder nicht? Wenn Sie z.B. gleich nach dem ersten Schub mit der Behandlung anfangen, woran wollen sie die Wirkung messen? Nehmen wir an, Sie bekommen nach einem Jahr einen zweiten Schub, können Sie dann mit Sicherheit sagen, daß das Medikament nicht wirkt? Niemand weiß, ob der Schub nicht ohne Betainterferone schon nach einem halben Jahr aufgetreten wäre. Wenn man erst einmal mit der Therapie angefangen hat, ist man in einem Teufelskreis gefangen, weil man Angst hat, es wieder abzusetzen. Ich habe das oft genug erlebt, wie verunsichert die Patienten in den ersten Tagen und Wochen sind, wenn sie sich tatsächlich dazu durchgerungen haben. Es ist unendlich schwer. Jedes Schwanken im Befinden, ob es nun mit der MS oder den Betainterferonen zu tun hat oder nicht, gibt der Sorge Nahrung, durch das Absetzen einen neuen Schub provoziert zu haben. Dazu kommt der Druck der Umgebung, die bei jeder noch so geringen Schwankung allzu leicht geneigt sind zu sagen: „Du bist selbst Schuld. Wie konntest du das Medikament nur absetzen!"

Und noch etwas ist zu bedenken. Es wird immer der Eindruck erweckt, das Schlimmste, was passieren könnte, ist, daß das Medikament nicht wirkt. Das stimmt einfach nicht. Durch die Behandlung kann sich Ihre MS, die bislang gutartig verlaufen ist, sogar verschlechtern - ein Risiko, das man nicht unterschätzen sollte. Als grobe Orientierung ist die 1/6-2/3-1/6-Regel hilfreich: 1/6 der Patienten, die sich mit den Betainterferonen behandeln lassen, schwören darauf, daß ihnen das Medikament hilft, 1/6 setzen es wieder ab, weil sie die Nebenwirkungen nicht ertragen oder weil sich ihre MS verschlimmert, und 2/3 wissen nicht, ob das Medikament wirkt oder nicht.

Wann sollte man sich zur Betainterferon-Therapie entschließen?
Wie man zu den Betainterferonen steht, beruht nicht nur auf dem Kenntnisstand, also darauf, ob ein Arzt sich besser in der wissenschaftlichen Literatur auskennt als der andere, sondern ganz wesentlich auf unbewußten Vorentscheidungen, z.B. ob er die Natur für niedrig und korrekturbedürftig hält oder in ihr seinen Lehrmeister sieht, und ob er eher dazu neigt, alles Neue auszuprobieren oder erst einmal vorsichtig abwartet. Wer wie ich aus einer homöopathisch eingestellten Familie kommt, ist zurückhaltend allen nebenwirkungsreichen Therapien gegenüber, wenn die Erfolgschancen nicht offen auf der Hand liegen. Anfänglich habe ich mir viel von den Betainterferonen versprochen, jetzt bin ich eher ein enttäuschter Liebhaber. In bestimmten Fällen würde aber auch ich eine Therapie mit Betainterferonen erwägen. Ich möchte drei Beispiele nennen:
1. Jemand erleidet zwei Schübe innerhalb eines Jahres. Es handelt sich dabei um „echte" Schübe und keine schubartigen Verschlechterungen. Sie sind aus heiterem Himmel aufgetreten, also nicht durch faßbare Belastungen ausgelöst worden.
2. Auch nach dem ersten Schub kann eine Betainterferon-Therapie sinnvoll sein, aber die Indikation muß sehr streng gestellt werden. Folgende Kriterien sind zu berücksichtigen: Sind viele oder wenige Herde im Kernspintomogramm nachweisbar? Sind „schwarze Löcher" vorhanden? Ist der Schub in einer Belastungssituation aufgetreten?
3. Eine frühzeitige Behandlung beim primär chronischen Verlauf muß eingehend diskutiert werden. Wenn der Patient auf einer Behandlung besteht, darf sie ihm nicht vorenthalten werden, aber ich habe große Zweifel, daß sie tatsächlich nützt.

Betaferon®, Avonex® oder Rebif®?
Für Betainterferon-1b (Betaferon®) spricht, daß eine gewisse Wirksamkeit auch für den sekundär chronischen Verlauf gezeigt werden konnte. Für die Betainterferone-1a spricht, daß sie humanidentisch sind. Deshalb ist rein theoretisch von einer geringeren Antikörperbildung auszugehen.
Unter den Betainterferonen-1a spricht für Avonex®, daß es nur einmal die Woche gespitzt werden muß, dagegen spricht, daß es intramuskulär injiziert werden muß. Die Firma Serono, die das andere Betainterferon-

1a, das Rebif®, herstellt, behauptet, das Konkurrenzpräparat Avonex® sei zu niedrig dosiert und durch die Gabe einmal wöchentlich werde kein kontinuierlicher Wirkspiegel erreicht. Ob das nun stimmt oder nicht, rein praktisch hat das folgende Konsequenz: Wenn man mit Avonex® beginnt, und es wirkt nicht, wird man unter der Annahme, vielleicht sei es unterdosiert, auf Rebif® umsteigen. In dieser unklaren Situation scheint es mir sinnvoller zu sein, gleich mit Rebif® anzufangen.

2. Glatirameracetat (Copaxone®)

Der zweite Hoffnungsträger neben den Betainterferonen ist das Glatirameracetat, das unter dem Namen Copaxone® kurz vor der Zulassung in Deutschland steht. Man geht davon aus, daß T-Lymphozyten auf eine bestimmte Anordnung von vier Aminosäuren im basischen Myelinprotein (BMP) „allergisch" reagieren. Nun ist es technisch sehr schwierig, diese vier Aminosäuren in genau der richtigen Reihenfolge aneinanderzuketten. Darum läßt man sie in einem Reagenzglas zufällig miteinander reagieren. Dieses Gemisch aus künstlichen Eiweißen hat man Glatirameracetat (=**G**lutaminsäure-**L**ysin-**A**lanin-**Tyr**osin-Acetat) genannt.

Als man sie Schimpansen ins Gehirn spritzte, erwartete man, daß sie eine EAE bekommen würden, aber nichts dergleichen geschah. Im Gegenteil, bei allen Tieren, die Glatirameracetat bekommen hatten, war es nicht mehr möglich, auf die herkömmliche Art eine EAE zu erzeugen. Man hatte also, ohne es zu wollen, einen Stoff hergestellt, der vor einer EAE schützte. Die Hoffnung war nun, er könne auch vor einer MS schützen.

Der genaue Wirkungsmechanismus ist nicht bekannt, aber Glatirameracetat lenkt möglicherweise die Lymphozyten davon ab, das Myelin anzugreifen. Zwei große Studien, die in den letzten Jahren veröffentlicht wurden, zeigten, daß Copaxone® wie die Betainterferone die Schubrate um ein Drittel senkt[*] und auch auf die kernspintomographischen Veränderungen einen ähnlichen Effekt hat.[**]

---

[*] Johnson KP et al. Neurology 1995; 45:1268-76

[**] Copaxone MRI Study Group. Neurology 1999;52:Suppl 2:A289

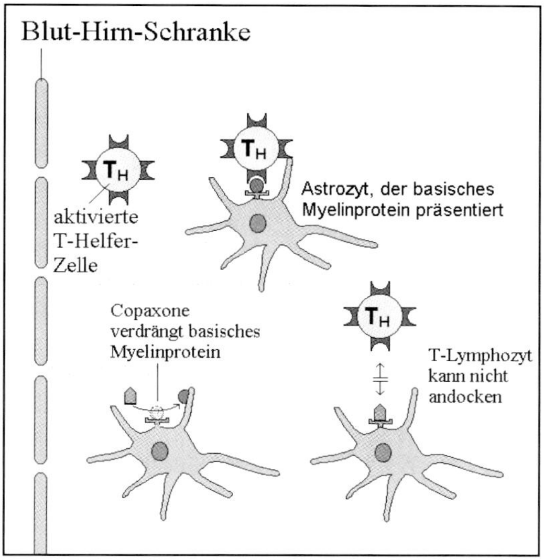

Abbildung 44: Hypothetischer Mechanismus von Glatirameracetat (Copaxone®). Astrozyten bieten basisches Myelinprotein wie auf einem Tablett an und stimulieren damit T-Lymphozyten, die gegen Myelin gerichtet sind. Copaxone® verdrängt basisches Myelinprotein vom „Präsentierteller".

Copaxone® wird einmal täglich unter die Haut gespritzt. Die Nebenwirkungen sollen bis auf leichte Hautrötungen an der Injektionsstelle minimal sein. Grippeähnliche Symptome treten nicht auf. Gleich nach der Injektion kann es zu einer kurzen Episode von Atemnot und einem Druckgefühl über dem Herzen kommen.

Ist Glatirameracetat eine echte Alternative zu den Betainterferonen?
Der Vorteil des Glatirameracetats sind die geringeren Nebenwirkungen. Ihm stehen zwei Nachteile gegenüber. Die Wirkung von Glatirameracetat ist vor allem für den progredienten Verlauf nicht so gut gesichert wie für die Betainterferone. Der andere Einwand ist, daß es sich beim Glatirameracetat nicht um eine wohldefinierte Substanz, sondern um ein „wildes Gemisch" von Proteinen handelt. Ist es wirklich auszuschließen, daß dabei zufällig auch Proteine entstehen, die genau das tun, wozu die Substanz primär entwickelt wurde, nämlich eine EAE bzw. eine MS zu provozieren?

3. Immunglobuline

Die dritte und letzte aktuelle Neuentwicklung sind die Immunglobuline. 1997 wurde in einer österreichischen Studie gefunden, daß die Schubrate in der Immunglobulingruppe um 59% reduziert wurde und daß die Behinderung auf der Kurtzke-Skala nach zwei Jahren von anfänglich 3,3 auf 3,1 gesunken war, während er in der Plazebogruppe von 3,4 auf 3,5 angestiegen war.* Kernspintomographische Untersuchungen wurden nicht durchgeführt. Noch bedenklicher ist, daß der behandelnde Arzt wußte, wer Immunglobuline bekam, und der Arzt war, der entschied, wer einen Schub hatte und wer nicht. Andere Studien konnten die positiven Resultate denn auch nicht nicht bestätigen.

Falls die Immunglobuline tatsächlich einen günstigen Einfluss auf die MS nehmen sollten, bleibt der Wirkungsmechanismus unklar. Es besteht die vage Vermutung, Immunglobuline könnten die Remyelinisierung, also die Neuummantelung von Nervenfasern mit Myelin, fördern.

Ob die vorliegenden Studien einen Therapieversuch mit Immunglobulinen rechtfertigen (Therapiekosten ca. 20.000 bis 40.000 DM/Jahr), muss zur Zeit noch mit einem dicken Fragezeichen versehen werden. Auf jeden Fall sollte das Ergebnis einer Doppelblindstudie abgewartet werden, die zur Zeit von der Neurologischen Klinik der Ruhr-Universität mit ca. 200 MS-Patienten durchgeführt werden, die einen primär oder sekundär chronischen Verlauf haben (einmal pro Monat 0,4 g pro Kilogramm Körpergewicht).

4. Zytostatika

Mit den Zytostatika kommen wir zu einer Medikamentengruppe, die nur in besonders verzweifelten Fällen zur Anwendung gelangen sollte.

Azathioprin (Imurek®)

Azathioprin ist ein Krebsmittel (Zytostatikum) und hemmt die Zellteilung. Seine Wirkung ist leider nicht auf Krebszellen beschränkt und betrifft *alle* Zellen. Bis 1988 existierten nur 3 Doppelblindstudien. Alle wiesen nur eine geringe Patientenzahl auf, und in keiner von ihnen wurde die Behandlung länger als 2 Jahre durchgeführt. Die Ergebnisse konnten keinen statistisch signifikanten Effekt nachweisen.

* Fazekas et al. Lancet 1997; 349:589-93.

Mit Spannung wurde das Ergebnis einer großen kontrollierten Doppelblindstudie erwartet. Es wurde 1988 im Lancet veröffentlicht.* Das Resultat war enttäuschend: Die Autoren konnten nicht mehr als einen „milden therapeutischen Effekt“ nachweisen. Weder das Fortschreiten der Erkrankung noch die Schubrate konnten statistisch signifikant beeinflußt werden. Auch eine Metaanalyse (Gesamtauswertung aller kontrollierter Studien zur Wirkung von Azathioprin) zeigte nur eine diskrete Verminderung der Schubhäufigkeit, die erst im 2. - 3. Therapiejahr deutlich wurde und nur einen fraglichen Einfluß auf das Fortschreiten der Erkrankung hatte.**

Tabelle 16: Das Wichtigste zur Therapie mit Azathioprin

- Azathioprin sollte - wenn überhaupt - nur bei schubförmigem Verlauf mit stufenweiser Verschlechterung eingesetzt werden.
- Die Nebenwirkungen (Zunahme der Infektanfälligkeit, Blutbildveränderungen, Magen-Darm-Störungen, Leberschäden) können erheblich sein. Kontrollen des Blutbildes und der Leberwerte sind anfänglich wöchentlich, später im zweimonatigen Abstand erforderlich.
- Da Azathioprin in Tierversuchen mit einer erhöhten Mißbildungsrate einhergeht, ist unter der Einnahme sowohl für Frauen als auch für Männer eine zuverlässige Empfängnisverhütung erforderlich.
- Nach jahrelanger Einnahme ist vermutlich das Krebsrisiko erhöht.
- Nach abruptem Absetzen der Therapie ist eine Schubhäufung möglich.

Mitoxantron

Mitoxantron (Novatron®) ist wie Azathioprin ein Krebsmittel. Es verhindert die Zellteilung, indem es die DNS-Stränge miteinander verklebt. Es schädigt alle sich rasch teilenden Zellen, also auch die Lymphozyten, und hat deshalb neben der zytotstatischen auch eine immunsuppressive Wirkung. Mitoxantron ist seit Oktober 2000 in den Vereinigten Staaten für Patienten mit sekundär progredienter MS zugelassen.

---

* British and Dutch Multiple Sclerosis Azathioprine Trial Group. Lancet 1988; II: 179-83.

** Yudkin PL et al. Lancet 1991; 338:1051-55.

Grundlage für diese Entscheidung war die MIMS-Studie.* Bei 194 Patienten mit sekundär chronisch progredienter MS wurde in einer Dreiarmstudie Mitoxantron eingesetzt. Die Patienten erhielten Plazebo, Mitoxantron 12 mg/m² Körperoberfläche oder 5 mg/m² alle 3 Monate. Nach 24 Monaten hatte sich der durchschnittliche EDSS-Grad in der Plazebogruppe um 0.23 verschlechtert, während in der 5-mg-Gruppe eine Verbesserung um 0.23 und in der 12-mg-Gruppe um 0.13 eingetreten war. In der Plazebogruppe schritt die Behinderung bei 19% fort, in der 5-mg-Gruppe bei 9% und in der 12-mg-Gruppe bei 7%.
Für die Mitoxantron-Therapie spricht: 1. Mitoxantron ist neben Betainterferon-1b (Betaferon®) die einzige Substanz, deren (wenn auch geringe) Wirksamkeit bei der sekundär progredienten MS in einer großen Studie belegt wurde; 2. Die Substanz ist gut erforscht wegen ihres bisherigen Einsatzes in der Krebsbehandlung; 3. Die Behandlung muss nur einmal in 3 Monaten durchgeführt werden.
Auf der anderen Seite stehen erhebliche Nachteile. Die Therapie mit Mitoxantron erfordert engmaschige Überwachung, denn als Zytostatikum schädigt es die Blutbildung im Knochenmark. Übelkeit, Erbrechen , Haarausfall und Menstruationsstörungen kommen häufig vor. Am meisten gefürchtet ist Kardiotoxizität, also die Schädigung der Herzmuskulatur mit Herzschwäche. Das Risiko steigt mit der Gesamtdosis, die 120 mg/m² nicht überschreiten darf. Noch im November 2000 kam das unabhängige Arznei-telegramm zu dem Fazit: „Wegen unzureichender Nutzen-Dokumentation und lebensbedrohlichen Risiken raten wir derzeit vom Gebrauch des Zytostatikums Mitoxantron (NOVANTRON u.a.) bei Multipler Sklerose (hierzulande nicht zugelassene Indikation) außerhalb klinischer Studien ab.“

Cyclophosphamid (Endoxan®)

Jeder Arzt, der mit MS zu tun hat, kennt das schreckliche Gefühl der Hilflosigkeit, wenn er einem der hochaggressiven Krankheitsverläufe gegenüber steht. Nach Friedrich Schiller denkt man vielleicht: „Alles zu retten, muss alles gewagt werden. Ein verzweifeltes Übel will eine verwegene Arznei!“ Ich habe früher auch junge Patienten, die innerhalb von wenigen Wochen schwerste Ausfälle durch die MS erlitten, mit Endoxan® behandelt. Die Nebenwirkungen waren außerordentlich belastend, Erfolge habe ich nicht gesehen. Es gibt auch keine wissen-

---

* H. P. Hartung und die MIMS-Study Group, Multiple Sclerosis 1998; 4: 325.

schaftlichen Studien, welche die Wirksamkeit von Endoxan® beweisen. Einige wenige Patienten sagen, ihre Krankheit sei durch Endoxan® zum Stillstand gekommen. Ich will das nicht bestreiten, kann das aber, wie gesagt, aus eigener Erfahrung nicht bestätigen. Es gibt genauso viel Patienten, die darauf schwören, ihnen hätte eine Therapie mit Schlangentoxinen oder eine Entfernung von Amalgam geholfen.

Was ist die immunmodulatorische Stufentherapie?

Sie faßt das Vorstehende zusammen, indem sie je nach Aggressivität der MS die Aggressivität der Behandlung in drei Stufen unterscheidet. Das Mittel der Wahl der ersten Stufe sind die Betainterferone; erst in zweiter Linie kommen Glatirameracetat, intravenöse Immunglobuline und Azathioprin in Frage. Wenn die Krankheit durch die Mittel der ersten Stufe nicht zu bremsen ist, werden als zweite Stufe Mitoxantron und als letzter verzweifelter Versuch Cyclophosphamid empfohlen.

Die Chancen der Gentechnologie

Bei der Gentechnik handelt es sich um eine gezielte Veränderung eines Organismus durch einen Eingriff in dessen Erbmaterial. Welchen therapeutischen Nutzen könnte das haben? Zwei Anwendungen liegen auf der Hand. Zum einen können Bakterien dazu gebracht werden, wichtige Stoffe, wie z.B. Insulin oder Betainterferone herzustellen - so wie Kühe Milch erzeugen. Das Prinzip ist einfach, man braucht lediglich zwei Enzyme, die sich wie Schere und Kleber verhalten, und ein Bakterium. Das Scheren-Enzym wird darauf abgerichtet, einen Chromosomenabschnitt, der für die Bildung von Betainterferonen verantwortlich, auszuschneiden. Dieses Gen wird dann in eine Bakterienzelle verfrachtet. Bakterien haben die Besonderheit, daß sich ihre Erbanlagen nicht nur im Zellkern befinden, sondern zusätzlich ringförmige Strukturen im Zelleib, die sog. Plasmide, bilden. Dieser Ring kann aufgeschnitten werden, der eingeschleuste Genabschnitt wird eingefügt und die Enden durch das Klebe-Enzym wieder miteinander verbunden.
Damit hat das Bakterium eine neue Eigenschaft bekommen, nämlich Betainterferone herzustellen, und diese überträgt sie bei jeder Teilung auf Kinder und Kindeskinder, so daß schließlich ein riesiges Heer von Betainterferon-Produzenten zur Verfügung steht.

Eine zweite Möglichkeit besteht darin, eine befruchtete Eizelle genau in dem Augenblick zu trennen, nachdem sie sich zum ersten Mal geteilt hat. Dadurch gewinnt man zwei Zellen mit identischem Erbmaterial. Die eine lässt man sich zu einem normalen Kind entwickeln, die andere wird eingefroren. Bekommt nun der erwachsene Mensch irgendwann einmal in seinem Leben eine schwere Erkrankung, die seine Nieren zerstört, kann man die Kopie seiner Ursprungszelle auftauen und sie dazu bringen, sich bis zu dem Stadium zu entwickeln, bis die Nieren ausreichend groß sind, um transplantiert zu werden.

Gentherapie
Für die MS kommen beide Möglichkeiten nicht in Betracht. Erwogen wird etwas anderes, die *Gentherapie*. Dabei werden Viren als Vehikel benutzt, um gesunde Gene in Zellen einzuschleusen, wo sie „kranke" Gene ersetzen. Auch dieses Verfahren kommt vermutlich für die MS nicht in Frage, weil sich die Anlage für diese Erkrankung nicht auf einem sondern auf mehreren Genen befinden.

Implantation embryonaler Stammzellen
In jüngster Zeit ist vermutet worden, die anfänglich gut ausgebildete Rückbildungsfähigkeit von Schüben habe etwas damit zu tun, daß geschädigte Oligodendrozyten aus einem Pool von Vorläuferzellen ersetzt werden können, daß dieser sich aber im Laufe der Zeit erschöpfe. Deshalb setzt man große Hoffnungen auf die *Implantation embryonaler Stammzellen*, also von Vorstufen von Zellen, die Myelin bilden. Im Tierexperiment hat man solche Zellen in MS-ähnliche Narben gebracht. Zum Teil entwickelten sich tatsächlich myelinbildende Oligodendrozyten, aber der Nachteil war, daß sich aus dem anderen Teil Astrozyten bildeten, welche die Narbenbildung verstärkten und zu einer Verschlimmerung der Ausfälle führten. Es hat sich gezeigt, daß sich diese Therapie auch bei der Parkinsonschen Krankheit, für die sie primär entwickelt worden war, nicht bewährt hat.

Monoklonale Antikörper
Aussichtsreicher erscheinen Therapieversuche mit *monoklonalen Antikörpern*. Antikörper werden von B-Lymphozyten produziert, um körperfremde Substanzen zu vernichten. Monoklonale Antikörper werden künstlich hergestellt. Sie sollen in der Lage sein, einen ganz bestimmten Zelltyp anzugreifen: T-Helfer-Zellen, die gegen Myelin gerichtet sind. Was ist der Vorteil? Die Selektivität, denn alle anderen Zellen

des Immunsystems, die erforderlich sind, uns gegen Infektionen und gefährliche Fremdstoffe zu schützen, blieben intakt. Die Methode, solche spezifischen Antikörper herzustellen, arbeitet mit Tumorzellen, die ja die Eigenschaft haben, sich besonders rasch zu teilen. Hierzu werden B-Lymphozyten mit Tumorzellen verschmolzen. Wenn man eine solche verschmolzene Tumorzelle klont, also identisch reproduziert, erhält man monoklonale Antikörper.

Fazit: 12 Leitsätze zur medikamentösen Behandlung der MS

- Was bei vielen Krankheiten gilt, je früher man sie behandelt, desto besser heilen sie aus, gilt bei der Cortisontherapie der MS nicht. Man sollte es mit Cortison so handhaben, wie es die Amerikaner tun: Sie warten erst einmal ab, ob es sich um einen leichten Schub handelt, der sich von allein wieder zurückbildet. Handelt es sich jedoch um einen Schub mit beeinträchtigenden Symptomen oder um Ausfälle, die über mehr als sieben Tage langsam fortschreiten. dann sollte man sich trotz aller Bedenken für Cortison (500mg Methylprednisolon als Infusion über 3-5 Tage) entscheiden.
- Die sog. Intervalltherapie mit Cortison (regelmäßig alle 3 Monate eine dreitägige hochdosierte Infusionstherapie, unabhängig davon, ob Schübe auftreten oder nicht), ist ungesichert und wenig begründet. Bei einer häufigen und hochdosierten Anwendung besteht die Gefahr einer Osteoporose.
- Eine Dauertherapie mit kleinen Dosen von Cortison ist nicht wirksam und wegen der Nebenwirkungen abzulehnen.
- Ein frühzeitiger Behandlungsbeginn mit Betainterferonen ist nur in Ausnahmefällen gerechtfertigt, da die MS in vielen Fällen auch ohne medikamentöse Behandlung einen günstigen Verlauf nimmt. Durch Antikörperbildung ist mit einem Wirkungsverlust zu rechnen, so daß man evtl. sein Pulver zu früh verschießt.
- Eine Betainterferon-Therapie ist als Dauertherapie angelegt. Sie ist vor allem bei jungen Frauen mit Kinderwunsch gut zu überlegen, da sie unter der Behandlung nicht schwanger werden dürfen.
- Eines der wichtigsten Kriterien, wie eine MS behandelt werden sollte, ist, ob sie aus heiterem Himmel oder in einer schweren Belastungssituation aufgetreten ist. Regel: *Wenn die MS durch die Lebensverhältnisse beeinflußt wird, dann ist die Wahrscheinlichkeit groß, sie durch eine Änderung der Lebensverhältnisse in den Griff*

zu bekommen. In diesen Fällen steht eine medikamentöse Behandlung erst an zweiter Stelle.

- Wenn man sich für eine Therapie mit Betainterferonen entscheidet, spricht zur Zeit einiges dafür, dem Rebif® den Vorzug zu geben, weil es sich a) um das humanidentische Betainterferon-1a handelt und weil sich b) der Verdacht nicht ganz von der Hand weisen läßt, daß das Konkurrenzpräparat Avonex® nicht ausreichend dosiert sein könnte.
- Wegen der geringeren Nebenwirkungen könnte ein Behandlungsbeginn mit Glatirameracetat (Copaxone®) erwogen werden. Nicht auszuschließen ist jedoch, ob dieses Präparat nicht bei längerer Anwendung sogar die „Allergisierung" von Lymphozyten gegen Myelin fördern kann.
- Die Behandlung mit intravenösen Immunglobulinen ist zwar nebenwirkungsarm, aber die Wirkung ist sehr fraglich. Die jährlichen Kosten von 20.000 DM und mehr sind zur Zeit kaum zu rechtfertigen.
- Eine immunmodulatorische Therapie (Betainterferone, Glatirameracetat und Immunglobuline) sollte nur dann erwogen werden, wenn es sich um eine aggressive Verlaufsform handelt. Hierbei sollten die Zahl der Herde, die Art der Herde (black holes) und die auslösende Situation berücksichtigt werden. Schubartige Verschlechterungen mit vollständiger Rückbildung sind keine Indikation und strikt von „echten" Schüben zu unterscheiden.
- Eine Dauerbehandlung mit Azathioprin ist bei der fraglichen Wirksamkeit bedenklich wegen der zumindestens theoretisch bestehenden Gefahr einer erhöhten Krebsrate.
- Zytostatika sollten nur in verzweifelten Fällen zum Einsatz kommen. Es gibt keine hinreichenden wissenschaftlichen Beweise, daß sie das Fortschreiten der Behinderung aufhalten.

13 Natürliche MS-Therapien

„Wissenschaftler können dir die Sicherheit deiner Diagnose auf zwei Stellen nach dem Komma genau ausrechnen, aber sie taugen nicht für die Therapie. Laß dir die Diagnose an der Universität stellen, aber gehe zu einem Wunderheiler, um dich behandeln zu lassen.“ Das hört man nicht selten. Auf eine geheimnisvolle Weise ist den Ärzten die Kraft zu heilen abhanden gekommen. Woran mag das liegen? Je genauer wir über eine Krankheit Bescheid wissen, je besser wir über sie informiert sind, desto abstrakter wird sie, gewinnt eine eigene Existenz unabhängig vom Menschen, der sie trägt, und wird unversehens zu einer Anomalität in einer komplizierten biochemischen Reaktionskette. Und so wenden sich immer mehr Menschen von der Schulmedizin ab und suchen Rat und Hilfe bei alternativen Heilmethoden. Für die Universitätsmedizin ist „alternativ“ in etwa gleichzusetzen mit unwissenschaftlich und unseriös. Einige Ärzte versuchen jedoch nach dem Vorbild von August Bier, Schulmedizin, Naturheilkunde und tradierte Verfahren (Homöopathie, Akupunktur) miteinander zu verbinden. Wenn dies mit einer psychosomatischen Sichtweise kombiniert wird, spricht man von Ganzheitsmedizin. Sie beruht auf 4 Grundprinzipien: 1. *Ganzheitlichkeit*: Zwischen Körper und Seele existiert ein kompliziertes Netz von Wechselbeziehungen. 2. *Einzigartigkeit*: Die Therapie soll individuell auf die Bedürfnisse des kranken Menschen abgestimmt sein. 3. Der Patient trägt die *Mitverantwortung* für seine Gesundung. 4. Es wird eine *Selbstheilungskraft* des Organismus angenommen, die mit Hilfe natürlicher Verfahren gefördert werden soll.

Entweder Schulmedizin oder Naturheilverfahren?

Von der naturwissenschaftlichen Medizin herkommend, habe ich Außenseitermethoden immer skeptisch gegenübergestanden. Ich dachte dabei an besenschwingende Hexen, Scharlatane und weltfremde Spekulierer. Meine Einstellung änderte sich durch einen scheinbar unbedeutenden Anlaß. Während eines Kongresses geriet ich mehr oder weniger zufällig in einen Vortrag, der mit der Homöopathie abrechnen wollte. Ich erinnere mich, als ob es heute gewesen wäre.

Die Veranstaltung fand in einem dunklen, eiskalten Hörsaal in einem alten Gebäude am Ende einer Seitengasse statt. Ich sehe noch die schweren Bänke und die Pfützen von geschmolzenem Schnee im Hauptgang vor mir und spüre den dumpfen Geruch von feuchten Mänteln. Den Vortrag hielt ein Professor aus Göttingen. Schon in seiner äußeren Erscheinung und seinem Benehmen, seiner kräftigen gedrungenen Gestalt, seinen scharfgeschnittenen Zügen und seiner schneidenden Stimme glich er mehr einem Priester als einem Arzt und Gelehrten. Er wandte sich mit Pathos gegen Scharlatanerie, romantische Naturverklärung und therapeutischen Nihilismus, machte sich über die Homöopathie und über die Signaturenlehre lustig und höhnte über Diät, Phantasiereisen und die Technikfeindlichkeit. Es sei eine ungeheuerliche ideologische Verblendung, mit der Natur blühende Wiesen, Bauern auf dem Felde und den Geruch wilder Kräuter zu verbinden und diese den Reagenzgläsern, Fabrikschloten und Abwässern der Chemie gegenüberzustellen. In unfairer Weise werde eine Verbindung geknüpft zwischen der Zerstörung der Umwelt und dem Einsatz der Chemie gegen Krankheiten. Die Natur sei nur in Rousseauschen Phantasien „gut“, ihr anderes Gesicht seien aber Sturmfluten, Erdbeben, Vulkanausbrüche und Seuchen. Und was die Psychosomatik anbelange, so möge sie gut sein für Menschen mit Neurosen oder eingebildeten Krankheiten. Nur habe sie dort nichts verloren, wo ernsthafte Krankheiten wie chronische Entzündungen oder Tumore vorlägen. Wer einem unheilbar kranken Menschen zu seiner Verzweiflung auch noch den Vorwurf aufbürde, selbst daran schuld zu sein, handele unmenschlich.

Das war der Tenor seiner Philippika, die mit großem Beifall bedacht wurde. In mir regte sich ein Unbehagen, aber ich traute mich nicht zu widersprechen. Da bat ein älterer Mann ums Wort. Er sprach langsam und bedächtig. Es möge wohl sein, daß sich die Homöopathie wissenschaftlich nicht begründen lasse, viele Ärzte Akupunktur betrieben, nicht weil sie davon etwas verstünden, sondern weil sich viel Geld damit verdienen lasse, und es werde sicher auch viel Leid erzeugt durch das Ungeschick von psychotherapeutisch orientierten Kollegen. Nur stehe es auf der anderen Seite nicht viel besser. Auch die etablierte Medizin sei nicht frei von Schwächen. Zunächst sei da einmal die Medikamentenflut. Allein in Deutschland seien mehr als 50.000 Arzneimittel auf dem Markt. Nach nüchterner Einschätzung seien weniger als 5.000 hilfreich, und auch diese bestünden nur aus Kombinationen von etwa 500 Wirkstoffen. Trotzdem kämen jährlich Tausende hinzu, während Tausende auch wieder verschwänden. Seien wirklich alle notwendig, oder hätten sich die Interessen eines großen Industriezweiges verselbständigt? Besonders gefährlich sei unsere Unbedenklichkeit im Umgang mit Antibiotika. Müßten wir uns nicht den Vorwurf machen, daß wir die Abwehrkraft der Menschen immer mehr schwächten, während wir gleichzeitig die Aggressivität der Erreger ständig erhöhten, indem wir bei jedem Fieber, jedem Blaseninfekt Penicillin verordneten? Ein zweiter Kritikpunkt richte sich gegen die Chirurgie. Werde nicht zuviel operiert und durchaus nicht immer, weil es dem Patienten nutze, sondern doch wohl auch, weil noch Platz auf Operationsplänen sei oder Lücken im Operationskatalogen von jungen Kollegen, die den Facharzt anstrebten? Und ein letztes. Welcher Arzt hätte denn noch Zeit für seine Patienten, könnte sich in Ruhe seine Beschwerden anhören, wisse um seine Sorgen im Beruf und seine Probleme in der Ehe Bescheid? Könne man da nicht die Menschen verstehen, die nach einer persönlicheren Medizin Ausschau hielten?

Als er sich gesetzt hatte, war es für einige Sekunden ganz still. Dann klatschte jemand in einer der hinteren Reihen, andere schlossen sich an und schließlich kam es einem anhaltenden anerkennenden Applaus für die Worte des alten Mannes.

Der Professor am Rednerpult lächelte herablassend. Natürlich sei die moderne Medizin nicht vollkommen, und es gäbe auch schwarze Schafe unter den Ärzten. Deshalb sei es aber doch nicht gerechtfertigt, das Kind mit dem Bad auszuschütten. Wem hätten wir es schließlich zu verdanken, daß die Infektionskrankheiten unter Kontrolle gebracht worden seien, die Polio besiegt sei, der Herzinfarkt durch die Behandlung der Risikofaktoren und der Krebs durch Vorsorgeuntersuchungen verhindert oder rechtzeitig erkannt werden könnte? Ganz zu schweigen von der Notfallmedizin, der Vervollkommnung chirurgischer Techniken, dem Herzschrittmacher und den bildgebenden Verfahren wie z.B. der Kernspintomographie. Auch wenn die Erfolge bei der Krebsbekämpfung noch nicht befriedigend seien und noch viele Probleme auf eine Lösung warteten, so müsse einfach noch mehr geforscht werden. Aber man solle nicht aufgrund einzelner Mißstände, die er nicht weniger beklage wie sein verehrter Vorredner, zu spekulativen Methoden zurückkehren. Wolle man, wie ein Hackethal, die moderne Medizin verunglimpfen, so müsse man sich den Vorwurf gefallen lassen, naiven Weltverbesserern und Beutelschneidern das Wort zu reden.

Nach der Veranstaltung traf ich den alten Kollegen vor dem Hörsaalgebäude. Wir gingen zum Ufer des Flusses hinunter. Die Sonne war hervorgekommen, der Himmel war strahlend blau, und der Schnee glitzerte im Licht. Er erzählte mir von seinem Alltag als Landarzt, weit

entfernt von jeder Universität, von Menschen, die abergläubisch sind, ein gutes Wort der Aufmunterung und des Trostes brauchen und eine große Abneigung haben vor der erdrückenden Technik und der Verlorenheit in den modernen Kliniken. Es sei nicht viel nötig, um sie zu behandeln. Oft komme man mit den alten Hausrezepten aus.
Ich hörte ihm gern zu. Als er jung war, erzählte er mir, gab es ein Buch, das eine große Popularität erreichte. Darin habe der Danziger Chirurg und Gynäkologe Erwin Liek geschrieben, daß das Staatsexamen wohl den Mediziner, niemals aber den Arzt mache. Zum Arzt werde man geboren, oder man sei es nie. Liek sei ein Verteidiger der Naturheilkunde gewesen, der für die Zusammenarbeit mit der Schulmedizin eingetreten sei.
„Ich will der modernen Medizin ihre Erfolge nicht streitig machen," sagte er, „aber es gibt zwei verderbliche Einstellungen, die vielleicht unbewußt sind. Zum einen: Die Natur ist etwas Niedriges, Feindliches. Sie irrt häufig und muß vom Arzt gezähmt, korrigiert und bevormundet werden. Und zum anderen: Der Körper des Menschen ist ein Uhrwerk. Man kann ihn am besten verstehen, indem man ihn auseinanderschneidet und analysiert."
„Ich verstehe Ihre Kritik," wandte ich ein, „aber wird nicht die gleichberechtigte Anerkennung der Naturheilkunde durch abstruse Theorien wie das Similia similibus-Prinzip[27] erschwert? Es ist ja nun nicht gerade ohne weiteres einleuchtend, daß es sinnvoll ist, Krankheiten genau mit den Mitteln zu behandeln, die sie auslösen."
„So ganz abwegig ist das nicht. Das Ähnlichkeitsgesetz ist eine uralte Weisheit und kommt nicht nur in der griechischen Mythologie, sondern auch im Parsival-Epos vor: Klingsor hat Amfortas mit dem Speer eine niemals heilende Wunde geschlagen. Parsival erwirbt den Speer, berührt damit die Wunde und erlöst ihn hierdurch von seinem Leiden."
„Ist das mehr als eine hübsche Geschichte?"
„Ich bin überzeugt davon. Überlegen Sie einmal. Heilt man eine Übelkeit bei einer Magenverstimmung nicht dadurch, indem man Erbrechen provoziert? Und wie ist es mit der Impfung? Wird da nicht auch eine Krankheit genau durch das verhütet, das sie hervorruft? Oder denken Sie an die Desensibilisierungsbehandlung von Allergien."
Ich war verblüfft. So hatte ich das noch nicht gesehen.
„Da haben Sie allerdings recht. Vielleicht ist das Ähnlichkeitsprinzip doch nicht ganz so abwegig, wie ich eben noch dachte. Aber diese abenteuerlichen Verdünnungen[28]."

„Ich kann mir vorstellen, daß man durch eine äußerst geringe Dosierung die Speerspitzen der körpereigenen Abwehr gegen die schädigende Substanz schärfen kann.
„Und die Sache mit den Signaturen?"
„Sie meinen die romantische Vorstellung, daß im Garten der Natur gegen jede Krankheit eine Heilpflanze wachse und es sozusagen drangeschrieben sei, wogegen sie nütze. Rote Beete sind gut bei Blutarmut, und Disteln helfen bei Seitenstechen. Das sind übrigens Vorstellungen, die nicht aus der Homöopathie kommen, sondern z.B. von Paracelsus gelehrt worden sind. Die meisten Homöopathen lehnen die Signaturenlehre ab. Ich persönlich benutze sie. Vielleicht nicht so sehr deshalb, weil ich Beweise dafür hätte, daß sie richtig ist, sondern weil sie eine Einstellung zur Krankheit und zur Natur zum Ausdruck bringt, die mir gefällt. Die meisten Menschen bevorzugen Theorien nicht deshalb, weil sie einleuchtend, sondern weil sie ihnen sympathisch sind."
„Sie glauben also an das Heilgärtlein der Natur?"
„Es gibt diesen Heilgarten wirklich: Zitronen gegen Skorbut, Lebertran gegen pernitiöse Anämie, Fingerhut zur Stärkung der Herzkraft, Opium gegen Schmerzen, Chinarinde gegen Malaria, Penicillin gegen Bakterien, Alkohol zur Desinfektion, Atropin gegen Koliken, Lithium gegen Depressionen, Baldrian zur Beruhigung, schwarzen Tee als Diuretikum und nicht zuletzt Rettichsaft gegen Husten. Wußten Sie, daß jede siebente Pflanze eine Heilpflanze ist und daß neben Digitalis und Penicillin auch Aspirin und das Hochdruckmittel Reserpin natürliche Heilmittel sind? Acetylsalicylsäure (Aspirin) ist in der Weidenrinde enthalten und Reserpin in den schlangenähnlich gebogenen Wurzeln der Rauwolfia-Pflanze. Kaum bekannt ist auch, daß Kartoffeln geringe Mengen von Diazepam (Valium®) enthalten; allerdings nicht genug, um unser Mittagsschläfchen merkbar zu vertiefen. Das Problem ist, daß viele Kräuterkunde mit Bach-Blüten verwechseln."
„Wenn Sie so sprechen, habe ich das Gefühl, daß eine längst versunkene Welt wieder lebendig wird. Aber möchten Sie wirklich im 18. oder 19. Jahrhundert leben?"
„Ich fände es schrecklich. Aber auch Goethe würde es schrecklich finden, wenn man ihn zwingen würde, in unserer Zeit zu leben - trotz unserer Schmerzmittel und Narkosen."
„Wie stehen Sie eigentlich zur Ganzheitsmedizin?"
„Ich bin skeptisch."
„Das erstaunt mich! Was haben Sie dagegen?"

„Mich stört der Moderummel. Außerdem habe ich das Gefühl, daß Religion und Medizin in unverantwortlicher Weise miteinander vermischt werden.“

„Aber das Prinzip?“

„Wenn unter Ganzheitsmedizin verstanden wird, daß die Therapie individuell auf die Bedürfnisse des kranken Menschen abgestimmt ist, der Patient Mitverantwortung für seine Gesundung trägt und eine Selbstheilungskraft des Organismus angenommen wird, die mit Hilfe natürlicher Verfahren gefördert werden kann, dann würde ich das unterschreiben. Krankheit ist also mehr als eine biochemische Reaktion in einem Reagenzglas.“

Das Gespräch hat mir viel zu denken gegeben. Seitdem sehe ich die Naturheilkunde mit anderen Augen. Vielleicht ist es wirklich ein erstrebenswertes Ziel, Schulmedizin, Homöopathie und Naturheilverfahren wieder zu vereinigen. An Versuchen hat es nicht gefehlt, zum Beispiel August Bier, der der Vorgänger von Sauerbruch in der berühmten Berliner Charité gewesen war und durch die Einführung der Lumbalanaesthesie (örtliche Betäubung ins Rückenmark) mit Kokain bekannt geworden ist. Obwohl er ein anerkannter Chirurg war, trat er für die Naturheilkunde ein. Sein Artikel „Wie sollen wir uns zur Homöopathie stellen?“ (1925), in dem er für Samuel Hahnemann Partei ergriff, wurde von der Schulmedizin als Skandal empfunden. Und so blieb es bei der unguten Trennung zwischen der Schulmedizin auf der einen und der Naturheilkunde auf der anderen Seite.

Bier hatte sich früh am Hochmut der reinen Naturwissenschaft gestoßen. Er berichtet einmal, wie er als Student im ersten Semester den Hörsaal der Kieler Anatomie betrat und an der Wand den Spruch las: „Suchet die Erkenntnis und fraget nicht, was sie nützt.“ Bier dazu: „Ich fand diesen Spruch an diesem Ort sehr seltsam, denn ich war mit dem arglosen und unschuldigen Kinderglauben in diesen Hörsaal getreten, daß hier gelehrt würde, was die Kranken gesund macht.“ Nach seiner Ansicht paßt die Medizin nicht in das enge Prokrustesbett der Naturwissenschaft.

Er sah in der Entzündung keinen sinnlosen Prozeß, der das Leben gefährdet, sondern einen zweckmäßigen Vorgang, der dem Versuch der Selbstheilung dient. So sprach er auch gern von der „Heilentzündung“, so wie er auch den Ausdruck „Heilfieber“ gebrauchte. Entzündung und Fieber sind demgemäß keine Krankheiten, sondern zweckmäßige Abwehr- und Selbstheilungsversuche des Körpers.

In einer der bekanntesten Komödien von Curt Goetz[29] gibt es eine schöne Stelle, wo sich Dr. med. Hiob Prätorius vor einem medizinischen Ehrenrat verantworten muß, weil er sich einmal als Heilpraktiker betätigt hatte. Dort sagt er: „Früher heilten die Priester, indem sie das Böse und damit die Krankheit austrieben. Dann kamen die Kräuterweiber und machten ihnen Konkurrenz. Was half mehr? Die Kräuter oder der Hokuspokus. Beides half. Und zwar am besten vereint. Aus dieser Erkenntnis entstanden die Medizinmänner. Sie nahmen Kräuter, machten Hokuspokus dazu, und ihre Erfolge waren enorm. Ich wundere mich, warum es die einen jetzt wieder nur mit der Suggestion, die anderen nur mit der Arznei und die Chirurgie es nur mit dem Messer schaffen wollen. Es liegt doch auf der Hand, daß eine Verquickung aller drei Methoden die alten Wunder in verstärktem Maße erneuern müßten."

Meine Lehrzeit bei Max-Otto Bruker

Als Frau G. seit langer Zeit wieder einmal in der Sprechstunde auftauchte, wurde ich daran erinnert, daß ich vor vielen Jahren einmal aus der Schulmedizin ausgebrochen bin.

> *Fall 36*: Elfriede G. ist eine begeisterte Vollwertköstlerin. Tatsächlich geht es ihr so gut, daß sie in den letzten Jahren keine nervenärztliche Behandlung benötigt hatte. Sie arbeitet im Planungsbüro ihres Mannes, das kurz vor dem Konkurs steht. Überstunden und finanzielle Sorgen haben an ihrer Abwehrkraft gezehrt. Seit einer Woche fühlt sie sich wie ausgelaugt, ihre Beine sind schwer wie Blei, und sie hat ein unangenehmes Spannungsgefühl in beiden Oberschenkeln.

Ich bestätige, was sie längst weiß. Sie hat einen frischen Schub, obwohl sie überzeugt gewesen war, ihre MS fest im Griff zu haben. Sie möchte nicht in ein normales Krankenhaus und fragt mich, ob ich eine Klinik kenne, die eher naturheilkundlich orientiert ist und die Wert auf eine gesunde Ernährung legt. Ich überlege, und plötzlich erinnere ich mich an meinen Lehrer Max-Otto Bruker und seine Klinik in der Nähe von Koblenz. Die ist für Frau G. wie geschaffen. Mit einiger Mühe können wir die Krankenkasse zur Übernahme der Kosten bewegen. Nach ihrer Rückkehr sucht sie mich auf, um sich zu bedanken. Sie erzählt von dem neuen Max-Otto-Bruker-Haus, für das der weltberühmte Maler Friedensreich Hundertwasser die Pläne gezeichnet hat und das jetzt endlich fertiggestellt worden ist, mit Sonnenkollektoren, Wasser-

recycling, biologischen Baustoffen, Gras auf dem Dach, viel Licht und noch einmal viel Licht. Den alten Bruker bekomme man kaum noch zu sehen, die Leitung der Klinik sei von seinen Söhnen übernommen worden. Sie sei von einem sehr sympathischen Arzt behandelt worden, der einen luxemburgischen Akzent gehabt habe.
„Dr. D´Huart?"
„Ja, so war sein Name. Kennen Sie ihn?"
Als sie mir von Charles erzählte, war es, als ob eine vergessene Welt aus der Tiefe der Erinnerung auftauchte. Ich erinnerte mich an die Zigaretten, die wir nach der Visite heimlich in seinem Zimmer geraucht hatten; denn das Rauchen war in der Klinik von Dr. Bruker strengstens verboten. Nach dem Mittagessen trafen sich die Kollegen und Kolleginnen regelmäßig in meinem Arztzimmer direkt neben dem Aufenthaltsraum der Schwestern. Zu seiner Ausstattung gehörte neben einer Kaffeemaschine auch ein alter Plattenspieler. Wir tranken Kaffee, philosophierten in jugendlicher Unbekümmertheit über Gott und die Welt und hörten immer dasselbe Stück, das Andante aus Mozarts Klavierkonzert KV 467 in C-Dur, das für uns so etwas wie eine Erkennungsmelodie wurde. Das ist nun schon nahezu zwanzig Jahre her.
Dr. Bruker war eine sehr beeindruckende Persönlichkeit. Wegen seiner unerbittlichen Feindschaft zur Zuckerindustrie wurde er auch Zucker-Bruker genannt. Das ganze Gerede vom Cholesterin hielt er für eine „Hysterie". In seiner Klinik gab es nur Butter und keine Margarine zu essen. „Die Verteufelung der Butter ist ein Schwindel der Margarine-Industrie, die einen deutschen Professor bestochen hat." Manchmal, wenn wir Ärzte, Krankenschwestern und Therapeuten abends in einem der schönen Dörfer am Rhein unseren Wein tranken, begleitete er uns. Obwohl es in seiner Klinik nur vegetarische Kost gab, bestellte er sich manchmal wie wir ein Schnitzel. „Einmal wird ja wohl nicht schaden, wenn man so gesund lebt wie ich", sagte er dann. Das machte ihn so sympathisch.
Obwohl ich eine der schönsten Zeiten in meinem Arztleben bei Dr. Bruker verbracht habe, konnte ich mich damals doch noch nicht so recht mit der Homöopathie anfreunden. Als ich ging, fragte ich ihn, was er von der Homöopathie halte, und er antwortete mir auf seine besondere Weise: „Wenn ich noch einmal geboren würde und der liebe Gott gäbe mir die Möglichkeit zu wählen zwischen der Kunst der Arzneimittelkunde und der Kunst des Wortes, ich würde die letztere wählen." Und so war es auch. Bruker heilte durch seine Ausstrahlung und seine besondere Fähigkeit, Dinge eindringlich auszudrücken. Als wir

einmal bei einer jungen Frau Visite machten, das unter nervösen Herzbeschwerden litt, führte er sie zum Fenster, zeigte nach unten auf den Platz vor der Klinik und sagte: „Stell dir vor, da unten fährt ein Auto im Zickzack über den Parkplatz. Was meinst du? Ist der Motor kaputt? Nein, der Fahrer ist besoffen! Und genau so ist es mit deinem Herzen. Das Steuerungssystem ist überlastet, aber dein Herz selbst ist ganz in Ordnung."

Er haßte Fachchinesisch und war nichts weniger als eingebildet. Seine Patienten liebten ihn. Aber er wußte auch: Mit Frischkornbrei und vitalstoffreicher Ernährung allein läßt sich die Welt nicht verbessern. Und so war Bruker oder „M.O", wie man ihn allgemein liebevoll nannte, ein unbequemer Mann, der sich viele Feinde machte. Wegen seiner Kampfschrift „Krank durch Zucker" wurde er von der Zuckerindustrie mit Prozessen bedroht, er protestierte mit dem Megaphon in der Hand gegen den Bau des Atomreaktors in Würgassen, wurde von der Atomlobby als „Kommunist" diffamiert, kritisierte heftig die Krankenkassen, von denen er immer als den „kranken Kassen" sprach, die in unverantwortlicher Weise das Geld ihrer Mitglieder verschwendeten, indem sie die Apparatemedizin unterstützten, und forderte „Gesundheitskassen", bei denen belohnt wird, wer prophylaktisch etwas für seine Gesundheit tut.

Bruker verfügte über eine unglaubliche Lebensenergie. Neben all dem schrieb er seine Bücher, hielt wöchentlich seine berühmten Patientenvorträge, verfaßte Leserbriefe und empfing und beantwortete täglich bis zu hundert Briefe von Patienten. Natürlich ist er ein großes Vorbild für mich geblieben, und obwohl ich schließlich wieder in den Schoß der Schulmedizin zurückgekehrt bin, ist mir vieles unvergeßlich geblieben und hat meine Einstellung stark beeinflußt. Seine Lehre war von großartiger Einfachheit und beruhte im Kern auf zwei schlichten Sätzen: 1. Es gibt nur zwei Arten von Erkrankungen, die lebensbedingten (Stress, Enttäuschungen, Neurosen) und die ernährungsbedingten (Fehlernährung, Übergewicht) 2. Wer ernährungsbedingt krank ist, schiebt es gern auf die Psyche, und wer psychisch krank ist auf die Ernährung. Und noch etwas anderes war für mich wegweisend: die friedliche Verbindung von Schulmedizin und Naturheilverfahren.

Wie schädlich ist Zucker eigentlich wirklich?

Der Zusammenhang von Zucker und Karies ist bekannt: Zucker wird von Bakterien im Zahnbelag (z.B. Streptococcus mutans) zu Milchsäure abgebaut, die ihrerseits den Zahnschmelz angreift. Wenn erst einmal

ein Loch entstanden ist, breitet sich die Entzündung rasch auf Zahnmark und Zahnnerv aus.
1972 erschien ein Buch mit dem griffigen Titel „Rein, weiß und tödlich“; verfaßt war es von John Yudkin, einem Ernährungswissenschaftler am Londoner Queen Elisabeth College. Yudkin machte den Zucker zusätzlich dafür verantwortlich, Diabetes zu verursachen, ebenso wie Magengeschwüre und Arteriosklerose. „Wenn irgend einem anderen Nahrungsmittel nur ein Bruchteil der Effekte, die Zucker nachweislich hat, zugeschrieben werden müßten, wäre das eine hinreichende Begründung, um dieses sofort aus dem Verkehr zu ziehen.“ Er meinte, Zucker könne das Anschwellen von Gefäßwänden verursachen, eine Überproduktion von Hormonen wie Insulin stimulieren, zu einem Vitaminmangel führen oder eine rasante Vermehrung von Mikroben im Verdauungstrakt hervorrufen. Obwohl nicht alle seiner Argumente einer genauen Überprüfung standgehalten haben, spricht viel dafür, den übermäßigen Zuckerkonsum drastisch einzuschränken. In den Industrieländern beträgt der durchschnittliche tägliche Zuckerkonsum etwa 100 Gramm pro Kopf. Es ist interessant, daß die Werte in Japan etwa um ein Drittel niedriger liegen.

Ist der MS-Patient eine leichte Beute für Scharlatane?

Fast alle meine Patienten sind mindestens einmal hinter meinem Rükken zum Homöopathen gegangen. Ich nehme ihnen das nicht übel, denn Naturheilärzte haben uns eine Menge voraus: Zeit, Respekt vor der Natur und den Blick für das Ganze. Das Geld, das sie verlangen, zahlen viele gern, weil sie das Gefühl haben, damit etwas zu erwerben, was es bei ihrer Krankenkasse nicht umsonst gibt.

> *Fall 37*: Karin D. hatte 5 Jahre lang Ruhe. Jetzt ist es zu einem neuen Schub gekommen in Form von Doppelbildern und Schwindel mit Gleichgewichtsstörungen. Sie gesteht mir errötend, daß sie schon seit Jahren zu einem Homöopathen geht. Bisher habe er sie mit Arnica D4 und einem Selen-Präparat behandelt. Wegen der neu aufgetretenen Verschlechterung möchte er eine Eigenblutbehandlung durchführen, die aber nicht ganz billig sei.

Natürlich gibt es neben den Naturheilverfahren auch zwielichtige Methoden, die sich am besten unter der Bezeichnung moderner Okkultismus zusammenfassen lassen. Die MS eignet sich in besonderer Weise dazu, Scharlatane und Wunderheiler anzuziehen. Vor allem wegen der Eigenart ihres Verlaufs ist sie eine leichte Beute. Da sich ein Schub praktisch immer nach einer gewissen Zeit bessert, bietet es sich geradezu an, sich den natürlichen Heilungsprozeß als eigenes Verdienst zuzuschreiben. Der Trick ist alt. Aus der Renaissance stammt eine Schrift, die sich mit dem richtigen Verhalten am Bette des Patienten befaßt: der Arzt müsse den Zustand des Patienten stets als ernst ansehen, so daß ein tödlicher Ausgang ihm keine Schande bringe und die Heilung seinen Ruf nur um so mehr verbessere; er dürfe mit der Frau, Tochter oder Magd des Patienten nicht flirten; wenn keine Medizin notwendig sei, so müsse er doch irgendeine harmlose Arznei verschreiben, damit der Patient nicht meine, die Behandlung sei keines Honorares wert, und damit es nicht so aussehe, als ob die Natur den Patienten auch ohne Hilfe des Arztes geheilt habe.

Fall 38: Gerlinde O. hat im Leben wenig Glück gehabt. Auch ihre MS nimmt einen eher ungünstigen Verlauf. Etwa seit 3 Jahren ist sie im chronischen Stadium der Erkrankung und geht mühsam mit einer Unterarmgehstütze. Sie stürzt häufig und hat sich schon zweimal den Arm gebrochen. Außerdem leidet sie unter Konzentrations- und Gedächtnisstörungen. Ich war entsetzt, als sie mir berichtete, was sie alles einnimmt: Jede Woche 2,5 mg Methotrexat und jeden Tag 2 mg Prednisolon. Dazu täglich 3 g Vitamin C, Neuro-ratiopharm 2mal 1 Tablette, 500 IE Vitamin E, Selenium Spezial A-C-E 1mal1 Kapsel, Coenzym Q10 1mal 1 Tablette, Gallium-Heel 3mal 10 Tropfen, Cava forte 125 1mal 1 Tablette und 3mal 2 Kapseln Nachtkerzenöl.

Viele Patienten nehmen täglich eine exotische Mischung von schulmedizinischen, homöopathischen und naturheilkundlichen Medikamenten ein. Schließlich möchte man nichts unversucht lassen. Trotzdem, die regelmäßige Einnahme von Methotrexat und kleinen Dosen Cortison ist nicht zu rechtfertigen. Auch bei den anderen Medikamenten täte eine weise Beschränkung z.B. auf Vitamine und Nachtkerzenöl gut. Es kann nicht häufig genug wiederholt werden: Ob eine MS günstig oder ungünstig verläuft, hängt weniger von den Medikamenten ab, die Sie einnehmen, sondern davon, ob Sie bereit sind, Ihr Leben umzustellen.

In der Therapie der MS ist nichts unversucht geblieben: die Niehanssche Zelltherapie, Schweinehirnimplantationen ins Gehirn, die Eigenblutbehandlung, die Fokalsanierung und die Gifte der Kobra, der Klapperschlange, des Skorpions und der Vogelspinne. Jeder Arzt hat seine ganz individuelle Toleranzgrenze. Bei mir liegt sie zwischen dem Baunscheidtieren (Erzeugen eitriger Hautveränderungen, um den Körper zu „entgiften“) und der Eigenblutbehandlung. Ganz sicher überschritten ist sie, wenn meinen Patienten empfohlen wird, sich das Amalgam entfernen zu lassen oder sich einer teuren Frischzellentherapie zu unterziehen. Uneingeschränkt gilt auch noch heute, was Eugen Roth einmal gedichtet hat:

„Der Kranke traut nur widerwillig
Dem Arzt, der´s schmerzlos macht und billig.
Laßt nie den alten Grundsatz rosten:
Es muß a) wehtun, b) was kosten.“

14 Was kann ich selbst tun?

Manchmal drängt sich der Eindruck auf, daß die Fähigkeit von Menschen, seelisch mit einer Krankheit fertig zu werden, sie zu akzeptieren und mit ihr zu leben, durch die ständig wachsenden Möglichkeiten der modernen Medizin, Krankheit zu bekämpfen, gelähmt wird. Man verläßt sich auf den Arzt, der wird es schon richten. Der eigene Körper und die Verantwortung dafür wird abgegeben wie das Auto zur Inspektion und zur Reparatur.

Fall 39: „Ich habe drei Monate gebraucht, um zu begreifen, daß ich eine MS habe. Ich habe alles über die Krankheit gelesen, was mir in die Finger kam. Und dann habe ich mein Leben umgekrempelt, so daß kein Stein mehr auf dem anderen geblieben ist. Alles hat sich verändert. Ich bin ein neuer Mensch geworden und fühle mich rundherum wohl." Das sagte mir jemand viele Jahre, nachdem er seinen ersten Schub erlitten hatte. Für ihn war es jedoch nicht besonders schwer, sein Leben zu ändern. Er hatte schon längere Zeit eine tiefe Unzufriedenheit in sich verspürt, fühlte sich in seinem Beruf als Arzneimittelreferent nicht wohl, verachtete die Ärzte, die ihn manchmal stundenlang vor der Tür ihres Sprechzimmers warten ließen und die er trotz seiner Wut schmeichlerisch umgarnen mußte. Obwohl er sehr erfolgreich war, hielt er die innere Spannung kaum noch aus. Für sich und seine Familie hatte er eine repräsentative Villa gebaut, die eigentlich seine finanziellen Möglichkeiten überstieg und nur durch einen zusätzlichen Einsatz von Zeit und Demütigung abzuzahlen war. Als er mit 45 Jahren seinen ersten Schub bekam, gab er alles auf. Seine beiden Kinder hatten gerade die Schule beendet. Seine Frau verstand ihn nicht, als er von heute auf morgen das Rauchen aufgab, kein Fleisch mehr aß und auf Kaffee und schwarzen Tee verzichtete, aber sie legte ihm auch keine Steine in den Weg, als er kündigte, zu sehr hatten sich die beiden während der langen Jahre beruflicher Überforderung voneinander entfremdet. Die Trennung vollzog sich undramatisch, die Villa wurde zu einem günstigen Preis verkauft. Mit einem Schulfreund zusammen, der Arzt geworden war, eröffnete er eine Klinik für Naturheilkunde im Allgäu. „Die ersten Jahre waren nicht leicht", erzählte er mir, „aber ich bekam keinen neuen Schub. Ich glaube, es liegt daran, daß mich meine Arbeit erfüllte und mir Spaß machte."

Herr L.-H. war übrigens durchaus nicht der Ansicht, daß sein Beruf die Ursache seiner MS war, dafür dachte er viel zu nüchtern. Aber er ging davon aus, daß er mit seiner Krankheit schlechter fertig werden könne, wenn er ständig erschöpft und ohne Lebensfreude war. So nahm er sie zum Anlaß, das zu tun, was er schon längst hatte tun wollen.
Nicht jeder kann so entschlußfreudig sein, und oft erlauben die Verhältnisse keinen scharfen Schnitt, der den Beginn eines neuen Lebens ermöglicht. Ich erwähne diesen Fall auch nur, um die Auffassung zu akzentuieren, daß ein Medikament, auch wenn es aus der Apotheke der Natur stammt, nicht eine notwendige Änderung des Lebensstils ersetzen kann. Mit diesen Vorbemerkungen im Tornister können wir uns jetzt der „sanften" Therapie der MS zuwenden.

Sind wir für unsere Gesundheit selbst verantwortlich?

Um nicht gleich mit der Tür ins Haus zu fallen, möchte ich mit einem weit entlegenen Krankheitsbild beginnen, das nichts mit Ihnen zu tun hat. Ein 55jähriger Patient hat einen Herzinfarkt erlitten. Er raucht 50 Zigaretten täglich und hat als Folge seines Übergewichts (Körpergröße 170 cm, Gewicht 105 kg) einen Bluthochdruck und eine Zuckerkrankheit. Wegen erneuter Herzbeschwerden sucht er seinen Hausarzt aus. Was soll dieser tun? Eigentlich ist die Sache klar. Der Patient muß das Rauchen aufgeben und abnehmen. Wenn der Patient sein Gewicht um 20 kg reduzieren könnte, würden sich sein Blutdruck und die Zuckerstoffwechsellage normalisieren. Durch eine Gewichtsabnahme könnten also drei Risikofaktoren auf einen Streich erledigt werden. Aber der Patient sagt, er könne nicht abnehmen. Er habe es schon mehrere Male probiert. Jedes Mal sei es ihm ganz schlecht gegangen. Und wenn er das Rauchen aufgeben müßte, würde er noch 20 kg zusätzlich zulegen. Sport? Joggen oder regelmäßig spazierengehen? Unmöglich, wegen seiner Kniegelenksarthrose. Sie bedauern den Patienten, möchten sich nicht in seine privaten Angelegenheiten einmischen, ihn nicht zusätzlich durch Diät oder Entzugserscheinungen belasten, und verordnen ihm zwei Medikamente gegen den hohen Blutdruck, zwei Medikamente gegen den Zucker, ein Medikament gegen den erhöhten Cholesterinspiegel und ein weiteres gegen die Verengung der Herzkranzgefäße. Glauben Sie wirklich, daß Sie ihm damit geholfen haben? Oder haben Sie die pathologischen Werte, welche die Folge eines un-

gesunden Lebensstils sind, nur scheinbar normalisiert, haben Sie eine Kosmetik betrieben, indem Sie eine rote Lampe, die auf einen Ölmangel hinwies, herausschraubten, oder eine Brandalarmanlage, die auf eine Rauchentwicklung reagierte, einfach abschalteten?
Die Fragen sind prinzipieller Natur: Dürfen wir von jemandem, der einen Herzinfarkt erlitten hat, erwarten, daß er mit dem Rauchen aufhört, oder von einem leberkranken Patienten verlangen, daß er auf seine drei oder vier Flaschen Bier am Abend verzichtet? Und wie ist es mit einem MS-Kranken, der übergewichtig ist? Ist das seine Sache? Hat er es nicht schon schwer genug? Wollen wir ihm auch das Letzte nehmen, woran er noch Freude hat? Mein verehrter Lehrer Dr. Bruker kannte in dieser Hinsicht kein Pardon. Wenn jemand mit chronischen Kopfschmerzen kam und nicht bereit war, auf Kaffee, schwarzen Tee und Nikotin zu verzichten, lehnte er eine Behandlung kategorisch ab. Und er behandelte keinen MS-Patienten mit Übergewicht. Uns kam das damals übertrieben und etwas selbstherrlich vor, denn schließlich verlangte er ja von seinen Patienten, daß sie sich widerspruchslos Regeln beugten, die weit in das Privatleben eingriffen. Auf der anderen Seite kann eine falsch verstandene Menschlichkeit, die den Arzt auf den ersten Blick sympathisch macht, den Willen des Patienten schwächen, konsequent alles zu tun, was ihn heilen oder einem erneuten Ausbruch der Erkrankung vorbeugen kann.

Fall 40: Als sich Veronika S. in mein Sprechzimmer schleppte und ächzend im Sessel mir gegenüber Platz nahm, kam es mir blitzartig in den Sinn: Bei MS-Patienten, die übergewichtig sind, nimmt die Erkrankung oft einen ungünstigen Verlauf.

„Liebe Frau S.", sage ich, „Sie hatten mir versprochen, wenn Sie das nächste Mal zu mir kämen, dann hätten Sie 10 Kilo abgenommen."
„Es geht nicht", seufzte sie. „Glauben Sie mir, ich habe mir wirklich Mühe gegeben."
Ich muß gestehen, daß ich übergewichtige Menschen mag. Trotzdem ist es notwendig, konsequent zu bleiben, wenn man die Krankheit in den Griff bekommen will.
„Warum geht es nicht?"
„Weil ich mich kaum bewegen kann. An manchen Tagen schaffe ich gerade eben ein paar Schritte in meiner Wohnung, wenn ich mich an der Wand festhalte, und wenn es mir gut geht, kann ich kleine Einkäufe im Laden schräg gegenüber erledigen. Spazierengehen oder joggen, das ist nicht drin, das wissen Sie selbst."

Sie hat ja recht. Eine der Hauptursachen, warum Menschen übergewichtig sind, ist der Bewegungsmangel. Und in dieser Hinsicht sind MS-Patienten oft in einem Teufelskreis gefangen: Vorher temperamentvolle Menschen werden durch die Krankheit zu körperlicher Schonung gezwungen. Es ist kein Wunder, daß sie zunehmen. Aber die veränderte Stoffwechsellage nimmt einen ungünstigen Einfluß auf den Krankheitsverlauf, was wiederum die Bewegungseinschränkung verstärkt.

Ein zweiter wichtiger Punkt ist, ob man ein „guter" oder ein „schlechter Futterverwerter" ist. Das eine Auto braucht 16 Liter auf 100 Kilometern, das andere kommt mit 5 Litern aus. Diese Eigenschaft ist zum Teil angeboren, zum Teil früh erworben. Daneben sollte man aber die drei Ursachen nicht vergessen, die man beeinflussen kann: zu viel zu essen, zwischendurch zu essen und falsch zu essen. Nicht zuletzt kann es seelische Probleme wie z.B. eine gestörte Krankheitsverarbeitung geben, die zum „Kummerspeck" führen.

Wer übrigens ernsthaft abnehmen möchte, aber es aus eigener Kraft nicht schafft, dem sei die Adula-Klinik in Oberstdorf empfohlen, die das 12-Schritte-Programm der anonymen Alkoholiker in ihr Therapiekonzept übernommen hat.

Die Heilung Bismarcks

Wie erfolgreich eine Diät sein kann, wenn sie konsequent durchgeführt wird, sei an einem prominenten Beispiel gezeigt. Anfang der 80er Jahre im vorigen Jahrhundert stand es schlimm um die Gesundheit des Reichskanzlers Bismarck: Abnutzungssymptome, Schlaflosigkeit, Gicht, gastrische Schwierigkeiten, Gesichtsneuralgien. Allgemein gesehen handelte es sich um Funktionsstörungen verschiedener Organe, hervorgerufen durch seelische und körperliche Ursachen, genauer gesagt durch die wachsenden Sorgenlasten seines Amtes und durch Maßlosigkeit bei Tisch bei geringer körperlicher Bewegung. Nachdem die ganz großen Autoritäten ärztlich gescheitert waren, wurde der umstrittene Dr. Schweninger als Leibarzt berufen. Dieser hatte eine stürmische Vergangenheit. Aus ländlicher Umgebung stammend, war er durch Beziehungen zu einer Dorfschönheit in ein peinliches Abenteuer verwickelt worden, das ihn die Mitgliedschaft in der medizinischen Fakultät Münchens kostete. Seitdem hatte er sich als Außenseiter etabliert. Umbartet wie ein antiker Satyr wurde er zum Modearzt der guten Gesellschaft.

1882 übernahm er die Behandlung und schon bald trat eine augenfällige Besserung ein. Die vermeintliche Wunderkur Schweningers bestand darin, Bismarck bis zu einem gewissen Grade daran zu hindern, seine Gesundheit weiter zu zerstören: er erreichte das, indem er seinen Patienten Tag und Nacht kontrollierte, ihn jeden Morgen untersuchte und wog, grob kritisierte und auch vor der Drohung baldigen Zusammenbruchs nicht zurückschreckte. Ein Wunder freilich war, daß es ihm gelang, seinen Willen gegen den Fürsten durchzusetzen. Schweninger muß ganz ungewöhnlich starke suggestive Kräfte gehabt haben. Ein Jahr nach Beginn der Behandlung war Bismarcks Gewicht von 122 auf 98 Kilogramm herabgesetzt, er fühlte sich wohl und begann sogar wieder zu reiten, was er seit Jahren aufgegeben hatte.
Schweninger vertrat ungewöhnliche Ansichten, zu denen unter anderen auch diese gehörten:

- Es gibt keine Krankheiten als regelhafte Abläufe, die von Mensch zu Mensch identisch sind, und deshalb gibt es auch keine Diagnosen.
- Jeder Kranke muß individuell beurteilt werden, wobei der Intuition auf der Basis der ärztlichen Erfahrung eine größere Bedeutung zukommt als dem Lehrbuchwissen.
- Die meisten Kranken werden „von selbst“ gesund; dieser Vorgang muß von dem Arzt unterstützt werden.

Es darf mit Recht bezweifelt werden, ob Schweninger auch Erfolg gehabt hätte, wenn er diplomatischer und nicht so kompromißlos und grob gewesen wäre.

Gibt es eine MS-Diät?

Fall 41: Eine Patientin kommt aufgeregt in die Sprechstunde. Ihre Freundin habe ihr von einer Talkshow erzählt, in der über eine spezielle Diätform bei MS gesprochen worden sei. „Ruf doch mal an,“ habe sie gesagt und ihr die Nummer des Fernsehstudios gegeben. „Schaden kann es ja nichts.“ Sie sei dann mit einer Mitarbeiterin des Arztes verbunden worden, der die oben erwähnte Diät mit entwickelt habe. „Was, Sie essen Vollwertkost?“ habe diese erschrokken ausgerufen. „Sitzen Sie denn schon im Rollstuhl? - Nein? Gott sei Dank, dann können wir Ihnen noch helfen!“

Über die richtige Diät bei der MS ist viel gesagt worden: meist verschwommene und nichtssagende Allgemeinplätze, häufig Abstruses und offenkundig Falsches, auf jeden Fall wenig Handfestes. Es gäbe also Gründe genug, sich um dieses Kapitel zu drücken. Ich will es trotzdem wagen und systematisch vorgehen.

„Wie kann man das Leben einer Käfigratte verlängern?“ las ich vor kurzem beim Durchblättern einer wissenschaftlichen Zeitschrift „Eigentlich ist mir das egal“, dachte ich bei mir, las den Artikel dann aber trotzdem und fand ihn so erstaunlich, daß ich Ihnen den Inhalt nicht vorenthalten möchte. Man kann das Leben einer Käfigratte um eine beträchtliche Spanne verlängern, indem man ihr einen Teil der Kalorien, die sie täglich essen möchte, vorenthält. Beschränkt man auf diese Weise die Nahrungszufuhr von Geburt an, steigt die Lebenserwartung um 30 bis 60 Prozent. Das ist nicht schlecht. Dasselbe gilt für Mäuse, die nach einer solchen „Diät“ mit 16 Monaten wie 4 Monate alte Tiere aussehen. Wenn man berücksichtigt, daß Mäuse kaum älter als zwei Jahre werden, hieße das auf den Menschen übertragen, daß jemand mit 50 aussieht wie 17. Nun gibt es viele schlanke Fünfziger, die durchaus nicht wesentlich jünger wirken, trotzdem ist an der Sache etwas dran. Schlanke Menschen haben weniger Risikofaktoren wie Hypertonie oder Diabetes und dadurch weniger Arteriosklerose der Herzkranz- und Hirngefäße, erleiden also weniger Herzinfarkte und Schlaganfälle und leben ganz eindeutig länger.

Abgesehen davon werden Tiere, deren Gewicht knapp unter ihrem Normalgewicht liegt, widerstandsfähiger gegen Infektionen. Woran das liegt, weiß niemand. Allerdings tritt die Rückbildung der Thymusdrüse unter solchen Bedingungen stark verspätet ein. Es kann nur vermutet werden, daß das Geheimnis der ewigen Jugend eher im Thymus als in den Geschlechtsorganen liegt.

Von der Ratte zum Menschen. Die meisten Ernährungswissenschaftler sind der Ansicht, daß die Menschen in den Industrieländern eine unausgewogene Ernährung mit einem zu hohen Fettanteil haben. Abgesehen davon essen sie einfach viel zu viel.

Der Diätbehandlung liegen drei Theorien zugrunde:

1. Die MS ist eine Vergiftung durch Darmbakterien (Waerland).
2. Die MS ist eine Zivilisationskrankheit, wobei es z.B. zu einem Mangel an Vitaminen kommt (Evers);
3. Die MS ist die Folge der schädlichen Wirkung von bestimmten Nahrungsbestandteilen, z.B. tierischen Fetten (Swank) oder Linolsäure (Fratzer).

Die Waerland-Kost: Gesundung vom Darm her

Im Alter von 50 Jahren begann den Russen Metschnikoff, der übrigens die Phagozytose entdeckt hat, der Gedanke zu beunruhigen, daß seine Lebensuhr langsam abliefe, und so beschäftigte er sich von diesem Zeitpunkt an ausschließlich mit der Verlängerung seines Lebens. Seine Theorie lautete: Wir sterben zu früh, weil uns unsere Darmbakterien vergiften. Er trank nicht, und er rauchte nicht. Selbst wenn er sich ganz gesund fühlte, untersuchte er sich unaufhörlich; häufig sah man ihn über das Mikroskop gebeugt, Röhrchen schüttelnd und sein eigenes Blut und seine eigenen Ausscheidungen untersuchen. Der Bäcker schlug die Hände über dem Kopf zusammen, als er ihn aufforderte, ihm die Brötchen in steriles Papier einzuwickeln. Vor lauter Hygiene führte er ein elendes Leben und starb mit 71 Jahren.
Metschnikoff stand mit seiner Ansicht nicht allein. Zu Anfang des 20. Jahrhunderts experimentierte der englische Chirurg Sir Arbuthnot Lane mit der operativen Entfernung des gesamten Dickdarms, durch die er beabsichtigte, fast alle chronischen Leiden zu heilen. Dem Rollstuhl Verfallene und Leidende aller Art pilgerten zu ihm.
Demgegenüber war der Schwede Arne Waerland der Auffassung, die radikale Entfernung des Dickdarms sei nur eine Notlösung, und begann, darüber nachzudenken, wie man die Fäulnisherde im Darm auf andere Weise beseitigen könne. Er unterschied zwei Arten von Darmbakterien: die guten Gärungs- und die bösen Fäulnisbazillen. Die zellulosereichen Teile unserer Nahrung enthalten mitunter die besten Mineralstoffe und Vitamine, sind jedoch so gespeichert, daß sie weder durch die Säfte des Magens noch des Dünndarms für den menschlichen Organismus zugänglich gemacht werden können. Erst die im Dickdarm heimischen Gärungsbazillen sind dazu in der Lage. Die Gärungsbazillen sind somit nützliche Einwohner des menschlichen Darmes.
Dagegen sind die Fäulnisbazillen für Waerland die schlimmsten Feinde des Menschen. Während die Gärungsbazillen die „speziellen Reinhaltungsarbeiter für Pflanzenkost“ sind, dienen die Fäulnisbazillen zur

Verarbeitung von Fleisch, Fisch und Eiern. Waerland: „Es besteht folglich ein großer fundamentaler Unterschied zwischen Pflanzenkost und animalischer Kost. ... Der Mensch hat die Wahl zwischen Gesundheit und Krankheit, Leben und Tod. Alles hängt davon ab, ob seine Nahrung im Darm von Gärungsbazillen oder von Fäulnisbazillen zersetzt werden."

Die Evers-Diät: Die Nahrung sollte so naturbelassen wie möglich sein.

Von einer ganz anderen Hypothese geht Evers aus. Um 1940 fiel ihm auf, daß die MS bei Völkern mit hohem Lebensstandard häufiger auftritt als bei einfach lebenden Naturvölkern, und er machte Umweltfaktoren, inbesondere die Nahrung, für die Entstehung der MS verantwortlich. Er propagierte eine Abwendung von unserer denaturierten Ernährungsweise: weißes Mehl, raffinierter Zucker, Weißbrot ohne Ballaststoffe usw.

„Wie immer auch sich die Völker ernähren, ob rein von rohem Fisch wie die Eskimos oder mehr vegetarisch wie die Wüstenbewohner des Kongo, ob sie fast reine Milchtrinker sind wie die Nomaden in der Wüste (...), sie erkranken nicht an unseren modernen Krankheiten, wenn sie die Nahrung so naturnah wie möglich zu sich nehmen. ... Die beste Nahrung für den Menschen ist alles, was auf und in der Erde wächst - Pflanzen, Früchte, Getreide, Gemüse, Wurzeln, Nüsse im natürlichen rohen Zustand: Die Nahrung ist umso besser, je frischer und natürlicher sie ist."

Daraus ergibt sich, daß eine gesunde Ernährung möglichst naturbelassen (Gemüse nicht kochen, Vollkorngetreide, keine Konserven), reich an frischem Gemüse, Salaten und Obst, arm an tierischen Fetten und fischreich sein sollte mit häufigen Reismahlzeiten.

Bruker-Diät: Schicksal aus der Küche

Evers und Bircher-Benner gehören zu den Wegbereitern der Vollwert-Ernährung. Ihr bekanntester Vertreter in Deutschland ist Max Otto Bruker.

A) Lebensmittel, die unbedingt gegessen werden müssen:

1. Vollkornbrote jeder Art: Darunter versteht man alle Brote, bei denen der Keim und die Randschichten des Korns mitgemahlen sind. Ihr Wert liegt im hohen Gehalt an Vitamin B1 und anderen wertvollen Vitalstoffen, die nur im Keim und in den Randschichten enthalten sind.
2. Frischkorngerichte: Da das Vollkornbrot beim Backen erhitzt wird und einzelne Vitalstoffe hierdurch einen Wertverlust erleiden, ist täglich eine kleine Menge unerhitzten Getreides unbedingt erforderlich.
3. Frischkost: Unter Frischkost versteht man rohes Gemüse und rohes Obst. Das Gemüse wird am besten als Salat zubereitet. Die Frischkost garantiert die Zufuhr der wasserlöslichen Vitamine und der Mineralien in einem ausgewogenen natürlichen Verhältnis.
4. Naturbelassene Fette: Damit sind Fette gemeint, die nicht durch chemische Prozesse (Raffination) verändert sind. Die wichtigsten Vertreter sind die Butter und die durch Pressung gewonnenen Öle.

Hier ist das Rezept des Frischkornbreis, der aus Weizen, Roggen, Gerste oder Hafer zubereitet wird. Sie brauchen pro Person:

- 3 EL Getreide Ihrer Wahl
- 1 Apfel (gerieben oder gewürfelt)
- ein paar Spritzer Zitronensaft
- 1 EL Sahne
- 1 Spur Naturvanille
- Nüsse oder Mandeln
- eventuell eingeweichtes Trockenobst oder frisches Obst oder Beeren nach Saison oder ein Stückchen Banane, frisch gemahlenen Leinsamen.

Und so wird´s gemacht: Das Korn grob mahlen, das Gemahlene mit soviel kaltem Wasser anrühren, daß ein steifer Brei entsteht. 5 bis 12 Stunden einweichen. Mit den gewünschten Zutaten anrichten.

B) Nahrungsmittel, die gemieden werden müssen:

1. alle industriell hergestellten Zuckerarten, z.B. künstlich gesüßte Speisen und Getränke, Konditorwaren, Süßigkeiten (wie Schokolade, Pralinen, Bonbons), Speiseeis und Marmelade.
2. alle Auszugsmehlprodukte, im einzelnen: Graubrot, Weißbrot, weiße Brötchen, Zwieback, Kuchen, Nudeln und andere Teigwaren aus Weißmehl, Pudding und geschälter Reis.
3. Fabrikfette: Darunter versteht man die durch Raffination gewonnenen Fette und Öle. Die meisten Margarinen gehören dazu.
4. tierische Eiweißprodukte: Eine starke Einschränkung von Fleisch, Wurst und anderen Trägern tierischen Eiweißes (Quark, Käse, Eiern) ist zu empfehlen.

Linolsäurereduzierte Ernährung nach Fratzer und Hebener

Die MS ist nach Fratzer und Hebener nicht nur eine Autoimmunkrankheit, sondern in erster Linie eine chronische Entzündung wie das Rheuma. Seine Theorie beruht auf der Überzeugung, daß es einen Entzündungsvermittler gibt, der den Zusammenbruch der Blut-Hirn-Schranke bewirkt, und daß dieser Entzündungsvermittler die Arachidonsäure ist. Eine wichtige Vorstufe der Arachidonsäure ist die Linolsäure, die deshalb zu meiden ist.

Fratzer weist darauf hin, daß Eskimos, die überhaupt kein Getreide oder Gemüse essen, sondern sich ausschließlich von Fischen ernähren, also keine Linolsäure, sondern Fette der Omega-3-Gruppe zu sich nehmen, MS und andere chronische Krankheiten wie das Rheuma nicht kennen. Leider enthält alle pflanzliche Nahrung, die auf der Erde wächst, Linolsäure, ob Getreide, Gemüse, Obst, Nüsse oder Pflanzenöle. Gefahrlos gegessen werden dürfen nur Kartoffeln, einiges Obst, wenige Gemüse und Fisch. Der hierdurch entstehende unvermeidliche Vitaminmangel muß ausgeglichen werden.

Die hohen Kosten, die komplizierten Eßgewohnheiten und die Einseitigkeit der Ernährung mit Vitamin- und Mineralverlusten lassen diese Diät etwas gewaltsam erscheinen. Gegen die Hypothese der gefährlichen Linolsäure spricht auch, daß die Japaner und Koreaner, bei denen die MS zehnmal seltener ist als bei uns, viel Gemüse und vor allem Reis essen, der hochlinolsäurehaltig ist.

Die Diät von Swank und Crawford: Viel Fisch, wenig tierische Fette

Wir haben die Studie von Swank und Crawford erwähnt, in der eine unterschiedliche MS-Rate bei Fischern und Bauern in Skandinavien nachgewiesen wurde. Eine andere Bobachtung, die hierzu paßt, ist, daß MS in Kriegszeiten zurückgeht und danach mit steigendem Fettverbrauch wieder zunimmt und die MS gehäuft in Ländern vorkommt, in denen der Fettverbrauch hoch ist (Nordeuropa, USA), während sie in südlicheren Ländern seltener ist. Crawford empfiehlt Diät mit essentiellen Fettsäuren aus Getreide, Gemüse, Obst und Fisch, angereichert mit kaltgepreßten, ungesättigten, pflanzlichen Fettsäuren: 4 - 10 Teelöffel von z.B. Sonnenblumenöl oder Distelöl und von Kapseln mit Nachtkerzenöl (Efamol) und Fischöl (Naudicelle). Fleisch und Milch sind zu meiden.

Eine vernünftige MS-Diät hat 6 Tatsachen zu berücksichtigen.

Die Empfehlungen sind verwirrend und widersprüchlich. Ich halte es für sinnvoll, von 6 Tatsachen auszugehen:

1. Die MS ist eine Erkrankung, die vermutlich im 19. Jahrhundert zum ersten Mal aufgetreten ist und mit der Entwicklung unserer modernen Lebensweise kontinuierlich an Häufigkeit zugenommen hat. Das spricht für eine Vermeidung von denaturierten Nahrungsmitteln (raffinierter Zucker, Auszugsmehle, Konserven) und den ungünstigen Einfluß von Kaffee, Nikotin und Alkohol.
2. MS tritt bei Völkern mit hohem Lebensstandard häufiger auf als bei einfach lebenden Naturvölkern. Das spricht für eine Rückkehr zu einer natürlichen Ernährungsweise: Nahrung überwiegend in ihrem ursprünglichen Zustand aufnehmen (frischer Salat, frisches Gemüse, frische Milch, Vollkornbrot; gebratene, gekochte, gebackene oder konservierte Speisen meiden.
3. Die MS-Häufigkeit nimmt in Kriegszeiten ab und steigt anschließend mit steigendem Fettverbrauch wieder an. Das spricht dafür, daß eine fettarme Diät sinnvoll ist.
4. Norweger in Fischerdörfern erkranken seltener als Norweger im Landesinneren. Das spricht für Fisch und gegen tierische Fette.
5. Die MS-Häufigkeit ist in asiatischen Ländern nur 1/10 so hoch, wie es ihrem Breitengrad entspricht. Das spricht dafür, daß die Ernährung in diesen Ländern einen Schutzfaktor gegen MS enthält (Reis, viel frisches Gemüse, hoher Fischkonsum, viel pflanzliche, wenig tierische Fette).

6. Eine gesunde Diät ist sicher gut - aber ungelöste Lebensprobleme können nicht mit Vollkornbrot geheilt werden.

Wie gesund sind Vitamine?

Der Begriff Vitamin leitet sich von vita = Leben ab. Vitamine sind lebensnotwendige organische Verbindungen, die vom Organismus nicht oder nicht ausreichend synthetisierbar sind. Deshalb werden sie zu den essentiellen Nahrungsbestandteilen gezählt. Sie nehmen nicht an der Energiegewinnung teil, sondern besitzen so etwas wie eine katalytische Funktion, regen also Stoffwechselvorgänge an.

Die Vitamin-B-Gruppe

Die Hauptquellen für *Vitamin B1 (Thiamin)* sind die Fruchthüllen und Keime aller Getreidearten, Reis, Hülsenfrüchte usw.. Bei den industriellen Mahl- und Schälprozessen, bei denen ein weißer polierter Reis hergestellt wird, gehen Thiamin und andere Vitamine fast vollständig verloren. Auch beim Ausmahlen des Mehles und durch Schönung, langes Lagern und Kochen wird der Thiamingehalt herabgesetzt. Deshalb wird heute in vielen Ländern Vitamin B1 dem Mehl nachträglich zugesetzt. Wegen der großen Wichtigkeit des Thiamins für den normalen Kohlenhydrat-Stoffwechsel entwickeln sich bei einem Vitamin-B1-Mangel Symptome und Funktionsstörungen besonders in den Geweben mit hoher Kohlenhydratoxydation, also im Nerven- und Muskelgewebe.
Die häufigsten klinischen Manifestationen des Vitamin-B1-Mangels sind Polyneuritiden (Entzündungen der Hüllen der peripheren Nerven), die durch Paraesthesien, Reflexausfälle, Verlust der Vibrationsempfindlichkeit und der Muskelkoordination und Lähmungen charakterisiert sind. Möglicherweise ist auch an der Entstehung des „burning feet syndrome“ (Syndrom der brennenden Füße) ein Vitamin-B1-Mangel beteiligt. Frühsymptome eines beginnenden B1-Mangels können Leistungsminderung, Kopfschmerzen und Müdigkeit sein.
Vitamin B12 ist an einer Vielzahl von Stoffwechselprozessen beteiligt, besonders an der Bildung von Myelin. Mangelzustände führen zu einer fehlerhaften Myelinsynthese.

Antioxydantien (Vitamine C und E)

Der Volksmund schreibt diesen Substanzen bereits seit langem die Fähigkeit zu, Herzerkrankungen, Krebs oder die Auswirkungen des Alterns eindämmen zu können. Zur Erklärung wird häufig das griffige Bild des Rostens verwendet. Chemisch gesehen handelt es sich beim Rosten um die Oxidation von Eisen. So wie eine Maschine rostet, so sollen nach neueren Theorien Oxidationen auch beim Altern der Zellen eine entscheidende Rolle spielen. Dabei kommt den freien Radikalen (die so aggressiv sind, wie ihr Name nahelegt) eine besondere Bedeutung zu. Unter freien Radikalen werden hochreaktive und schädliche Sauerstoff-Formen verstanden, die aggressiv jedes Gewebe schädigen, mit dem sie in Berührung kommen. Sie entstehen z.B. in Makrophagen und werden zur Zerstörung von Bakterien eingesetzt. Wenn die Makrophagen jedoch zerfallen, werden sie freigesetzt und können sich gegen den eigenen Körper richten. Welche Rolle spielen dabei die Vitamine?

Beginnen wir mit Vitamin E. Es hat nicht dieselbe Berühmtheit wie Vitamin C erlangt. Das liegt vor allem daran, daß es kein Vitamin E-Mangelsyndrom gibt. Da Vitamin E Bestandteil aller biologischen Membrane ist, wird davon ausgegangen, daß seine wichtigste biologische Funktion darin besteht, Membranfette vor dem Ranzigwerden durch Oxidationsprozesse zu schützen. Schon lange wird es als Oxidationsschutz bei pflanzlichen Ölen und Fetten (mit hohem Anteil an ungesättigten Fettsäuren) eingesetzt.

Wenn z.B. Myelin mit einem aggressiven Sauerstoffradikal in Berührung kommt, wird eine Kettenreaktion in Gang gesetzt, die von Fettmolekül zu Fettmolekül springt und damit zur Entstehung schwerer Membranschäden beitragen kann. Ursache der Kettenreaktion ist, vereinfacht gesagt, ein fehlendes Elektron. Dies wird durch Vitamin E ersetzt, und der Zerstörungsvorgang damit beendet. Darum hat Vitamin E auch den Namen „kettenbrechendes Antioxidans“. Nun fehlt aber dem Vitamin E ein Elektron, und das bekommt es (Sie werden es bereits geahnt haben) von Vitamin C. Jetzt ist es wieder einsatzfähig.

Ob Vitamin C in Megadosen eingenommen günstige oder eher schädliche Wirkungen hat, hat zu leidenschaftlichen und kontroversen Diskussionen geführt. Welche Wirkung hat es neben der Wiederherstellung von Vitamin E? Hinsichtlich der MS sind 3 weitere Aufgaben erwähnenswert:

- Vitamin C ist vermutlich die Ursache der „Frühjahrsmüdigkeit“. Es wird gebraucht zur Biosynthese von Carnitin. Carnitin wiederum ist erforderlich, um langkettige Fettsäuren in die Mitochondrien einzuschleusen, die dort zur Energiegewinnung verbrannt werden. Ein Vitamin C-Mangel hat eine Carnitinverarmung in den Mitochondrien zur Folge und führt somit zu Müdigkeit und allgemeiner Schwäche.

- Der hohe Vitamin C-Gehalt der Nebenniere spricht für seine wichtige Funktion bei der Cortison-Biosynthese.
- Weiterhin ist Vitamin C an der Biosynthese von Neurotransmittern beteiligt, z.B. an der Hydroxylierung von Dopamin zu Noradrenalin (Angriffshormon).

Ein gutes Beispiel dafür, wie es zu einem Vitaminmangel bei veränderten und eigentlich sogar verbesserten Lebensbedingungen kommen kann, ist der Skorbut in Island. Dort war die Versorgung mit Vitamin C schon immer ein Problem, und das hatte folgenden Grund: Die isländischen Landwirte züchteten Schafe, und ein Hauptteil ihrer Nahrung bildete Hammelfleisch. Für die Wolle, die sie an die Dänen verkauften, importierten sie Luxusgüter wie Zucker und Kaffee. Damit fehlt aber noch Vitamin C in der Nahrung. Das findet man in Beeren, die aber nur in den Sommermonaten wachsen. Und so erkrankten einige Isländer im Winter und im Frühling regelmäßig an typischen Symptomen wie Zahnfleischblutungen und Depressionen, während andere gesund blieben. Es war eine altüberlieferte Weisheit der Isländer, den Skorbut mit der Angelica-Wurzel zu behandeln, die man ausgrub, sobald die Sümpfe und Moore zu tauen begannen. Die Beobachtung, daß man mit Wildpflanzen Skorbut heilen kann, ist sehr viel älter als die Praxis der Seeleute, Zitrusfrüchte auf ihren Fahrten mitzunehmen.

15 Aber wie behandeln Sie denn nun die MS?

Alles, was ich zur Therapie der MS sagen kann, läßt sich in 5 Punkten zusammenfassen:

- Die Ursache der multiplen Sklerose ist in gleicher Weise unbekannt wie die der Arteriosklerose. Bei beiden gibt es überzeugende Hinweise darauf, daß es sich um Zivilisationskrankheiten handelt. Wenn es bei der Arteriosklerose allgemein akzeptierter Standard ist, der Verschlimmerung der Erkrankung durch eine gesunde Ernährung oder durch Stressvermeidung vorzubeugen, dann ist es nicht einzusehen, daß dasselbe Vorgehen bei der MS lächerlich gemacht wird.
- Wenn wir wissen, daß es Menschengruppen gibt, die eine ungewöhnlich niedrige Erkrankungsrate aufweisen (Japaner, Fischer in Norwegen), sollten wir uns an ihrer Lebensweise orientieren.
- Solange wir die eigentliche Ursache der Erkrankung nicht kennen, sollten wir uns hüten, auf das falsche Pferd zu setzen und sie aufgrund von Vermutungen mit aggressiven Medikamenten zu behandeln.
- Gerade die MS bietet eines der überzeugendsten Beispiele dafür, daß der Verlauf einer Krankheit wesentlich von dem Verhältnis zwischen krankheitsfördernden Faktoren und der Abwehrkraft des Körpers bestimmt wird. Deshalb können wir durch eine Veränderung unserer Lebensweise die Voraussetzungen dafür schaffen, die Krankheit, so mächtig sie auch sein mag, durch unsere Abwehrkräfte zum Erliegen zu bringen. Der Charakter der Erkrankung wird weniger durch die Aggressivität des Erregers als durch die Fruchtbarkeit des Bodens bestimmt, der ihm in unserem Körper bereitet wird.
- Je individueller eine Krankheit ist, desto individueller sollte sie behandelt werden.

Die Therapie ist so individuell wie die Krankheit selbst.

Die Medizin des Mittelalters war bestimmt von der Suche nach dem theriacum, dem Allheilmittel, daß nicht nur alle Krankheiten heilen, sondern auch die Liebeskraft steigern und ewige Jugend schenken sollte. So gut wie jedes tierische Organ fand Verwendung in der mittelalterlichen Hexenküche: Hirschgeweihe, Drachenblut, Viperngalle und Froschlaich. Das beliebteste Arzneimittel war eine grausige Mischung aus 57 Substanzen, deren wichtigste das Fleisch von Giftschlangen war.

Ein Allheilmittel für die MS gibt es auch in der Naturheilmedizin des 20. Jahrhunderts nicht. Der Vielgesichtigkeit der Erkrankung entzieht sich einer Therapie, die alles über einen Kamm schert. Zweifel an einer Medizin, die mit Tinkturen und Tabletten heilen will, was seine Ursache in einer unnatürlichen Lebensweise hat, sind angebracht. Der Selbstbetrug ist offensichtlich, wenn man aus Angst vor einem Herzinfarkt oder einem Schlaganfall vier oder fünf Medikamente schluckt, um das Cholesterin, den Blutzucker und den Blutdruck zu senken, und, auf diese Weise beruhigt, weiter ungesund zu essen und wie ein Schlot zu rauchen. Für die MS gilt dasselbe. Wer an seinem Übergewicht nichts ändert, aber dafür fleißig Vitamine schluckt, erweist sich einen Bärendienst. Wenn jemand seine ungesunde Lebensweise für sein Schicksal hält, dem er hilflos ausgeliefert ist, der wird keinen Ausweg finden, weil ihn seine Resignation lähmt. Schon immer wollte der Patient von seinem Arzt den bequemsten Weg gewiesen haben. Aber leider scheint es die Natur so eingerichtet zu haben, daß meist der steinige Weg der richtige ist.

Also noch einmal: Wer morgens eine Orange ißt und mittags und abends ein frisch zubereiteten Salat, tut sich eine größeren Gefallen, als wenn er dieselben Vitamine als Kapsel, Brause, Trinkampulle oder als intramuskuläre Injektion oder als Infusion zu sich nimmt. Wer aus Angst vor seinem Arbeitgeber oder aus Kollegialität eine Grippe übergeht, kann den dadurch möglicherweise entstehenden Schaden weder durch Cortison noch durch ein Enzympräparat wieder wett machen. Wer eine chronische Stressbelastung nicht abstellt, weil er sich wegen eines mangelnden Selbstwertgefühls nicht wehren kann, sie aus wirtschaftlichen Erwägungen zumindestens vorübergehend für unvermeidlich hält oder aus Bequemlichkeit nichts ändern möchte, dem wird nicht viel zu helfen sein.

Gern wäre ich auf dem Wunsch vieler meiner Leser entgegengekommen, ein allgemein gültiges Therapieschema anzugeben, wie die MS

auf die sanfte Art im Schub und zwischen den Schüben zu behandeln wäre. Seit langen Jahren suche ich nach einer griffigen Vorschrift etwa in der Art: Ich empfehle allen meinen Patienten, morgens 1 Teelöffel Vitamin C, mittags eine Tablette Vitamin B und abends eine Kapsel Vitamin E einzunehmen. Dazu kommen dreimal 2 Kapseln Primrose-Öl und jeden 2. Tag eine Trinkampulle Selen.
Aber nichts davon befriedigte mich. Ich merkte, daß jeder dieser Empfehlungen etwas Falsches innewohnte, wußte aber nicht was. Wie so oft kam die Erleuchtung von meinen Patienten, in diesem Fall von einer Patientin. „Eigentlich ist es doch merkwürdig“, sagte sie. „Es gibt keine Krankheit, die so eigenwillig verläuft und so sehr von der Persönlichkeit des Menschen geformt wird, den sie befallen hat, wie die MS. Jeder hat seine eigene Krankheit. Wie kann es da eine 0815-Therapie geben?“ Genau da liegt der Hase im Pfeffer!
In der Schulmedizin gibt es das Dogma: Mit der Diagnose ist die Therapie festgelegt. Bei einer Lungenentzündung mag das zutreffen, aber nicht bei der MS und vielen anderen chronischen Erkrankungen. In diesen Fällen setzt eine wirksame Behandlung neben dem Wissen über die Art der Krankheit die genaue Kenntnis des Charakters ihres Trägers voraus, wobei seinen Lebenserfahrungen mit seinen Vorlieben und seinen Schwächen und der besonderen Lebenssituation, in der er sich befindet, Rechnung zu tragen ist. Es mag sein, daß dadurch die Angelegenheit verwickelter wird, aber es macht auch mehr Spaß.

Oft weiß es der Patient besser als der Arzt.

Viele Mißverständnisse beruhen darauf, daß der Patient den Arzt Dinge fragt, die er nur selbst beantworten kann. Das ist ja gerade das besondere an der MS, daß der Patient jahrelange Erfahrung mit seiner Erkrankung hat, jede Nuance spürt, wie die MS auf seelische Belastungen, körperliche Anstrengungen, das Wetter, Medikamente, bestimmte krankengymnastische Übungen, Hitze, Massagen usw. reagiert, und sich deshalb in vielerlei Hinsicht viel besser auskennt als der beste Arzt. Der Arzt kann Sie über den neuesten Stand der Forschung oder das Ergebnis von Therapiestudien unterrichten, er kennt sich aufgrund seines Buchwissens und seiner persönlichen Erfahrung vielleicht mit Dutzenden oder sogar Hunderten von MS-Erkrankungen aus, all das hat er Ihnen sicher voraus. Aber Sie wissen am besten über die Besonderheiten Ihrer eigenen Krankheit Bescheid. Das Wissen des Arztes und Ihr Wissen müssen sich in einem partnerschaftlichen Dialog ergänzen.

Diät

Wenn ich eine MS hätte, wüßte ich genau, was ich täte. An erster Stelle würde ich meine Ernährung umstellen. Die Fehlentwicklungen der modernen Ernährung sollten vermieden werden und eine Orientierung am Speiseplan der Asiaten und der (norwegischen) Fischer erfolgen. Dabei ist darauf zu achten, daß die Freude am Essen nicht beeinträchtigt wird. Wenn Ihnen etwas nicht schmeckt, nutzt es nichts, daß es gesund ist. Ein Glas Wein in fröhlicher Runde genossen ist gesünder als ein Tomatensaft unter griesgrämigen Gesundheitsaposteln.

Zucker in Form von Schokolade, Kuchen oder Pudding würde gestrichen. Es gäbe nur noch Vollkornbrot und als Aufstrich Butter. Mittags und abends würden ich es mir zur Regel machen, einen frischen Salat vor den Mahlzeiten zu mir zu nehmen. Ich würde versuchen, möglichst vegetarisch zu essen, aber ein- oder zweimal pro Woche Fisch zulassen. Wahrscheinlich würden ich Kartoffeln nicht ganz streichen, aber so häufig wie möglich durch Reis ersetzen. Jeden Morgen gäbe es einen Frischkornbrei, gesüßt mit Honig. Dazu einen frisch gepreßten Saft. Auf Kaffee würde ich vermutlich nicht verzichten, und ab und zu ein frisches Brötchen dürfte den Erfolg der Diät nicht entscheidend beeinträchtigen.

Bei dieser Ernährungsweise ist es nicht erforderlich, zusätzlich Vitamine einzunehmen, aber es schadet auch nicht, wenn man es z.B. in dieser Form tut: morgens ein gestrichener Teelöffel Vitamin C-Pulver in einem halben Glas Wasser, mittags ein Vitamin B-Präparat und abends eine Kapsel Vitamin E (etwa 200 I.E., das entspricht 200mg).

Ich kenne viele MS-Patienten, die dazu noch 3mal 2 Kapseln Nachtkerzenöl einnehmen. Ich persönlich halte das für überflüssig.

Was würde ich weiter tun? Ich würde die folgenden sieben Regeln peinlich genau befolgen.

Die 7 Gesundheitsregeln zur MS

1. Hören Sie auf die Stimme des Körpers: Nicht gegen die Krankheit ankämpfen!
2. Belasten Sie sich normal, aber tun Sie nichts bis zur Erschöpfung.
3. Meiden Sie Hitze.
4. Übergehen Sie keine Grippe.
5. Seien Sie bei jedem Schub übervorsichtig.
6. Die MS muß seelisch verarbeitet und akzeptiert werden; davon hängt der weitere Krankheitsverlauf ab.
7. Hoffnung heilt, Verzweiflung tötet.

Regel 1: Hören Sie auf die Stimme Ihres Körpers!

Gegen jede Krankheit kann man ankämpfen, nur nicht gegen die MS! Es gibt subtilere Methoden, sich mit ihr zu arrangieren - und manchmal muß man auch klein beigeben. Das Fatigue- oder Müdigkeitssyndrom z.B. ist kein lästiges Symptom, das man ignorieren sollte, sondern ein Warnsignal, wenn Sie sich überlasten. Grau ist alle Theorie, und auch wenn ein Arzt noch so viel Erfahrung mit der MS hat, am besten weiß es doch Ihr Körper, was gut oder was schlecht für Sie ist. Die Stimme Ihres Körpers ist ein wertvoller und unersetzlicher Ratgeber, den Sie nie mißachten dürfen.

Regel 2: Nichts bis zur Erschöpfung treiben!

Wie auf Hitze reagiert die MS erfahrungsgemäß schlecht auf Erschöpfung. In Zeiten, in denen Sie sich wohl fühlen, ist die Versuchung groß, sich endlich einmal der Fesseln, die einem die Krankheit auferlegt, zu entledigen. Gerade junge Menschen neigen dann dazu, so etwas Verrücktes wie eine anstrengende Fahrradtour zu unternehmen und dann trotz zunehmender Erschöpfung durchzuhalten, um es sich selbst zu beweisen, den anderen nicht den Spaß zu verderben oder nicht wieder einmal abseits stehen zu müssen. Solche Eskapaden werden nicht selten mit einem neuen Schub bestraft und sollten unbedingt vermieden werden. Versuchen Sie, jeden Tag mittags zu ruhen. Diese Regel wird oft dahingehend mißverstanden, daß sich MS-Patienten am besten in Watte wickeln und in einen Glasschrank stellen sollen. Das meine ich natürlich nicht. In diesem Zusammenhang fällt mir Ernst-Friedrich S. ein.

Fall 42: Ernst-Friedrich S. hat seine MS seit mehr als 15 Jahren. Obwohl er keinen Stock benutzt, bemerkt man eine leichte Gangataxie. Er ist leicht erschöpfbar, und hat zu Recht das Gefühl an seinem Arbeitsplatz von seinen Kollegen nicht sehr freundlich behandelt zu werden. Trotzdem hängt er an seinem Beruf und möchte auf keinen Fall berentet werden. Nach zähem Ringen hat er durchgesetzt, daß man eine 4/5 Stelle für ihn eingerichtet hat. Er verdient dadurch zwar weniger, hat dafür aber (was auch für mich ein Traum wäre) jeden Mittwoch frei. Er hat ein ungewöhnliches Hobby für einen MS-Kranken: Er liebt Weltreisen. Und so bricht er alle zwei Jahre zu einer großen Tour auf. Er war in Südamerika und hat die Pyramiden der Inkas gesehen, er war in Australien und zur Safari in Kenia. Dieses Jahr ist er nach China gefahren und sogar auf der chinesischen Mauer gewesen.

Allerdings kommt es auch praktisch in jedem Jahr zu einem Schub bzw. einer schubartigen Verschlechterung. Ein Zusammenhang mit seinen Reisen besteht jedoch nicht. Sollte man sie ihm trotzdem verbieten. Natürlich nicht! Auch wenn die Regel gilt, daß Streß ungesund ist, gilt einschränkend eine andere: Streß schadet nicht, wenn er Spaß macht.
An dieser Stelle ein Wort zum Thema „Sport und MS". Vor einigen Jahren wurde ich nach einem MS-Vortrag gefragt, was ich von Sport bei MS halte. Darauf wußte ich nichts zu sagen, die Frage kam mir sogar merkwürdig, wenn nicht gar unpassend vor. Kurze Zeit später hatte ich das Vergnügen, eine knapp 60jährige MS-Patientin kennenzulernen, die gerade aus Südamerika zurückgekommen war, wo sie anläßlich einer Olympiade für ältere Menschen eine Goldmedaille im Langstreckenlauf errungen hatte. Sie war topfit, und ich zweifelte natürlich an der Diagnose. Aber die war sowohl kernspintomographisch als auch liquorchemisch gesichert. Wieder zeigt sich, daß es für die MS keine zuverlässigen Regeln gibt. Die beste Regel ist immer noch: Sei nicht klüger als dein Körper. Was der Körper als wohltuend empfindet, ist heilsam, auch wenn die Botschaften des Körpers gegen andere etablierte Erfahrungsweisheiten verstoßen sollten.

Regel 3: Meiden Sie Hitze!

Aus der Tatsache, daß die MS am Äquator am seltensten ist und in den gemäßigten und kühleren Regionen ihren Häufigkeitsgipfel erreicht, ist gefolgert worden, daß Wärme MS-Patienten guttun müsse. So wurde ihnen geraten, in heiße Regionen umzuziehen. Das hat sich als ein

Fehler herausgestellt. Die MS verträgt keine Wärme. Diese Eigenschaft ist so ausgeprägt, daß man zeitweise sogar einen „Badewannen-Test“ durchgeführt hat, wobei beobachtet wurde, ob sich die Symptome im warmen Wasser verstärken.
Es ist also nicht sinnvoll, im Sommer nach Ägypten zu fahren und auf eine Pyramide zu klettern. Gegen einen Urlaub am Mittelmeer im Frühling oder im Herbst spricht nichts. Ich möchte allerdings auch nicht verschweigen, daß es auch Ausnahmen gibt: Patienten, denen die Hitze trotz ihrer MS nichts ausmacht - aber das ist selten. Meistens vertragen MS-Kranke auch die Sauna nicht. Im Zweifel müssen Sie auf die Stimme Ihres Körpers hören (Regel 1).

Regel 4: Übergehen Sie keine Grippe!

Aus nicht bekannter Ursache kommt es häufig im Anschluß an eine Grippe zu einem neuen MS-Schub. Während es bei Gesunden zum guten Ton gehört, nicht wegen jeder Kleinigkeit krankzufeiern oder sich mit einem Schnupfen ins Bett zu legen, sollte man genau dies tun, wenn man eine MS hat. Wenn Sie tapfer sein wollen wie die anderen, die im übrigen gesund sind, und eine verstopfte Nase, den Hustenreiz und das bischen Fieber auf die leichte Schulter nehmen, werden Sie es bereuen.

Regel 5: Seien Sie bei jedem Schub übervorsichtig!

Ich habe bereits Frau Th. erwähnt, die aus meiner Sicht besonders vorbildhaft mit ihrer Erkrankung umgeht. Sobald sie einen Schub nahen spürt, begibt sie sich ins Krankenhaus. Früher haben sich einige Ärzte über sie lustig gemacht und ihre Vorsicht für übertrieben gehalten, aber der Verlauf hat ihr recht gegeben. Obwohl sie unter einer nicht gerade milden Form der MS leidet, ist sie jetzt nach 15 Jahren immer noch gehfähig. Für den ungeschulten Blick geht sie sogar noch völlig normal. Ob unbedingt ein stationärer Aufenthalt erforderlich ist oder ob es auch zu Hause möglich ist, sich zu entspannen und richtig verwöhnt zu werden, das muß jeder selbst entscheiden. Auf jeden Fall muß ein MS-Patient mit einem frischen Schub wie ein rohes Ei behandelt, gehegt und gepflegt werden.

Regel 6: Es ist wichtig, daß Sie Ihre Krankheit akzeptieren!

Nicht ganz selten höre ich, daß jemand auf sich und seine Krankheit schimpft, die MS als einen Feind auffaßt und sich nicht damit abfinden kann, sich ständig mit der Bedrohung oder Beeinträchtigung auseinandersetzen zu müssen. Nach meiner Erfahrung ist das keine kluge Art, mit der Erkrankung umzugehen - sie wird dadurch nicht friedlicher; im Gegenteil. Ein Tiefpunkt kann auch ein Wendepunkt sein. Und so ist es sicher besser, sich mit der MS zu arrangieren, so wie man sich oft im Leben auf Umstände einstellen muß (der Umzug aus einer Stadt, in der man viele Freunde und Bekannte hat, in ein langweiliges Dorf; nach der Heirat das Zusammenleben mit den Schwiegereltern usw.), die einem zunächst ungünstig, belastend oder sogar unerträglich erscheinen. Es gibt ganz verschiedene Möglichkeiten, wie man mit der Diagnose umgehen kann. Besonders häufig sind die nachstehenden 8 Reaktionen:

1. Die Diagnose wird abgelehnt. Die Ärzte irren sich. Es werden Gründe gesucht, warum die Diagnose zumindestens zweifelhaft ist: Im Liquor sind keine oligoklonalen Banden nachweisbar, die VEP sind normal oder die weißen Punkte sind nicht ganz typisch usw..
2. Die Diagnose wird zur Kenntnis genommen, aber verdrängt: „Es kommt, wie es kommen soll, ob ich mir nun Sorgen mache oder nicht. Also versuche ich, den Kopf in den Sand zu stecken, lebe weiter wie bisher und hoffe, daß es das Schicksal trotz allem gut mit mir meint.“
3. „Die Diagnose ist mir so unheimlich und unangenehm, daß ich mich nicht damit nicht auseinandersetzen möchte. Aber es kann ja nichts schaden, wenn ich jetzt gesundheitsbewußter lebe.“
4. „Auch wenn die Ärzte recht haben sollten, ich werde die Diagnose nicht akzeptieren und dagegen ankämpfen so lange ich kann.“
5. „Ich habe einige Zeit gebraucht, um die Diagnose zu akzeptieren. Aber mit Hilfe meines Partners habe ich gelernt, daß das Leben trotzdem noch lebenswert ist.“
6. „Nachdem ich den ersten Schock überwunden hatte, habe ich langsam begonnen, mich mit meiner Krankheit anzufreunden. Während ich früher einfach in den Tag hinein gelebt habe, freue ich mich jetzt jeden Morgen, wenn ich aufwache, daß ich mich immer noch gesund fühle. Das Leben und die Gesundheit sind für mich wertvoller geworden.“
7. „Ich bin krank, aber ich bin sicher, daß ich der Krankheit nicht ausgeliefert bin.“
8. „Die Krankheit hat mein ganzes Leben zerstört. Es hat keinen Sinn, gegen sie anzukämpfen. Sie ist doch stärker als ich.“

Die Einstellungen 5,6 und 7 kommen aus meiner Sicht dem idealen Umgang mit der Krankheit am nächsten. Es soll auch einen Patiententyp geben, der sich durch die Krankheit aufgewertet fühlt, der endlich etwas hat, mit dem er das Mitleid oder die Aufmerksamkeit anderer Menschen auf sich ziehen kann. Er hat kein anderes Thema, spricht von morgens bis abends von seinen Symptomen, was er gelesen, von anderen gehört oder im Fernsehen gesehen hat. Er ist der Schrecken aller MS-Kliniken, niemand will mit ihm an einem Tisch sitzen, man macht einen Bogen um ihn, wenn er vor der krankengymnastischen Abteilung wartet, biegt schnell nach links ab, wenn er einem entgegen kommt. So wird er einsam und immer verbitterter. Die MS ist das Liebste, was er hat. Er wird es nicht zulassen, daß man ihm hilft.

Regel 7: Hoffnung heilt, Verzweiflung tötet!

Es mag abergläubisch klingen, aber ein fröhlicher Mensch lebt gesunder. Dies ist eine Einsicht, die spätestens seid dem Buch von Cousins „Der Arzt in dir"[30] populär geworden ist. Wie im Kapitel über die Psychoimmunologie ausgeführt, wirkt sich unsere psychische Verfassung auch auf die Abwehrbereitschaft unseres Immunsystems aus. Wichtig ist aber auch etwas anderes: Wer den Mut sinken läßt und sich der Krankheit ergibt, findet keine Kraft, sein Leben umzugestalten, und das ist oft eine notwendige Voraussetzung, um die MS in Schach zu halten.

Harmonisierung der Lebensweise

In diesem Zusammenhang ist die Harmonisierung der Lebensweise von größter Bedeutung, denn es ist kein Wunder, daß bei jemandem, der erschöpft und unzufrieden ist, die Selbstheilungskräfte daniederliegen. Wer berufliche oder familiäre Probleme hat, muß sie auch deswegen zu lösen versuchen, weil sie einen Einfluß auf seine Krankheit ausüben. Wenn man Schwierigkeiten hat, mit der ständigen Bedrohung durch die Krankheit fertig zu werden, wenn eine Depression droht oder wenn es nicht gelingt, das Leben ruhiger und ausgeglichener einzurichten, sollte Anregungen, Rat und Unterstützung in einer Psychotherapie suchen.

Medikamente

Meine Einstellung wird Ihnen nicht verborgen geblieben sein: Wer sich gesund ernährt und seine Lebensweise in einer angemessenen Weise ändern kann, braucht in der Regel keine Medikamente. Einleitend habe ich davon gesprochen, daß die Therapie individuell sein muß. Ich möchte diesen Punkt, den ich für außerordentlich wichtig halte, näher begründen.

Wie Sie wissen, hat der eine Patient eine milde, der andere eine aggressivere Verlaufsform, bei dem einen stehen Seh- und Sensibilitätsstörungen, bei dem anderen Lähmungen oder ein Müdigkeitssyndrom im Vordergrund, der eine hat sich schon immer vernünftig ernährt, der andere ist übergewichtig und lebt überwiegend von Coca Cola, Hamburgern und Pommes frites mit Mayonnaise, bei dem einen ist die Erkrankung durch eine akute Streßbelastung ausgelöst worden, bei dem anderen spielen eher chronische seelische Belastungen eine Rolle, die ihre Ursache in der Kindheit haben. Und so spricht der eine auf eine Psychotherapie, der andere auf eine Umstellung der Ernährung, der dritte auf Vitamine, Spurenelemente oder Nachtkerzenöl an.

Wie bereits erwähnt, habe ich mir viel Mühe gegeben, Faustregeln zu finden, leider ohne Erfolg. Es gibt kein einheitliches Patentrezept. Meistens ist es erfreulicherweise so, daß es die Patienten im Gefühl zu haben scheinen, was ihnen hilft. Wer sich z.B. auf natürliche Weise vitaminreich ernährt, braucht sich nicht zusätzlich hohe Dosen von Ascorbinsäure zuführen, wer nicht an die Theorie der vielfach ungesättigten Fettsäuren glaubt, bei dem werden sie nicht helfen, auch wenn ihr Einsatz prinzipiell sinnvoll wäre - dasselbe gilt für Diäten, die nicht schmecken.

Es ist also nicht ganz einfach, und es bleibt Ihnen nichts anderes übrig, als sich auf Ihr Gefühl zu verlassen und etwas herumzuprobieren. Dabei gilt der Satz von Karl Kraus: In zweifelhaften Fällen entscheide man sich für das Richtige. Um es Ihnen etwas einfacher zu machen, gebe ich Ihnen ein paar Beispiele.

Viele meiner Patienten schwören auf die Enzymtherapie von Christine Riedel. Sobald sie das Gefühl haben, daß sich ein Schub oder eine Verschlechterung anbahnt, nehmen sie z.B. 3mal 3 Dragees Mulsal N täglich ein und reduzieren langsam, wenn sie das Gefühl haben, daß es ihnen besser geht.

Andere erhöhen die Vitamin C-Zufuhr im Schub auf 10 g pro Tag in Kombination mit Vitamin E 500 IE. Eine dritte Gruppe hat gute Erfahrungen mit einer hochdosierten Vitamin B-Therapie gemacht (z.B. 3mal 2 Kapseln Neuro-ratiopharm oder jeden 2. Tag 1 Trinkfläschchen Benivital®) oder zweimal pro Woche 1 Ampulle Medivitan® i.m...

> *Fall 43*: Eine 32jährige Patientin leidet seit zwei Tagen unter einem Schweregefühl in beiden Beinen. Der neurologische Befund ist im Vergleich zu den Voruntersuchungen nicht verändert; sie hat schon immer sehr lebhafte Reflexe der Beine gehabt.

Auf ihren Wunsch beginnen wir die Behandlung mit Mulsal N 3mal 3 Dragees und zusätzlich alle 2 Tage eine Trinkampulle Benivital zum Frühstück. Nach 3 Tagen ruft die Patientin an und berichtet, daß noch keine deutliche Besserung eingetreten ist. Sie fragt, ob sie das Vitamin C, von dem sie sowieso immer 1 g täglich einnimmt, auf 6 g erhöhen soll. Als sie sich daraufhin einige Tage später wieder vorstellt, ist die Schwäche rückläufig. Das Mulsal N wird auf 3mal 2 Dragees und nach einer weiteren Woche auf 3mal 1 Dragee reduziert.

> *Fall 44*: Ein 41jähriger Patient verspürt seit einer Woche ein ringförmiges Spannungsgefühl in der unteren Thoraxregion sowie ein Taubheitsgefühl und eine Schwäche in den Beinen.

Da er eine Abneigung gegen Cortison hat, entscheidet auch er sich zunächst für eine Kombinationsbehandlung mit Mulsal N, Vitamin B und Antioxydantien. Als es nach einer Woche zu einer weiteren Verschlechterung gekommen ist, wird mit dem Patienten besprochen, ob jetzt nicht doch eine Cortisonbehandlung durchgeführt werden sollte. Er entscheidet sich für Synacthen, mit dem er vor mehr als 10 Jahren einmal gute Erfahrungen gemacht hat.

Was die Intervall-Behandlung angeht, gibt es verschiedene Einstellungen, unter denen man grob 5 unterscheiden kann: 1. die Patienten, die auf Nachtkerzenöl schwören, 2. die Vertreter der orthomolekularen Medizin, die in hohen Dosen von Vitaminen einen verläßlichen Schutzfaktor sehen, 3. homöopathisch orientierte Patienten, die sich mit Arnica, Bryonia und Pulsatilla behandeln lassen und 4. die Verfechter der Theorie, daß der Mangel an Spurenelementen die Entstehung einer MS begünstigt und 5. die „Kräuterhexen".

Fall 45: Verena L. hat innerhalb von kurzer Zeit drei Schübe erlitten und in ihrer Verzweiflung einen Homöopathen in Bayern aufgesucht, der ihr von einer Freundin empfohlen wurde, und der ihr 60 Mikrogramm Selen plus 300 mg Vitamin E täglich verordnet hat. Das ist jetzt mehr als 5 Jahre her, und es ist seitdem lediglich zu einer kurzdauernden Verschlechterung im Anschluß an eine Grippe gekommen, die sich folgenlos wieder zurückgebildet hat. Sie schwört auf das Selen, obwohl sich ihr Hausarzt darüber lustig macht.

Es gibt übrigens einen prominenten Fürsprecher für die tägliche Einnahme von geringen Dosen von Selen, den amerikanischen MS-Forscher Kurtzke, der durch die Migrationsstudien berühmt geworden ist, die Epidemie auf den Färöer-Inseln erforscht und die oben erwähnte Kurtzke-Skala entwickelt hat. Kurtzke fand bei MS-Patienten mit einem chronisch-progredienten Verlauf eine signifikant niedrigere Konzentration von Selen im Vergleich zu Kontrollen. Er vermutete ein umgekehrt proportionales Verhältnis zwischen der Selenkonzentration im Blut und dem Schweregrad der Erkrankung. Selen gehört als Bestandteil der Glutathionperoxidase zusammen mit Vitamin C und Vitamin E zu den wichtigsten Antioxydantien im Körper.

Ginseng

Meine Frau gehört zur 5. Gruppe. Da sie aus Korea stammt, wäre es für sie im Falle einer chronischen Erkrankung selbstverständlich, zweimal pro Jahr, jeweils zu Beginn des Frühjahrs und des Herbstes, eine Ginseng-Kur durchzuführen. Ginseng spielt in Asien, vor allem aber in Korea und China, eine führende Rolle in der Volksmedizin. In China arbeiten relativ wenige westlich ausgebildete Ärzte. Die Sorge für die Gesundheit der 1 Milliarde Menschen liegt in den Händen der etwa fünfhunderttausend Barfußärzte, die mit der Akupunktur und vor allem mit der Lehre des Kaisers Shen Nung vertraut sind. Dieser lebte etwa zweieinhalbtausend Jahre vor unser Zeitrechnung und machte die Menschen mit dem Wissen um die Heilkraft der Pflanzen vertraut. Die 237 Heilmittel, die man ihm zuschreibt, werden in drei Klassen eingeteilt: Die unterste Klasse sind die „Diener-Kräuter", zu denen Pflanzen wie die Brechnuß mit ihrem hohen Gehalt an Strychnin, der Eisenhut und der Fingerhut (Digitalis) gehören.

Unter den Kräutern der mittleren Klasse, die „Minister-Kräuter genannt werden, findet man die Aster, die Knolle der Kaiserkrone, den Sonnenhut (Echinacea) und die Engel- oder Brustwurz (Angelica).

Die höchste und wichtigste Klasse ist jedoch die obere, die Klasse der „Königlichen Kräuter". An der Spitze steht die geheimnisumwitterte Ginsengwurzel, die einst so selten war, daß sie mit Gold aufgewogen wurde.

Sogar heute gibt es noch etwa 50 berufsmäßige Ginsengsucher in Korea. Dazu kommen Tausende von Amateuren, die sich an den Wochenenden abends in die Wälder begeben und davon träumen, eine einzige wildwachsende Wurzel zu finden, denn die Unterseiten der feingefiederten fingerartigen Blätter besitzen die Eigenschaft, leicht zu glänzen und zu glitzern, und sind im Dämmerlicht am ehesten zu entdecken.

Die Frage, ob die Heilkraft des wilden Ginseng der Wirkung der Ginsengwurzel, die in großen Plantagen angebaut wird, überlegen ist, ist nicht beantwortbar. Der Anbau ist jedenfalls nicht nur arbeitsintensiv, sondern bringt auch deshalb besondere Probleme mit sich, da sich der Gebrauch von Pflanzenschutzmitteln chemischer Art grundsätzlich verbietet. Die Wurzel wird nach 5 oder 6 Jahren geerntet. Es werden rote und weiße Wurzeln unterschieden. Dabei handelt es sich aber nicht um zwei verschiedene Pflanzen, wie viele annehmen, sondern die normal weißgelbliche Ginsengwurzel wird mit Dampf behandelt, um sie haltbar zu machen, wobei sie sich rötlich verfärbt.

Die Ginsengkur wird üblicherweise zu Beginn des Frühlings und am Herbstanfang durchgeführt. Hierzu wird eine Ginseng-Wurzel (am besten rot und 6 Jahre alt) in 5 Teile geteilt. Eine Portion wird in einem geschlossenen Topf mit 11/2 Litern Wasser bei schwacher Hitze zum Kochen gebracht, bis sie nach etwa 2 Stunden auf die Hälfte (= 6 Tassen) eingekocht ist. Der Tee reicht für 3 Tage und wird vor dem Frühstück und vor dem Abendessen getrunken und je nach Geschmack mit etwas Honig gesüßt. Mit den anderen Portionen wird in gleicher Weise verfahren, so daß der intensive Teil der Kur 15 Tage dauert. Anschließend kann man drei Portionen zusammen noch einmal in 11/2 Liter Wasser kochen, so daß die Hälfte übrigbleibt, und das Ganze mit dem Rest wiederholen. Der zweite Teil der Kur dauert 12 Tage. Für die Zubereitung und Einnahme ist Metall- oder Silbergeschirr zu meiden. Am besten nimmt man einen Kochtopf aus Keramik, Ton oder Jenaer Glas. Während der Ginseng-Kur sollte auf Kaffee und schwarzen Tee verzichtet werden.

16 Psychotherapie bei MS?

Fall 46: Peter G. sieht keineswegs so aus, als könne er jemals eine MS bekommen. Ganz im Gegenteil. Er ist ein sportlicher, durchtrainierter junger Mann von ruhigem Wesen und sicherem Auftreten. Seine bildhübsche Frau leitet ein Bodybuilder-Center. Aber ein Zweifel ist nicht möglich: die Kernspintomographie zeigt drei verdächtige periventrikuläre Herde, und die oligoklonalen Banden sind positiv. Jetzt kommt er wegen einer Ungeschicklichkeit in der linken Hand, die ihn als Vorarbeiter in einem Sägewerk nicht nur beeinträchtigt, sondern auch gefährdet.

Er ist glücklich verheiratet, das sieht man, und hat einen guten Beruf, der ihm nicht nur Anerkennung bringt, sondern ihm auch Freude macht. Aber es mußte irgend etwas geben, daß an seiner Widerstandskraft zehrte, aber ich kam nicht darauf.
Wenn ich nach auslösenden Faktoren fahnde, pflege ich systematisch vorzugehen. In der Regel beginne ich damit, die 6 häufigsten Belastungssituationen abzufragen: 1. Hausbau; 2. eine Schwiegermutter im Haus, die überall ihre Nase hineinsteckt; 3. Kinder in der Pubertät; 4. ein pflegebedürftiges Familienmitglied; 5. schlechtes Klima am Arbeitsplatz und 6. drohende Arbeitslosigkeit.
Ich halte auch nicht viel von der Psychologisiererei, die Erklärungen an den Haaren herbeizieht, aber manchmal sieht man das Naheliegendste nicht. Deshalb erzähle ich, wenn ich so nicht weiterkomme, gern die Geschichte von dem Bundeswehroffizier, der unter heftigen Migräneattacken litt, die zwei- bis dreimal pro Woche auftraten.
Man hatte alles, aber auch wirklich alles ausprobiert, aber nichts hatte geholfen. So blieb zum Schluß nur noch eins übrig: das Leben des Mannes detektivisch zu durchforsten, um zu schauen, ob nicht doch irgendwelche Ursachen vorhanden waren, die er vielleicht vergessen hatte. Und so kam er jeden Mittwoch, pünktlich um 14 Uhr und erzählte mir aus seinem normalen, völlig durchschnittlichen Leben. Es war todlangweilig, und nach der dritten Sitzung wollte ich das Unternehmen abbrechen. Doch dann erzählte er mir so ganz nebenbei, daß, als er geboren wurde, sein Vater an der Front war und es sich rein rechnerisch ergab, daß sein Vater nicht sein Vater sein konnte. Als er zurückkam, verstieß er seine Frau, zog seine beiden Söhne allein auf und verbot ihnen jeden Kontakt mit ihrer Mutter. Obwohl dieser Mann

seit 37 Jahren in demselben kleinen Dorf wie seine leibliche Mutter wohnte, ihr auf der Dorfstraße begegnete, im Edeka-Laden hinter ihr stand, hatte er sie in seinem ganzen Leben noch nicht einmal gegrüßt! Das ist doch wirklich merkwürdig. Da suchte ich also seit Wochen nach einer psychologischen Erklärung, aber diese ungewöhnliche Geschichte hatte er mir bis jetzt verschwiegen.
„Können Sie sich denken, warum?“, frage ich Herrn G..
„Vielleicht, weil es ihm peinlich war.“
„Nein, das war es nicht. Der wahre Grund ist ein anderer: Das schwer gestörte Verhältnis zu seiner Mutter war für ihn das Selbstverständlichste von der Welt. Er kannte es ja seit seiner frühesten Kindheit nicht anders. Und so war er gar nicht darauf gekommen, daß es eine Bedeutung haben könnte.“
„Sie meinen, das Problem war ins Unterbewußtsein abgerutscht.“
„Ja. Aber nicht im klassisch psychoanalytischen Sinn, sondern einfach durch Gewohnheit. Er sah den Wald vor lauter Bäumen nicht.“
„Und Sie meinen, bei mir könnte auch so etwas versteckt sein.“
„Zumindestens sollte man daran denken. Oft findet man es selbst nicht, und man braucht jemanden, der einen auf etwas ganz Verrücktes aufmerksam macht. Zum Beispiel meine Tante Alma. Sie hatte noch mit sechzig Jahren den Führerschein gemacht und sich ein flottes rotes Kabriolett gekauft. Nach einem Monat war der Motor kaputt, und es wurde ein Austauschmotor eingebaut. Zwei Monate später hatte auch der Austauschmotor seinen Geist aufgegeben, und der dritte Motor hielt ebenfalls nicht lange. Um der Sache auf den Grund zu gehen, schlug der Mechaniker eine Probefahrt mit ihr vor. Als sie eingestiegen war, zog sie den Choke, hängte ihre Handtasche daran und fuhr los. Sie hatte die ganze Zeit den Choke für eine Art Haken gehalten und war nie auf die Idee gekommen, ihn wieder hineinzudrücken, wenn der Motor warm war.“
Ich glaube, so ganz habe ich Herrn G. nicht überzeugen können. Aber am nächsten Nachmittag rief seine Frau an.
„Mein Mann weiß nicht, daß ich Sie anrufe“, sagte sie. „Aber nach dem gestrigen Gespräch muß ich Ihnen doch etwas sagen. Mein Mann hatte tatsächlich eine ganze Menge Ärger, als er vor drei Jahren den ersten Schub bekam. Er hat es Ihnen nur nicht gesagt, weil er mir nicht weh tun wollte."
„Was ist denn damals passiert?“
„Wir hatten zusammen in einer ehemaligen Tankstelle eine Imbißbude aufgemacht. Das Geschäft lief gut, und es bot sich an, meinen Vater als

Verkäufer zu beschäftigen, da mein Mann seinen Beruf noch nicht ganz aufgeben wollte. Als wir ein Jahr später Konkurs anmelden mußten, und es stellte sich heraus, daß mein Vater uns um mehr als sechzigtausend Mark betrogen hatte."

„Ihr eigener Vater?"

„Ja. Bis vor einem Jahr kamen immer noch die offenstehenden Rechnungen zu uns nach Hause. Und in einem Monat ist eine neue gerichtliche Verhandlung angesetzt."

Ich denke, es ist häufig so: Die wirklichen Tragödien werden nicht erzählt, weil man sie vergessen hat, weil man niemanden belasten möchte oder weil es einfach zu weh tut. „Da ist endlich Gras über die Sache gewachsen", sagte einmal eine Patientin zu mir, „und dann kommt so ein Kamel und frißt es ab." Damit meinte sie mich. Trotzdem, manchmal können alte Wunden erst zur Ruhe kommen und heilen, wenn sie noch einmal gründlich gesäubert worden sind. Eugen Drewermann hat das einmal sehr schön so beschrieben: „Ganz hinten im Keller, wo man nie hinkommt, geht es noch einmal 5 Stufen hinab und du stehst vor einer Tür, die du noch nie geöffnet hast und hinter der es spukt. Du weißt, daß es an der Zeit ist, die Tür zu öffnen, aber du brauchst jemanden, der dir zur Seite steht. Ich helfe dir. Wir schauen es uns gemeinsam an, es gehört ja zu dir. Natürlich, du hast es verdrängt, und du wirst auch deine Gründe dafür gehabt haben. Aber vielleicht ist es wie im Märchen und in dieser Kammer ist ein Schatz verborgen, bewacht von einem bösen Dämon, der aber nicht unbesiegbar ist."

Einzel- oder Gruppentherapie?

Es ist immer dasselbe. Wenn ich ganz vorsichtig mit meinen Patienten über die möglichen Vorteile einer Psychotherapie spreche (und ich gehe wirklich auf die behutsamste Weise vor), dann kommt als erstes „Aber ich bilde mir meine Krankheit doch nicht ein" und dann „Meinen Sie, ich wäre selbst schuld daran, daß ich eine MS bekommen habe?" und schließlich „Sie glauben wohl nicht, daß ich es allein schaffe?" Natürlich bilden Sie sich ihre Krankheit nicht ein, und natürlich haben sie keine Schuld daran, daß sie krank geworden sind, aber in Bezug auf den dritten Punkt kann es tatsächlich schwierig sein, sein Leben zu ändern, sich auf die Krankheit einzustellen und auch mit den teils verständnislosen Reaktionen der Umwelt fertigzuwerden. Manchmal drehen sich die Gedanken in Ihrem Kopf wie in einer Windmühle: Schaffe ich meine Arbeit noch? Soll ich mich berenten lassen? Wie mache ich es meinen Kindern klar, daß ich mittags zwei Stunden Ruhe brauche? Wie gehe ich mit meiner Schwiegermutter um, die es gut mit mir meint, aber mich mit ihren Ratschlägen nervt? Wer hilft mir bei meinen Sorgen, daß man Mann mich verlassen könnte? Sind meine sexuellen Probleme Folge der seelischen Belastung oder MS-bedingt?

Insofern bricht einem keine Zacke aus der Krone, wenn man vorübergehend die Hilfe von Spezialisten in Anspruch nimmt. Ob eine Einzeltherapie oder eine Selbsterfahrungsgruppe geeigneter ist, müssen Sie zusammen mit Ihrem Therapeuten entscheiden.

Eine Einzeltherapie kann am Anfang sinnvoll sein. Sie kann Schutz, Trost und Verständnis geben, läuft aber Gefahr, über kurz oder lang in eine Sackgasse zu geraten, in der immer wieder dieselben Probleme besprochen werden. Manche klagen auch darüber, daß sie sich den persönlichen Einstellungen des Therapeuten ausgeliefert fühlen. Die Einzeltherapie hat etwas Inselhaftes und kann realitätsfern sein.

Ganz anders die Gruppenpsychotherapie. Sie besteht in der Regel aus sechs bis acht Patienten und einem Therapeuten bzw. einer Therapeutin. Die Gruppe kann ein vielköpfiges Ungeheuer sein und ist sehr anstrengend, dafür aber auch besonders wirksam. Viele werden vielleicht sagen: „Ich habe schon Probleme genug. Da will ich mich nicht noch mit denen von anderen Menschen belasten.“ Das ist sicher richtig, aber Sie werden rasch erkennen, daß die Probleme, die andere Menschen haben, den Ihren sehr ähnlich sind und daß Sie viel dadurch lernen können, wie andere damit umgehen, wie sie sie lösen oder welche Fehler sie machen. Außerdem haben Sie die einzigartige Möglichkeit, eine Vielzahl von Meinungen zu Ihren Problemen zu hören, was üblicherweise auch mit Ihren Freunden und Freundinnen nicht möglich ist, weil man aus Höflichkeit nicht ganz offen ist oder aus Scham über bestimmte Dinge nicht spricht.

17 Krankengymnastik bei MS

Das Bobath-Konzept

1. Ausgangspunkt ist die Beobachtung, daß sich über Rezeptoren der Gleichgewichtsorgane und der Halsmuskulatur der Tonus der Körpermuskulatur beeinflussen läßt.
2. Es handelt sich um ein 24-Stunden-Konzept.
3. Wichtig ist die Orientierung an Alltagsproblemen.
4. Die Behandlungstechnik beruht auf a) Inhibition (Hemmung krankhafter Bewegungsmuster), b) Fazilitation (Anbahnung normaler Bewegungsmuster) und c) Stimulation (Vorbereitung und Einleitung von Bewegungen in der gelähmten Extremität).

Das Bobath-Konzept wurde nach dem 2. Weltkrieg von Bertha Bobath und ihrem Mann Karel entwickelt. Frau Bobath hatte beobachtet, daß passive Kopfbewegungen einen Einfluß auf Haltungs- und Stellreflexe von Rumpf und Extremitäten haben. Über Rezeptoren in den Gleichgewichtsorganen und in der Halsmuskulatur läßt sich der Tonus von einzelnen Muskelgruppen in andere verschieben. Das ist vor allem bei der Behandlung der Spastik zu berücksichtigen.
Durch die Normalisierung des Tonus und eine normale Körperhaltung sollen dem zentralen Nervensystem wieder physiologische Informationen über die betroffene Seite (bzw. die betroffene Extremität) vermittelt werden. Damit ist es möglich, den Patienten von pathologischen Bewegungsmustern zu befreien. Hierzu gehören neben der Spastizität die assoziierten Reaktionen und die Massenbewegungen.
Assoziierte Reaktionen sind krankhafte Verspannungen von Muskelgruppen, die sich innerhalb der ganzen Körpermuskulatur ausbreiten und Willkürbewegungen begleiten, besonders dann, wenn sie mit Anstrengung verbunden sind.
Unter Massenbewegungen versteht man z.B. beim Halbseitengelähmten, daß er die Muskeln der betroffenen Seite nur noch in grober und stark eingeschränkter Weise einsetzen kann und die Fähigkeit zu feinen und differenzierten Bewegungen verloren hat. Bei Patienten mit zentralen Lähmungen wie bei der MS finden sich folgende Ausfälle:

- erhöhter Tonus und Auftreten von assoziierten Reaktionen,
- Störung des Zusammenspiels zwischen Agonist und Antagonist,
- krankhafte Haltungs- und Bewegungsmuster.

Das Prinzip ist, pathologische Bewegungsmuster zu hemmen und assoziierte Reaktionen auszuschalten. Die Hemmung geht immer Hand in Hand mit der Anbahnung normaler Bewegungselemente. Hemmung und Bahnung werden über sog. Schlüsselpunkte bewirkt, d.h. von Stellen am Körper, von denen aus ein normaler Muskeltonus aufgebaut und pathologische Reflexmuster unterdrückt werden können. Vorwiegend finden sich die Schlüsselpunkte proximal am Körper, da diese in der Regel von beiden Hirnhälften versorgt werden.
Die Bobath-Methode ist ein 24-Stunden-Konzept, d.h. die Behandlung beschränkt sich nicht auf die wenigen Minuten des Übens, sondern alle Personen, die mit dem Betroffenen zu tun haben, sollen mit ihm in gleicher Weise umgehen. Ganz im Vordergrung steht die Orientierung an Problemen, die sich dem Patienten im Alltag stellen. Deshalb wird versucht, den Patienten nicht mit einer abstrakten Übungssituation zu konfrontieren, sondern er soll bekannte Bewegungsabläufe wiedererkennen und sie durch Wiederholung lernen.

Die Feldenkrais-Methode

1. Voraussetzung ist äußerste Entspannung und Minimierung aller äußeren Reize. Die Muskelanstrengung wird bis hin zur reinen Vorstellung einer Bewegung reduziert. Durch die so geschärfte nach innen gerichtete Aufmerksamkeit, wird die Möglichkeit geschaffen, Bewegungsmuster durch Reorganisation zu harmonisieren.
2. Die Feldenkrais-Methode kann als Gruppen- oder Einzeltherapie durchgeführt werden. a) Gruppenmethode „Bewußtheit durch Bewegung": Unter Anleitung eines Therapeuten werden Bewegungsabläufe optimiert, wobei Denken, Spüren und Phantasie mit einbezogen werden. b) Einzelmethode „Funktionelle Integration" (wie im Fall Nora): Der Patient lernt die Zusammenhänge des Bewegungssystems in verschiedenen Positionen passiv in Form von Berührungen und Bewegungen durch den Lehrer.
3. Die Methode zielt nicht nur auf eine Behandlung von Lähmungen und Koordinationsstörungen, sondern durch die Harmonisierung der Körperbewegung soll ein erhöhtes Körperbewußtsein erreicht werden und über diese neuen Verhaltensschemata ein verbessertes seelisches Bewußtsein.

Sind nur Kinder lernfähig?

Können Sie sich noch erinnern, wie Sie Fahrradfahren gelernt haben? Zu Beginn hatten Sie Schwierigkeiten, allein nur das Rad zu besteigen. Trotz aller Anstrengungen, das Gleichgewicht zu halten, sind Sie immer wieder umgekippt, bis sich schließlich durch Versuch und Irrtum die richtigen Bewegungsmuster „eingeschliffen" hatten. In Ihrem Gehirn hatten sich neue Verbindungen zwischen den Nervenzellen ausgebildet, die für die neuen Bewegungsabläufe notwendig waren, und alles Falsche war „ausgesiebt" worden. Sie fuhren immer besser, brauchten sich nicht mehr auf die einzelnen Bewegungen zu konzentrieren, konnten sich während der Fahrt mit Freunden unterhalten oder tagträumen. Manchen gelang es sogar, beim Fahren die Hände vom Lenker zu nehmen.

Bis weit in dieses Jahrhundert hinein galt es als eine unumstrittene Lehrmeinung, daß sich das Gehirn spätestens seit der Pubertät nicht mehr wesentlich verändere. Diese Vorstellung wurde durch die alltägliche Erfahrung bestärkt, daß man von diesem Alter an kaum noch in der Lage war, eine neue Sprache oder ein Instrument spielen zu lernen.

In letzter Zeit ist diese Auffassung durch neue Erkenntnisse auf dem Gebiet der Neurowissenschaften in Frage gestellt worden. Unter dem Begriff „Neuroplastizität“ hat sich eine ganz andere Vorstellung von unserem Gehirn entwickelt.

Neuroplastizität

Früher stellte man sich die Hirnrinde als ein Geflecht von festverdrahteten Nervenzellen vor, die wie eine Landkarte in viele Zentren unterteilt ist, die jeweils eine ganz spezifische Funktion haben. Im Alter werde das Gehirn durch das Absterben einer zunehmenden Anzahl von Neuronen immer funktionsuntüchtiger.

Alle drei Annahmen sind falsch. Es gibt keine Hirnzentren im eigentlichen Sinn, sondern alle Hirnbezirke sind netzartig miteinander verflochten. Und unser Gehirn ist kein starres, sondern ein quicklebendiges Organ, das durchaus in der Lage ist, sich auch noch im Alter an neue Situationen anzupassen. Weil es so wichtig ist, sich dies vor Augen zu führen, möchte ich hierauf kurz eingehen.

Viele Irrtümer über unser Gehirn beruhen auf der einfachen Tatsache, daß wir nur tote Gehirne wissenschaftlich untersuchen können und wir bisher keine Möglichkeit haben, seine Arbeitsweise zu studieren, wenn es lebt. Stellen wir uns einmal ein gläsernes Gehirn vor und gleichzeitig, daß unsere Augen mit mikroskopischer Schärfe ausgestattet sind, dann sehen wir wahrscheinlich eine ständige wabernde, kribbelnde Unruhe in der Hirnrinde, die einem Ameisenhaufen gleicht. Überall strekken Nervenfasern kleine Arme aus, die Kontakt zu anderen Zellen suchen, Ausläufer wachsen aufeinander zu und ziehen sich wieder zurück. Das Gehirn ist ein proteushafter Materieklumpen, der sich ständig an die jeweilige Lebenssituation anpaßt. Eine besondere Bedeutung haben die Synapsen in diesem Zusammenhang: Je häufiger sie gebraucht werden, desto durchgängiger werden sie. Wie im Dschungel entsteht der Weg beim Gehen. Eine Funktion wie z.B. ein Bewegungsablauf ist nicht das Ergebnis eines einzelnen Hirnzentrums, sondern von mehreren, miteinander zusammenarbeitenden Hirnzentren.

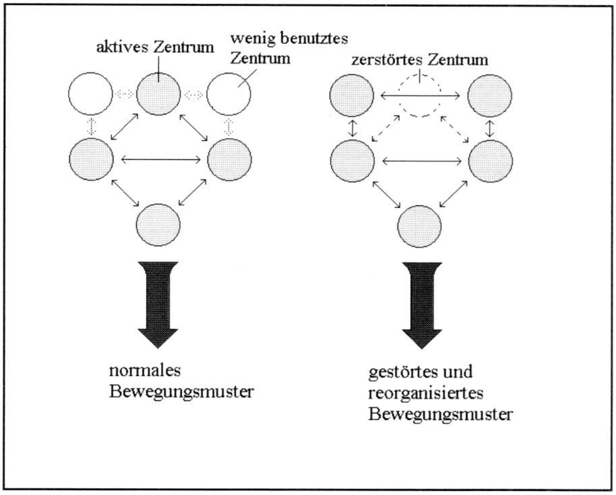

Abbildung 45: Neuroplastizität. Wenn ein „Zentrum“ durch einen MS-Herd zerstört oder durch eine Schädigung der Myelinscheiden geschädigt wird, können benachbarte, bislang wenig genutzte Neuronenverbände seine Funktion übernehmen.

So führt die Zerstörung eines Zentrums oder die Unterbrechung einer Leitungsbahn nicht zu einem vollständigen Ausfall einer Funktion, sondern nur zu einer Abschwächung oder Modifizierung. Die Störung kann "umflossen" und von benachbarten Zentren kompensiert werden. So kann man sich vorstellen, daß es durch bestimmte krankengymnastische und ergotherapeutische Techniken gelingt, diesen Prozeß gezielt zu fördern. Eine der berühmtesten ist die Methode von Moshe Feldenkrais.

Kann man das Gehirn neu programmieren?

Moshe Feldenkrais (1904-1984) war ein bemerkenswerter Mensch. Mit 14 Jahren verließ er die kleine russische Stadt, in der er aufgewachsen war, und wanderte in das damalige Palästina aus. Um seinen Lebensunterhalt zu verdienen, mußte er hart arbeiten. Trotzdem gelang es ihm, mit 23 Jahren sein Abitur zu machen. Er studierte Physik und machte seinen Doktor der Physik in Paris, wo er dem Nobelpreisträger Frédérick Juliot Curie bei der ersten Kernspaltung in Frankreich assistierte. Vor den Nazis flüchtete er nach London und wurde dort Forschungsoffizier für die englische U-Boot-Abwehr. In den 50er Jahren

wurde er von der israelischen Regierung gebeten , eine Elektronikabteilung im Verteidigungsministerium zu leiten.
Er war immer sehr sportlich und ein begeisterter Fußballer gewesen. Als einer der ersten Europäer hatte er den schwarzen Judogürtel erworben. Das Aufbrechen einer alten Knieverletzung war dann für seinen weiteren Lebensweg entscheidend. Die Ärzte rieten ihm zur Operation, aber ihre Prognose war wenig ermutigend. Die Erfolgsaussichten seien nicht höher als 50:50, und im Falle eines Mißlingens der Operation würden sich die Chancen, daß er jemals wieder gehen könne, drastisch verringern. Feldenkrais entschied sich gegen den operativen Eingriff und begann intensiv Neurologie, Anatomie und Biomechanik zu studieren. Er war wie besessen von der Idee, daß es möglich sein müsse, durch bewußtes Training neue Verknüpfungen zwischen den Hirn- und den Muskelzellen herstellen zu können, und entwickelte Hunderte von einzigartigen Übungen, mit denen er sich Zugang zu den Lernzentren im Gehirn verschaffte. Auf diese Weise gelang es ihm, seine Knieverletzung zur Ausheilung zu bringen.
Später gab er in Israel seine naturwissenschaftliche Tätigkeit auf und widmete sich ganz der Lehr- und Behandlungstätigkeit. Dabei behandelte er nicht nur Menschen, die an körperlichen Problemen litten, sondern auch Athleten, Tänzer und Musiker wie Yehudi Menuhin. Einer seiner der berühmtesten Schüler war der israelische Ministerpräsident Ben Gurion.
In Deutschland bekanntgeworden ist seine Methode vor allem durch den Fall Nora, eine Schweizerin, die einen linkshirnigen Schlaganfall erlitten hatte. Eines Morgens hatte sie nach dem Aufstehen bemerkt, daß sie die rechte Körperhälfte nicht mehr bewegen und auch nicht mehr sprechen konnte. Nach einem einjährigen Aufenthalt in einer Spezialklinik hatte sie ihre Bewegungs- und Sprechfähigkeit zwar wiedererlangt, war aber ziemlich langsam geworden. Als sie entlassen wurde, fand sie sich in ihrem eigenen Haus nicht mehr zurecht, verwechselte die Türen und stieß gegen die Wände. Außerdem war sie nicht in der Lage, zu schreiben oder zu lesen. Wegen des Verlustes ihrer Orientierung mußte sie Tag und Nacht beaufsichtigt werden. Durch einen Rundfunkvortrag hatten ihre Schwestern von Feldenkrais gehört und baten ihn, die Behandlung zu übernehmen. Als er sie in der Schweiz aufsuchte, traf er eine nette ältere Dame an, mit der man sich intelligent unterhalten konnte. Da Geld in der Familie keine Rolle spielte, war es ihr möglich, für ein Jahr nach Israel zu gehen, um dort täglich von Feldenkrais behandelt zu werden. Würde es möglich sein,

ihr einen neuen Weg durch den „Dschungel des Gehirns" (so der Titel seines Buches[31]) zu weisen? Es gelang. Nach Ablauf des Jahres waren ihre Orientierungsfähigkeit und das Lesen und Schreiben so weit wiederhergestellt, daß sie ein weitgehend normales Leben führen konnte.
Feldenkrais zitierte gern einen Satz von Platon: „Es ist nicht wahr, daß schon allein ein gesunder Körper einen gesunden Geist erzeugt. Umgekehrt hingegen verfügt ein gesunder Geist durchaus über die Macht, den Zustand des Körpers so perfekt zu gestalten, wie er nur sein kann." In diesem Sinn zielt seine Methode auf eine Neuprogrammierung des sensomotorischen Teils des Nervensystems. Dementsprechend verstehen sich die Feldenkrais-Lehrer nicht als Therapeuten, sondern als Lehrer.
Bei der MS steht die Schädigung der Myelinschicht ganz im Vordergrund. Dies führt dazu, daß der Informationsfluß vom Gehirn in die Peripherie und umgekehrt an bestimmten Stellen gestört ist, d.h. Nervensignale werden zu langsam oder gar nicht übermittelt. Die Folge sind die typischen MS-Symptome wie Sehstörungen, Intentionstremor und Bewegungseinschränkungen. Die Feldenkrais-Methode geht von der Annahme aus, daß das Gehirn nicht nur Impulse an die Muskeln gibt, sondern auch umgekehrt Bewegungen der Muskeln als Bild an das Gehirn weitergeleitet werden. Sind die physiologischen Muskelbewegungen gestört, wird ein entsprechend verzerrtes Bild an das Gehirn weitergegeben, und es entsteht ein Teufelskreis, in dem das ZNS die darauffolgenden Bewegungen mit diesem verzerrten Muster einleitet. Es geht darum, die verlorengegangenen harmonischen Bewegungsbilder im Gehirn wiederherzustellen. Voraussetzung ist äußerste Entspannung mit einer Minimierung aller äußeren Reize. Die Muskelbewegung wird bis auf eine reine Vorstellung reduziert. Auf diese Weise wird ein Maximum an Sensitivität erreicht, die es einem ermöglicht, die innere Dynamik eines Bewegungsablaufes nachzuspüren und so die Möglichkeit schafft wie ein Graveur mit einer Lupe, motorische Programme zu reorganisieren und zu verfeinern.
Da alle Übungen im Liegen unter Ausschluß der Schwerkraft und mit möglichst geringer Muskelanstrengung durchgeführt werden, kann die Feldenkrais-Methode für bestimmte MS-Kranke besonders geeignet sein. Allerdings ist sie sehr anspruchsvoll und setzt eine hohe Bereitschaft zur Eigenaktivität voraus. Sie ist nicht erfolgversprechend bei Patienten, die nicht lernen, sondern behandelt werden wollen.

Bobath oder Feldenkrais? Ganz allgemein gilt, daß die Methode für Sie am besten ist, die Ihnen am sympathischsten ist. Verlassen Sie sich ruhig auf die innere Stimme Ihres Körpers. Meistens hat sie recht.

Die Sowi-Therapie

Sonja Wierk ist jetzt 70 Jahre, seit mehr als 30 Jahren an MS erkrankt und saß bereits im Rollstuhl, als sie mit der Feldenkrais-Methode bekannt wurde. Jetzt ist sie wieder in der Lage, normal zu laufen, sogar auf einem Schwebebalken zu balancieren. Als ich sie 1999 in Bremerhaven besuchte, holte sie mich von der Bushaltestelle ab. Es lag tiefer Schnee. Ich war völlig überrascht, als mich eine gütig aussehende ältere Dame ansprach, die sich flink und elastisch wie ein junges Mädchen bewegte, und sich als Sonja Wierk vorstellte.

Ihre Methode ist nicht einfach und stellt hohe Anforderungen an die eigene Mitarbeit. Als erster Schritt wird über das Körpergefühl eine Verbindung hergestellt zwischen dem Gehirn und dem gelähmten Körperabschnitt. Dann werden die verlorengegangenen Bewegungen „in Gedanken“ Stück für Stück wiederhergestellt. Wegen der Plastizität des Gehirns gelingt so das Wunder, daß aus gedanklichen Verknüpfungen neue nervöse Verknüpfungen werden, die in der Lage sind, zerstörte Nervenbahnen zu umfließen. Sie selbst bringt es am besten auf den Punkt, wenn sie sagt: „Gedankenkraft gibt Nervenkraft und Nervenkraft gibt Muskelkraft.“

Das Vorbild von Sonja Wierk macht vielen Betroffenen Mut, daß auch bei einem fortgeschrittenen Krankheitsprozeß noch Hoffnung bestehen kann.*

---

* Kontaktadresse: Horizont - Schule für Körper und Geist e.V., Sonja Wierk, Jakob-Kaiser-Str. 49, 27578 Bremerhaven

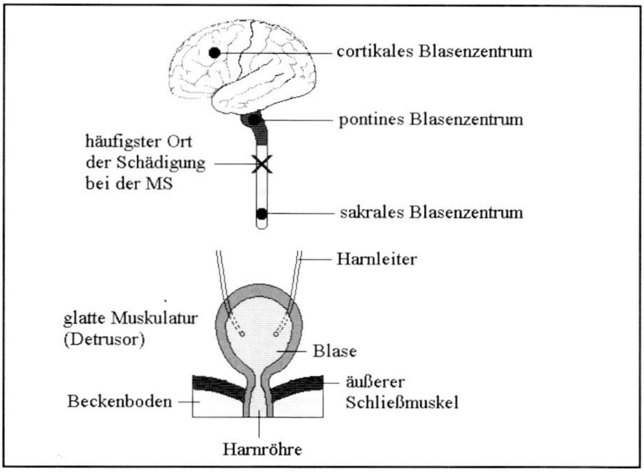

Abbildung 46: supranukleäre Blasenstörung bei der MS. Ursache ist meist ein Herd zwischen dem pontinen und dem sakralen Blasenzentrum. Die typische Folge ist die Detrusor-Sphinkter-Dyssynergie mit dem imperativen Harndrang.

Der imperative Harndrang

Fall 47: Erika L. hat seit 10 Jahren eine MS, die etwa seit 1 Jahr ins chronische Stadium eingetreten ist. Heute stellt sie sich wegen ihrer Blasenprobleme vor. „Wenn ich das Gefühl habe, daß ich zur Toilette muß," sagt sie, „muß ich auch schon rennen, weil ich sonst das Wasser nicht halten kann."

Mit der Entleerung der Blase ist es so bestellt: Wir können die Blase mit einem Luftballon vergleichen, den wir an seinem Ende mit den Fingern zuhalten. Die gespannte Gummihaut des Ballons entspricht der glatten Muskulatur der Blasenwand, unsere Finger der quergestreiften willkürlichen Muskulatur. Wenn sich die Blase mit Urin füllt, entsteht ein zunehmender Druck, der über Rezeptoren dem Sakralmark mitgeteilt wird und der über einen spinalen Reflex dazu führen würde, daß sich die glatte Blasenwandmuskulatur zusammenzieht und gleichzeitig der quergestreifte Blasensphinkter erschlafft.

Die täglich ausgeschiedene Urinmenge beträgt 1 bis 1,5 Liter, bei Hitze, körperlicher Anstrengung oder Fieber natürlich weniger. Die Blase faßt etwa ½ Liter (400 bis 600 ml) und meldet sich spätestens, wenn sie zu 2/3 gefüllt ist, mit Harndrang. Daß die Blasenleerung nicht automatisch zu jeder passenden oder unpassenden Gelegenheit erfolgt, dafür sorgt ein zweites Blasenzentrum im Hirnstamm (pontines Blasenzentrum). Dieses hemmt das sakrale Blasenzentrum und gibt es erst frei, wenn die Umstände für eine Urinentleerung günstig sind (Abbildung 46).
Die häufigste Blasenstörung bei der MS ist der sogenannte „imperative" (befehlende) Harndrang. Ursache ist eine Schädigung der Fasern, die beide Blasenzentren miteinander verbinden. Dadurch fällt die Hemmung des sakralen Zentrums in einem mehr oder weniger großen Ausmaß fort: es wird enthemmt (ähnlich wie die Muskeleigenreflexe durch die Schädigung der Pyramidenbahn enthemmt werden), und die glatte unwillkürliche Blasenwandmuskulatur (Detrusor) und der quergestreifte äußere Schließmuskel (M. sphincter externus) arbeiten nicht mehr feinabgestimmt zusammen. Der Urologe spricht von einer Detrusor-Sphincter-Dyssynergie, eine Störung des Zusammenspiels (Dyssynergie) zwischen Sphincter (Schließmuskel) und Detrusor (Blasenwandmuskulatur). Schon bei geringem Füllungsdruck entsteht das Gefühl des Harndrangs, und wenn man ihm nicht sofort Folge leistet, ist es zu spät. Wir hatten gehört, daß beim Säugling der „Babinski" positiv ist. Genauso ist es mit seiner Blasenfunktion: Der Säugling „leidet" unter einem imperativen" Harndrang wie ein MS-Kranker, da die Bahnen zwischen sakralem und pontinem Zentrum noch nicht myelinisiert sind.
Was kann man gegen diese unangenehme Störung tun? Es gibt eine Möglichkeit, das enthemmte System zu beruhigen und zwar über das vegetative Nervensystem. Wenn wir mitten in einer wichtigen Arbeit sind oder in einer heftigen Auseinandersetzung, dann ist das sakrale Blasenzentrum aus gut nachvollziehbaren Gründen maximal gehemmt. Die Blasenentleerung erfolgt in Ruhe und Entspannung, wenn der Parasympathicus regiert. Da die nervöse Steuerung der Blasenentleerung überwiegend über den Parasympathicus läuft, kann man diesen durch ein Parasympathicolyticum (z.B. Mictonorm® oder Dridase®) ausschalten und somit den imperativen Harndrang vermindern.

Die inaktive oder Überlaufblase

Die Detrusor-Sphincter-Dyssynergie ist zwar lästig, aber medizinisch unbedenklich, da sich die Blase noch vollständig entleert. Ein wesentlich größeres Problem ist die Überlaufblase bzw. die Detrusorhyporeflexie. Sie ist relativ selten und kommt eigentlich nur in fortgeschrittenen Fällen vor. Ursache ist eine MS-Läsion direkt im sakralen Blasenzentrum. Die Blasenfüllung wird nicht mehr wahrgenommen, die Restharnmengen sind sehr hoch, und die Blase entleert sich nur noch nach dem Überlaufprinzip. Durch den Restharn besteht die Gefahr eines Rückstaus des Urins in die Nierenbecken und damit ein hohes Infektionsrisiko. Ein Restharn ist ab 60 ml behandlungsbedürftig. Therapeutisch kommen Parasympathomimetica (z.B. Ubretid®, Doryl®, Dibenzyran®) in Frage, die den schlaffen Detrusor stimulieren. Oft ist ein intermittierender Selbstkatheterismus nicht zu umgehen. Aber nehmen Sie Blasenstörungen auf keinen Fall auf die leichte Schulter: Blasenstörungen bei der MS gehören in die Hände eines erfahrenen Urologen!

Die Trigeminusneuralgie

> *Fall 48*: Gudrun F. hat seit 7 Jahren eine gutartig verlaufende MS. Bei der heutigen Vorstellung legt sie den Finger auf den Mund als Zeichen, daß sie nicht sprechen kann, und gibt mir einen Zettel, auf dem steht: „Ich habe seit drei Tagen entsetzliche Schmerzen, die vom Mund zum linken Ohr ausstrahlen. Besonders schlimm ist es, wenn ich spreche."

Man sagt, die MS mache keine Schmerzen. Eine Ausnahme ist neben dem oben beschriebenen Korsettgefühl die Trigeminusneuralgie. In schlimmen Fällen kann es bis zu mehreren hundert Malen pro Tag zu kurzen, blitzartig einschießenden Schmerzen in die mittlere oder untere Gesichtshälfte kommen. Die Schmerzen werden durch Berührungen bestimmter Triggerzonen in der Mundschleimhaut oder in der Lippen- oder Nasengegend ausgelöst, manche Patienten wagen deswegen kaum mehr zu essen oder zu sprechen.

Eine der plausibelsten Hypothesen besagt, die häufigste Ursache sei in einer Arterie zu suchen, die praktisch parallel zu dem Nerven verläuft. Im Lauf des Lebens kommt es zu einer zunehmenden Schlängelung des Gefäßes, so daß es an einigen Stellen dem Nerven direkt aufliegt. Die Pulswellen, die vom Herzen kommend die Gefäßwandung häufiger als einmal pro Sekunde aufbauchen, üben einen ständigen hammerschlagartigen Reiz aus, unter dem die Isolationsschicht des Nerven schmilzt, was schon bei geringsten Berührungen im Gesichtsbereich zu Kurzschlüssen, den elektrisierenden Schmerzen, führt. So einleuchtend diese Hypothese ist, für die MS kann sie nicht zutreffen, da sie ja keine Erkrankung des peripheren Nerven ist. Die Ursache muß im langgestreckten Kerngebiet des Trigeminusnerven liegen, das sich vom Mittelhirn bis in das obere Halsmark erstreckt. Therapeutisch wird meist an erster Stelle das Antiepilepticum Carbamazepin (Tegretal, Timonil) empfohlen, das jedoch von vielen Patienten schlecht vertragen wird und viele Nebenwirkungen hat. Die meisten Patienten probieren der Reihe nach eine Liste von Medikamenten aus: Nach Carbamezepin das Antidepressivum Amitryptilin (Saroten) und dann einen Betablocker. Viele gehen in ihrer Not zum Homöopathen.

Die Spastik

Der erhöhte Muskeltonus (Spastik) kann in den betroffenen Gliedern, meist den Beinen, zu schmerzhaften Verkrampfungen führen. Der Krampf kann so stark sein, das sich die Beine bei jeder Berührung oder jedem Lagewechsel versteifen. Vor allem nachts können Muskelkrämpfe zum Martyrium werden. Die Behandlungsmethode der Wahl besteht in gezielten krankengymnastische Maßnahmen, die den Muskeltonus senken. Am Beginn einer medikamentösen Behandlung sollte immer ein Therapieversuch mit Magnesium stehen, das oft deswegen nicht wirkt, weil es zu niedrig dosiert ist. An zweiter Stelle kommt Lioresal®.

In letzter Zeit hört man immer häufiger, daß Cannabis eine ausgezeichnete antispastische Wirkung hat. Die Hanfpflanze (Cannabis sativa) wird seit Jahrtausenden als Heilmittel verwendet. Der Hauptinhaltsstoff von Cannabis ist Dronabinol. Er kann künstlich hergestellt und auf einem Betäubungsmittelrezept verordnet werden. Es ist jedoch sehr teuer und viele Kranke behaupten, daß das Naturprodukt, das 30 bis 50 Mal billiger ist, besser wirkt. Es kann in holländischen Coffee-Shops in Form von grünen Kugeln völlig legal erworben werden, aber es darf auch nicht in kleinsten Mengen nach Deutschland eingeführt werden. Bei vielen Patienten reicht es aus, wenn sie ¼ bis ½ Kugel zerreiben und in einen Joghurt einrühren. Rauschartige Erlebnisse sollen in dieser Konzentration nicht vorkommen. Mit einer Zulassung in Deutschland ist in Kürze zu rechnen.

19 MS und Impfungen

Das Auftreten einer Encephalomyelitis, die gewisse Ähnlichkeiten mit der MS aufwies, als Komplikation der Tollwut-Impfung, war der eigentliche Anlaß für die Theorie, daß die MS eine Autoaggressionskrankheit ist. So ist eine gewisse Angst und eine ablehnende Haltung gegenüber Impfungen verständlich. Impfungen sind immer wieder aufgrund von Einzelbeobachtungen mit dem Ausbruch der MS und dem Auftreten von Schüben in Verbindung gebracht worden. Das ist nicht sonderlich überraschend, denn es ist ja gerade der Sinn von Impfungen, die Bildung von Antikörpern anzuregen. Impfungen sind bei MS-Patienten im Prinzip möglich. Ausnahme ist die *Pockenschutzimpfung*, von der grundsätzlich abzuraten ist, die aber heute auch keine Bedeutung mehr hat, da es keine Pockenepidemien mehr gibt. Im übrigen gilt, daß sich MS-Patienten nicht ohne einen triftigen Grund impfen lassen sollten. Sicher sind Impfungen nicht angebracht während eines akuten Schubes oder einer immunsuppressiven Therapie (Cortison, Azathioprin usw.). Auch sonst sollte man eher zurückhaltend sein. Wichtig sind eigentlich nur vier: die Grippe-, die Tetanus-, die FSME- und die Tollwutimpfung.

Grippe-Schutzimpfung

Hinsichtlich der Grippeimpfung befinden sich MS-Patienten in einem Dilemma. Einerseits wissen Sie, daß durch eine Grippe die Gefahr eines neuen Schubes heraufbeschworen werden kann, andererseits scheuen sie das Impfrisiko. Die Wirksamkeit der Grippeimpfung wird von einigen Wissenschaftlern in Frage gestellt. Ich selbst lasse mich nicht impfen und empfehle es deshalb auch keinem meiner Patienten.

Tetanusimpfung

Fall 49: Karin M. ist auf dem Weg zur Arbeit bei Glatteis ausgerutscht und hat sich eine Knieprellung und eine ausgedehnte Schürfwunde am rechten Unterarm zugezogen. Vorsichtshalber ist sie von ihrem Arbeitgeber beim D-Arzt vorgestellt worden. Da sie keinen gültigen Impfausweis hat, hält er es für notwendig, sie gegen Tetanus zu impfen. Aber Frau M. hat seit 2 Jahren eine MS.

Würden Sie eine Impfung empfehlen, oder würden Sie eher davon abraten?

Der *Tetanus*-Impfstoff gilt allgemein als gut verträglich. Da er nur 10 Jahre vorhält, ist eine Auffrischungsimpfung auch beim Erwachsenen erforderlich. Die Impfung wird von den meisten MS-Patienten als unbedenklich eingestuft. Das ist sie aber nach einer Untersuchung aus dem Jahre 1990[32] keineswegs. Weit überdurchschnittlich häufig kam es nach einer Tetanusimpfung zum Ausbruch einer MS.
Somit sollte man sich am Einzelfall orientieren. MS-Kranke mit hohem Verletzungs- und Ansteckungsrisiko (z.B. in Landwirtschaft und Gartenbau Tätige) sollten sich in jedem Fall impfen lassen. Im Fall von Karin M. würde ich ihr die Entscheidung überlassen, aber eher dazu tendieren, auf die Impfung zu verzichten.

FSME-Impfung

Fall 50: Peter G. plant, in den Sommerferien mit seiner Familie nach Österreich zu fahren. Er hat eine sehr gutartige Form der MS, die seit 7 Jahren besteht. Er ruft mich an mit der Frage, ob ich ihm empfehle, sich gegen FSME impfen zu lassen.

Die FSME (Frühsommer-Meningo-Encephalitis) ist eine Gehirnhautentzündung, die wie die Borreliose durch einen Zeckenbiß übertragen wird. Ursache ist aber kein Korkenzieher-Bakterium, sondern ein Arbo-Virus. Während die Zecken allüberall mit Borrelien infiziert sein können, übertragen sie den FSME-Virus nur in Süddeutschland und Österreich. Impfen lassen kann man sich nur gegen das Virus, nicht gegen die Borrelie! Allerdings sind die Komplikationen durch die Impfung größer als der zu erwartende Schutz, so daß auch von dieser Impfung abzuraten ist.

Tollwut-Schutzimpfung

Hinsichtlich der Tollwut ist der Fall klar. Wenn jemand von einem tollwütigen Tier gebissen worden oder auch nur mit seinem Speichel in Berührung gekommen ist, sollte er sich impfen lassen, egal ob er eine MS hat oder nicht und natürlich auch unabhängig davon, ob ein Schub vorliegt. Die Gefahr bei den modernen Impfstoffen ist übrigens äußerst gering. Bei 50.000 Impfungen trat keine ernstliche Komplikation auf[33].

20 Kann ich Kinder bekommen?

Im Jahre 1987 erregte ein Prozeß weltweites Interesse. Das Ehepaar Stern aus New Jersey hatten eine Ersatzmutter bezahlt, damit sie ein Kind für sie austrug. Nach der Geburt konnte sich die Ersatzmutter nicht von dem Kind trennen und klagte gegen das Ehepaar, um die Vormundschaft zu bekommen. Mrs. Stern, die als Kinderärztin tätig war, behauptete, selbst keine Kinder austragen zu können, weil sie an einer milden Form einer MS leide. Der Neurologe, der zugunsten von Mrs. Stern aussagte, machte die für viele MS-Patientinnen schockierende Äußerung, daß MS-Patientinnen „russisches Roulett" spielten, wenn sie sich für eine Schwangerschaft entschieden.
Die Aussage des Neurologen war eindeutig eine Schutzbehauptung und läßt sich durch nichts begründen. Tatsächlich weisen neuere Untersuchungen darauf hin, daß eine Schwangerschaft sogar einen vorübergehenden positiven Einfluß auf die Krankheit hat. In einer Studie aus dem Jahr 1978 wurden 178 MS-Patientinnen ohne und mit einer, zwei oder mehr Schwangerschaften miteinander verglichen. Auch nach langjähriger Überwachung war kein Unterschied zwischen den einzelnen Gruppen feststellbar[34].
Der Verlauf einer MS wird durch die Schwangerschaft selbst nicht beeinflußt. Man kann sogar sagen, je mehr sich die Familie auf das Kind freut, desto günstiger ist der Einfluß auf die Krankheit, wenn nicht andere gravierende Belastungen dazukommen. Allerdings kann es in den ersten Wochen nach der Entbindung zu einer Verschlechterung kommen. Woran das liegt, ist nicht bekannt. Es kann nur vermutet werden, daß sich die hormonelle Umstellung und die noch ungewohnten Belastungen, die der Säugling mit sich bringt, in ungünstiger Weise verstärken können.

Fall 51: Hannah F. hat 2 Kinder im Alter von 3 und 5 Jahren. Seit 10 Jahren ist eine MS bekannt, die vermutlich bereits im chronischen Stadium ist. Sie hat eine deutliche Gangunsicherheit, so daß sie zeitweise eine Gehhilfe benutzen muß. Das Verhältnis zu ihrem Mann, der seit 6 Monaten arbeitslos ist, ist seit langem gespannt. Jetzt ist sie ungewollt schwanger geworden. Was würden Sie ihr raten?

In diesem Fall sollte Folgendes bedacht werden: Die Krankheit ist schon in einem fortgeschritteneren Stadium, und sie schafft jetzt schon kaum noch ihren Haushalt. Ihr Mann ist unzuverlässig und verbringt seinen Tag lieber in der Kneipe als zu Hause. Wenn sie eines Tages rollstuhlabhängig werden sollte, hätte sie an ihm keine große Hilfe.

Wenn man eine Schwangerschaft plant, ist also die wahrscheinliche Prognose der Krankheit ins Kalkül zu ziehen, und es sollte z.B. erwogen werden, wer sich während erneuter Schübe um das Kind kümmern kann. Bei einem aggressiveren Verlauf ist zu erwägen, den Kinderwunsch so lange zurückzustellen, bis sich das Krankheitsbild so weit beruhigt hat, daß eine verläßliche Planung für die Zukunft möglich ist.

21 MS und Sex

Fall 52: Hermann B. sieht gut aus und ist sich dieser Tatsache durchaus bewußt. Er führte ein glückliches und sorgloses Leben, bis er sich eines Tages in eine Frau verliebte, die seinem Charme widerstand. Über Nacht wurde er ein melancholischer Liebeskranker, aß kaum noch, trank und rauchte dafür umso mehr und verzehrte sich in der Liebe nach der unerreichbaren Geliebten. Im völlig betrunkenen Zustand baute er einen Unfall, verlor seinen Führerschein - und gleichzeitig mit ihm seine Stelle als Außendienstmitarbeiter eines Baustoffunternehmens. Im gleichen Jahr starb sein Vater, zu dem er in einem gespannten Verhältnis gestanden hatte, da dieser ihn immer wegen seiner Lebensweise und seinem mangelnden beruflichen Ehrgeiz getadelt hatte. Ganz schleichend entwickelte sich eine Gangunsicherheit, die er zunächst auf seinen immer noch erheblichen abendlichen Alkoholkonsum zurückführte, aber sie schritt auch weiter fort, nachdem er sich vom Alkohol losgesagt hatte.

Als ich ihn kennenlernte, war kein Zweifel mehr am Vorliegen einer MS möglich. Es handelte sich um eine der eher seltenen primär chronischen Verlaufsformen. Da er in der Nähe der Klinik eine kleine Wohnung hatte, kam er auch häufiger „nur so" vorbei, um zu schauen, ob jemand gerade in der Klinik lag, den er kannte, kümmerte sich dann liebevoll um ihn, sprach ihm Mut zu und informierte auch die anderen aus dem MS-Bekanntenkreis, damit sie ihn besuchten. In seiner fröhlichen und charmanten Art war er eine unschätzbare Hilfe. Eines Abends klopfte er an meine Tür, als ich gerade meine Sachen gepackt hatte, um nach Hause zu gehen.

„Haben Sie etwas Zeit für mich, Herr Doktor?"

Es war offensichtlich, daß heute mit ihm etwas nicht stimmte. Ich hatte mich schon oft gefragt (und damit sind wir wieder bei dem leidigen Thema der MS-Euphorie), ob sich nicht hinter seiner Fröhlichkeit eine tiefe Verzweiflung verbarg.

„Daß mein Gehen von Jahr zu Jahr schlechter wird, damit habe ich mich abgefunden", begann er, „und ich bin auch froh, daß ich meine kleinen Spaziergänge immer noch ohne einen Stock zurücklegen kann. Aber jetzt habe ich bemerkt, daß ..."

Er stockte.
„Was haben Sie bemerkt?"
„Ich weiß nicht, wie ich es sagen soll. Ich habe bemerkt, daß ich kein richtiger Mann mehr bin. Verstehen Sie das?"
„In etwa", sagte ich. „Aber ich kenne mich nicht besonders gut mit sexuellen Störungen aus."
„Früher hätte ich mit einer Frau zwei- oder dreimal pro Tag schlafen können, aber jetzt ist es mir mehrere Male hintereinander passiert, daß es überhaupt nicht mehr geht."
„Was heißt „es geht nicht"?"
„Ich bekomme keine Erektion."
„Ich bin nicht sicher, daß das unbedingt etwas mit ihrer MS zu tun haben muß."
„Womit denn sonst?"
„Sie werden älter."
„Aber ich bitte Sie. Ich bin gerade vierzig geworden."
„Vielleicht setzen Sie sich zu sehr unter Erfolgsdruck?"
„Das glaube ich nicht. Ich habe seit zwei Jahren dieselbe Freundin, die sehr viel Verständnis für mich hat, aber oft will es einfach nicht klappen. Wissen Sie eigentlich, wie häufig Ehepartner normalerweise miteinander schlafen?"
„Ich weiß es wirklich nicht. In Ihrem Alter vielleicht ein- oder zweimal pro Woche."
„Aber ich schaffe es kaum einmal pro Monat."
„Nehmen Sie Medikamente, die ihre Potenz beeinflussen können, z.B. Betablocker?"
„Nein. Ich nehme nur die Vitamine, die Sie mir verordnet haben."
Sexuelle Probleme sind bei der MS häufig. Zum einen beruhen sie auf einer depressiven Störung, die etwas mit der Krankheitsverarbeitung zu tun haben, zum anderen sind sie organisch bedingt. Nicht ganz selten ist auch die Erkaltung einer Beziehung unter der Bedrohung durch die Krankheit. Wie dem auch sei, es sollte immer ein Spezialist zu Rate gezogen werden, der sich mit solchen Störungen auskennt. Meistens ist das ein Urologe, zu dem ich auch Herrn B. überwies.
Als ich ihn einige Zeit später wieder traf, war ich sehr neugierig, was er mir zu berichten hatte. Er war völlig begeistert. Der Urologe hatte ihm ein Präparat namens *Yohimbin* verordnet und seine Erektionsfähigkeit war völlig wiederhergestellt. Der Yohimbebaum ist in Westafrika heimisch. In seiner Rinde befindet sich ein Alkaloid, das Yohimbin. In einer Doppelblindstudie kam es bei 21% der Behandelten

zu einer vollständigen, bei weiteren 21% zu einer deutlich verbesserten Ereketionsfähigkeit. Die durchschnittliche Dosierung beträgt 3mal 10mg täglich. Man sagt, daß Yohimbin besonders bei psychisch bedingten Erektionsstörungen wirksam ist. Das habe ich Herrn B. natürlich nicht gesagt. Yohimbin gibt es übrigens auch als Gel, das in die Harnröhre eingebracht wird.
Manchmal hilft auch das Muskelrelaxans Nitroglycerin, das als Paste auf die Penishaut aufgetragen wird.
Viagra führt über eine Gefäßerweiterung zu einer Gliedsteife. Es wirkt allerdings nur dann, wenn man auch mental auf Liebe eingestellt ist. Nebenwirkungen können sehr unangenehme Kopfschmerzen sein. Todesfälle sind nur bei älteren Multimorbiden Patienten vorgekommen. Viagra ist rezeptpflichtig und muß selbst bezahlt werden. Eine Tablette kostet zur Zeit etwa 50 DM.
Schwellkörperautoinjektionstherapie (SKAT): Prostaglandin E1 wird mit einer kurzen dünnen Kanüle (z.B. einer Kanüle, mit der man sich Insulin subkutan spritzt) intrakavernös gespritzt und zwar im körpernahen Drittel des Penisschaftes am besten bei 3 bzw. 9 Uhr. Die Wirkung tritt nach ¼ Stunde ein und hält etwa ½ Stunde an.
„Was mich stört", sagte neulich eine Patientin zu mir, „ist, daß wenn überhaupt einmal von Sexualität die Rede ist, immer nur von den sexuellen Problemen der Männer gesprochen wird, und obendrein in einer Weise, als ob es sich um ein rein mechanisches Problem handeln würde." Frauen ist ein von Gefühlen und Beziehungen losgelöstes Verständnis von Sexualität im allgemeinen fremd. Deshalb ist die Akzeptanz von „SKAT" oder Penisprothesen bei Frauen eher gering. Allenfalls äußern sie sich zufrieden über die größere Zufriedenheit des Partners.
Für Frauen, mehr als für Männer, ist Sexualität immer ein körperliches und seelisches Geschehen. Seitdem sich die Urologie der sexuellen Funktionsstörungen bemächtigt hat und die Impotenz als „erektile Dysfunktion" bezeichnet, wird ein Trend spürbar, sexuelle Probleme unabhängig von der Beziehung zwischen zwei Menschen zu „reparieren". Nach meiner Erfahrung klagen Frauen über ihre sexuellen Probleme ganz anders als Männer, sehen sie selten getrennt von der Beziehung zu ihrem Partner, erwarten selten eine somatische Lösung, da sie nicht das Gefühl haben, ein Teil ihres Körpers funktioniere nicht, sondern Ekel, Abwehr oder Unlust empfinden.

Fall 53: Eine 37jährige Patientin berichtet, in den ersten Jahren ihrer Beziehung hätte sie die Sexualität mit ihrem Mann genossen, seit bei ihr die MS diagnostiziert worden sei, habe sie immer weniger sexuelles Verlangen. Meistens lasse sie Sexualität nur ihrem Mann zuliebe zu, der starke sexuelle Bedürfnisse habe. Ihr Mann merke das und habe ihr gedroht, sich von ihr zu trennen. Davor habe sie Angst, weil sie ihren Mann liebe und ihn nicht verlieren wolle.

Aus der Lebensgeschichte ist zu erfahren, daß sich ihre Eltern häufig gestritten haben und ihre Zuflucht immer ihr älterer Bruder gewesen war, den sie bewundert habe. Leider verließ er bereits mit 17 das Elternhaus und ging ins Ausland. Für sie ist er immer der ideale Mann geblieben.

Nicht selten ist die MS nur der letzte Tropfen, der das Faß zum Überlaufen bringt, und die Sexualität ist bereits seit längerem aus anderen Gründen gestört: Gleichgültigkeit, Phantasiearmut, Mangel an Zärtlichkeit oder aus tieferliegenden biographischen Gründen. Bevor ein Erkalten der Liebesbeziehung auf organische Gründe zurückgeführt wird, ist eine psychologische Abklärung oft hilfreich. Als Pflichtlektüre für jeden, der Partnerschaftsprobleme hat, sei auf Erich Fromms „Kunst des Liebens" hingewiesen.

22 Das Gute im Schlechten

Es kann sein, daß es das Schicksal oftmals nicht gut mit uns gemeint hat, aber es ist gut möglich, daß zwei Drittel von dem vermeintlichen Unglück, das uns widerfährt, zur einen Hälfte fehlgedeutet und zur anderen Hälfte eingebildet ist. Eine der tröstlichsten Eigenschaften des Menschen ist, das Gute im Schlechten sehen zu können. Eine Klarinettistin wurde von den Berliner Philharmonikern abgelehnt, weil sie eine Frau war. Sie resignierte nicht, wendete das Schlimme zum Guten, indem sie ihre Popularität, die sie durch die Presse erhalten hatte, nutzte und wurde eine berühmte Solistin.

> *Fall 54*: In diesem Zusammenhang fällt mir Frau Dr. U. ein, eine 62jährige Hauptschullehrerin aus Nordfriesland, die nach einem Schlaganfall in unsere Klinik kam. Sie war linksseitig gelähmt, und sie begann gerade, sich langsam zu erholen, als sie stürzte und sich den rechten Arm brach.

Als ich davon hörte, traute ich mich bei der Visite kaum in ihr Zimmer, weil ich nicht wußte, wie ich sie trösten sollte. Aber sie saß vergnügt in ihrem Rollstuhl und teilte mir mit, wieviel Glück sie gehabt habe, daß sie sich nur den Arm gebrochen habe, und vor allem müsse sie jetzt alles mit der linken Hand machen, was bei der beginnenden Rückbildung der Lähmung ein ideales Training darstelle. Wohlgemerkt, Frau U. war nicht durch den Schlaganfall „wunderlich“ geworden. Was sie sagte, war auch keine Flucht in eine Beschönigung, sondern Ausdruck ihres fröhlichen, bescheidenen und tief religiösen Wesens.

Eine andere Geschichte, an die ich mich erinnere, ist die von einem Freund, der gern erzählte, wie er seine spätere Frau nur dadurch kennengelernt hatte, daß man in einem kleinen Kreiskrankenhaus einen Blinddarmdurchbruch übersehen hatte, so daß er notfallmäßig in die nächstgelegene Universitätsklinik gebracht werden mußte, wo diese im OP arbeitete, und er so sein Glück fand.

Unvergeßlich wird mir auch bleiben, was mir einmal eine MS-Patientin gesagt hat: „Seitdem ich weiß, daß ich krank bin, wache ich jeden Morgen mit dem Gefühl tiefer Dankbarkeit auf. Jeder Tag ist für mich zu einem Geschenk geworden, und ich genieße jede Kleinigkeit, die mich früher nicht berührt hätte. Ich weiß, daß die MS für viele ein

schwerer Schicksalsschlag ist, mir hat sie aber die Lebensfreude zurückgebracht, die ich verloren hatte."
Alle von Ihnen haben die Geschichte von Robinson Crusoe gelesen. Nachdem sein Schiff im Sturm gesunken ist, wird er als einziger Überlebender an den Strand einer unbewohnten Insel getrieben. Dort zieht er Bilanz:
- Ich bin auf eine einsame Insel verschlagen, ohne alle Hoffnung, wieder fortzukommen. Aber: Ich lebe und bin nicht ertrunken wie alle meine Schiffsgefährten.
- Ich bin zu lauter Unglück ausgesucht und von aller Welt abgesondert. Aber: Ich bin auch aus der ganzen Schiffsmannschaft ausgesucht, um vor dem Tod errettet zu werden. Und wenn mich Gott so wunderbar vom Tod errettet hat, dann kann er mich auch aus dieser Lage befreien.
- Ich bin von allen Menschen getrennt, ein Einsiedler und aus aller menschlichen Gesellschaft Verbannter. Aber: Ich bin nicht verhungert und verdorben an einem unfruchtbaren Ort, der keine Nahrung bietet.
- Ich habe keine Kleider, um mich zu bedecken. Aber: Ich bin in einem heißen Klima, wo ich keine Kleider tragen könnte, selbst wenn ich welche hätte.
- Ich bin ohne Schutz und Waffen gegen Angriffe von Mensch oder Tier. Aber: Ich bin auf eine Insel verschlagen, wo ich keine wilden Tiere erblicke, die mir schaden könnten.
- Ich habe keine Menschenseele, zu der ich reden und bei der ich Trost finden könnte. Aber: Wie durch ein Wunder ist das Schiff so nah an der Küste gesunken, daß ich mir viele nötige Dinge daraus holen konnte, mit deren Hilfe ich mich versorgen kann, solange ich lebe.
Robinsons Fazit: „Von nun an begann ich zu folgern, daß es mir möglich sei, mich in meiner verlassenen Lage glücklicher zu fühlen, als es vermutlich in irgendeinem anderen Zustand auf Erden je der Fall gewesen ist; und indem ich dies dachte, begann ich Gott dafür zu danken, daß er mich auf diese Insel gebracht hatte."

23 Immer die Wahrheit?

Die Wahrheit kann eine heikle Angelegenheit sein. Im alten Rom war es üblich, den Überbringer schlechter Nachrichten zu töten. Ich erinnere mich noch an eine der ersten MS-Patientinnen, der ich die Diagnose mitgeteilt hatte. Ich hatte mir sehr viel Mühe gegeben und versucht, so behutsam wie nur möglich vorzugehen. Aber ich hatte noch nicht viel Erfahrung. Die Patientin war wie erstarrt; sie nahm nicht mehr wahr, was ich sagte. Ich spürte die Wand, die uns trennte, aber je mehr ich versuchte, ihr mein Mitgefühl zu zeigen, umso undurchdringlicher wurde das, was uns trennte. Ich bin überzeugt, daß unser Gespräch länger als eine halbe Stunde gedauert hatte. Einen Tag später rief die Hausärztin aufgebracht an und beklagte sich, daß ihrer Patientin die Diagnose einfach so an den Kopf geknallt worden sei. Ich versuchte ohne Erfolg, mich zu rechtfertigen.

Auch eine andere, nicht weniger bedrückende Reaktion kommt vor. Die Patientin sagt: „Doktor, bitte sagen Sie mir die Wahrheit. Egal, was es ist, ich will es wissen.“ Sie fühlen sich ermutigt und sagen ihr, was Sie meinen. Und dann beginnt die Patientin zu toben. Sie springt auf, preßt sich die Fäuste gegen die Schläfen und schreit: „Nein, das ist nicht wahr. Sagen Sie, daß Sie sich geirrt haben! Nein, nur das nicht, keine MS!“

Meistens ist es aber nicht so schlimm. Die Patientin oder der Patient fragt ruhig: „Glauben Sie, daß es eine MS ist?“ Und ich sage: „Ja.“ Und sie oder er sagt: „Ich habe es die ganze Zeit gewußt. Was kann ich tun, um das Beste daraus zu machen?“

Soll der Arzt immer die Wahrheit sagen? Rigorose Ethiker sagen ja. In der Praxis fällt es schwer.

> *Fall 55*: Frauke L. hat gerade eben ihr Germanistikstudium in Köln begonnen, als sie an einer Sehnervenentzündung links erkrankt. Die VEP sind links deutlich verlängert. Jetzt sitzt sie draußen und möchte von Ihnen das Ergebnis wissen. Sagen Sie: „Ich muß Ihnen leider mitteilen, daß sie eine Sehnervenentzündung haben. Meistens handelt es sich dabei um das Frühsymptom einer MS.“ Oder: „Ich kann Sie beruhigen. Es ist nur eine Sehnervenentzündung. In aller Regel ist das eine einmalige Angelegenheit. Sie brauchen sich also weiter keine Sorgen zu machen.“

Es ist hilfreich, in solchen Fällen die Entscheidung von einer Zusatzuntersuchung abhängig zu machen. Man kann also sagen: „Ich nehme an, daß es sich um eine ganz harmlose Entzündung Ihres Sehnerven handelt. Vorsichtshalber möchte ich jedoch ausschließen, daß noch andere Nervensysteme betroffen sind, und empfehle Ihnen eine Kernspintomographie des Gehirns."
Sind typische Marklagerveränderungen nachweisbar, muß aufgeklärt werden. Zeigen sich jedoch keine zusätzlichen Herde, neige ich dazu, nicht mit ihr darüber zu sprechen, daß es sich trotzdem um den Beginn einer MS handeln könnte. Aber das ist eine persönliche Entscheidung, die auch problematisch sein kann.

Fall 56: Ein Kollege erzählte mir von einer Pädagogikstudentin, bei der eine eindeutige Opticusneuritis diagnostiziert worden war. Um die junge Frau nicht zu beunruhigen, verzichtete er auf die Erwähnung einer möglichen Beziehung zu einer MS. Ein halbes Jahr später nahm sie ein Angebot an, im Rahmen eines größeren Bewässerungsprojektes im Sudan die Kinder der deutschen Mitarbeiter zu betreuen. Schon nach zwei Monaten mußte sie nach Deutschland zurückkehren. Sie hatte einen schweren MS-Schub erlitten. Wenn sie von der Möglichkeit gewußt hätte, an einer MS zu leiden, hätte sie vermutlich anders entschieden und wäre vielleicht von weiteren Krankheitsschüben verschont geblieben.

Auf eine Liquorpunktion würde ich in diesem Fall verzichten, da, wie bereits erwähnt, die falsch negativen Befunde im Frühstadium sehr häufig sind und ein positiver Befund das weitere Vorgehen nicht wesentlich beeinflussen würde.
Wenn die Diagnose einer MS wahrscheinlich oder sicher ist, hat sich die stufenweise Aufklärung bewährt. Der Patient soll seine Diagnose wissen, aber man muß ihm Zeit geben, sie zu verdauen. Man sollte zunächst den Verdacht auf das Vorliegen einer chronischen, entzündlichen Krankheit des Gehirns äußern, vielleicht auch andeuten, daß eine MS nicht sicher auszuschließen sei. Nach zwei oder drei vorbereitenden Schritten fällt es oft viel leichter, die Diagnose zu akzeptieren.

Schwerbehindertenausweis

Zugegebenerweise handelt es sich hierbei um kein spannendes Thema. Als Arzt drückt man sich gern davor, aber viele Patienten machen es sich auch zu einfach. Früher hatte ich immer ein schlechtes Gewissen, weil ich mich nicht richtig auskannte. Jetzt denke ich, daß es Aufgabe des Patienten ist, sich um diese Angelegenheiten zu kümmern. Aber etwas sollte man auch als Arzt darüber wissen.

Als schwerbehindert gelten Personen, die einen Grad der Behinderung (GdB) von mindestens 50% aufweisen. Eine Behinderung im Sinne des Schwerbehindertengesetzes „ist die Auswirkung einer *nicht nur vorübergehenden Funktionsbeeinträchtigung*, die auf einem *regelwidrigen* körperlichen, geistigen oder seelischen Zustand beruht. Regelwidrig ist der Zustand, der von dem für das Lebensalter typischen abweicht. Als nicht nur vorübergehend gilt ein Zeitraum von mehr als 6 Monaten. Bei mehreren sich gegenseitig beeinflussenden Funktionsbeeinträchtigungen ist deren Gesamtauswirkung maßgeblich."

Der Grad der Behinderung wird nach Zehnergraden von 20 bis 100 Grad abgestuft. Liegen mehrere Behinderungen vor, so werden die einzelnen Behinderungsgrade nicht einfach addiert, sondern es wird eine Gesamtbehinderung ermittelt, deren Grad in der Regel unterhalb der Summe der einzelnen Behinderungsgrade liegt.

Merke: Der Behinderungsgrad bezieht sich nicht auf die Erwerbstätigkeit. So kann ein Schwerbehinderter durchaus in seinem Beruf voll einsatzfähig sein.

Wann nutzt ein Schwerbehindertenausweis, wann schadet er?

Aus praktischer Sicht ergeben sich vier wichtige Fragen:

1. Wem nützt es, einen Schwerbehindertenausweis zu beantragen, und wem schadet es möglicherweise sogar?
2. Nach welchen groben Kriterien kann man den Grad der Behinderung (GdB) abschätzen?
3. Welche Vorteile hat der Ausweis konkret?
4. Muß man den Arbeitgeber über seine Krankheit informieren?

Manchmal werden zu einseitig die Vorteile der Schwerbehinderung (zusätzlicher Urlaub, Steuervorteile) gesehen. Wenn man aber einen

Ausweis beantragt, sollte an erster Stelle die Sicherung des Arbeitsplatzes stehen. Zwei Fragen sind in diesem Zusammenhang bedeutsam: a) Wie groß ist der Betrieb, in dem Sie arbeiten? Und b) Haben Sie vor, bei Ihrem jetzigen Arbeitgeber alt zu werden?
Als Regel gilt: In mittelständischen und Großbetrieben ist das Risiko gering, wegen seiner Schwerbehinderung gekündigt zu werden, in Kleinbetrieben ist der Schwerbehindertenausweis kein Schutz, sondern kann ein Grund sein, auf die Abschußliste zu kommen. In diesem Zusammenhang sind folgende Zahlen aufschlußreich: 1994 sind von 163.600 Arbeitgebern 122.600 ihrer Verpflichtung *nicht* nachgekommen, Schwerbehinderte einzustellen..
Hierfür zwei Beispiele:

> *Fall 57*: Sabina S. ist 27 Jahre alt und hat den ersten Schub einer MS erlitten mit einer Opticusneuritis und einer Schwäche in der rechten Körperhälfte. Die Symptomatik ist ausgeprägt und zeigt nur eine langsame Tendenz, sich wieder zurückzubilden. Zur Zeit ist sie in der 6. Woche krankgeschrieben. Ein Jahr vorher war sie bereits wegen einer Meniskusoperation für 4 Wochen ausgefallen. Verständlicherweise macht sie sich Sorgen um ihren Arbeitsplatz. Sie ist seit zwei Jahren im öffentlichen Dienst angestellt.

In diesem Fall besteht überhaupt kein Zweifel: Die Beantragung eines Schwerbehindertenausweises ist günstig wegen des Kündigungsschutzes. Bei Frau B. sieht es anders aus.

> *Fall 58*: Sie ist seit 7 Jahren in einer Bäckerei als Verkäuferin beschäftigt. Es handelt sich um einen kleinen Betrieb. Neben dem Chef und seiner Frau arbeiten noch ein Geselle und eine weitere Verkäuferin als Halbtagskraft. Frau B. erkrankte vor 4 Wochen akut mit Schwindel und Gleichgewichtsstörungen. Wegen eines ausgeprägten Nystagmus und einer Dysmetrie beim Finger-Nase-Versuch wurde eine MS vermutet und kernspintomographisch bestätigt.

An diesem Fall wird deutlich, daß der Schwerbehindertenausweis eine zweischneidige Angelegenheit sein kann. Frau B. sollte sich gut überlegen, ob sie ihn beantragen sollte, denn der Kündigungsschutz kann in kleinen Betreiben leicht umgangen werden.
Zu beachten ist auch, ob Sie mit Ihrer Arbeitsstelle unzufrieden sind und planen, sich an einer anderen Stelle zu bewerben, oder ob der Betrieb, in dem Sie beschäftigt sind, kurz vor dem Konkurs steht. Denn wenn Sie erst einmal arbeitslos sind, können Sie mit Ihrem Ausweis

große Schwierigkeiten haben, eine neue Stelle zu bekommen. Dabei ist wichtig zu wissen, daß Sie Ihren zukünftigen Arbeitgeber ab einem GdB von 50% beim Einstellungsgespräch informieren müssen.
Daß ein Schwerbehindertenausweis auch noch in anderer Hinsicht ein Klotz am Bein sein kann, zeigt der nächste Fall.

Fall 59: Herr U. arbeitet als Sachbearbeiter bei einer Behörde. Seitdem er einen Schwerbehindertenausweis mit einer GdB von 60% hat, ist ihm jeder Antrag auf Fort- und Weiterbildung abgelehnt worden. Obwohl es seit Jahren bekannt war, daß er nach dem altersbedingten Ausscheiden seines Vorgesetzten dessen Stelle einnehmen würde, wurde ein jüngerer Kollege mit geringerer Qualifikation befördert.

Viele Patienten klagen darüber, daß sie wegen ihrer Behinderung Benachteiligungen hinnehmen müssen, und vermutlich ist es auch so.
Natürlich kann ein Schwerbehindertenausweis auch Vorteile haben. Als Beispiel sei ein Lehrer angeführt.

Fall 60: Herr D. ist Studienrat für Geschichte und Erdkunde. Er leidet seit 4 Jahren unter einer MS mit einer leichten Unsicherheit des Gehens und einer raschen Ermüdbarkeit.

Er hat einen Schwerbehindertenausweis mit einem GdB von 50%. Auf Antrag wurde ihm eine Stundenreduktion um 4 Stunden pro Woche zugestanden.
Manchmal kann auch eine Arbeitsplatzumbesetzung aufgrund des Schwerbehindertenausweises von Vorteil sein.

Fall 61: Petra H. ist Schreibkraft in einem Kreiskrankenhaus. Wegen ihrer Opticusneuritis war sie nicht mehr in der Lage, weiter ständig am Computer vor dem Bildschirm zu arbeiten. Da sie über eine rasche Auffassungsgabe verfügte und gut mit Menschen umgehen konnte, wurde ihr die Position einer scheidenden Chefarztsekretärin angeboten.

Da die Arbeit abwechslungsreich war und ihr trotz des zeitweise auftretenden Stresses ermöglichte, selbstgewählte Ruhepausen einzulegen, war die neue Aufgabe ideal.

Welchen GdB können Sie erwarten?

Nach dem Schwerbehindertengesetz wird die Schwere einer Gesundheitsstörung unabhängig von ihrem Einfluß auf die Erwerbstätigkeit bewertet. Je nach Grad bestehen wichtige Regelungen, die sich auf das

Berufsleben (z.B. Kündigungsschutz), steuerliche Vergünstigungen (Freibeträge) und Vorteile im öffentlichen Leben (kostenlose Benutzung von öffentlichen Verkehrsmitteln) beziehen. Man konnte bisher davon ausgehen, daß bei der MS allein aufgrund der Diagnose immer ein Grad der Behinderung von mind. 50% anerkannt wird. Das hat z.B. den Vorteil, daß MS-Patienten (bis zum 31.12.1999) mit 60 in Rente gehen können. Allerdings wird die Einschätzung bei der Erstdiagnose nach 2 Jahren wiederholt. Ist in dieser Zeit kein weiterer Schub aufgetreten und der Patient nicht behindert, erfolgt in der Regel eine Rückstufung auf 30%.
In letzter Zeit wird die Tendenz von einigen Versorgungsämtern spürbar, wegen der Diagnose einer MS allein nur noch von einem GdB von 30% auszugehen und 50% nur beim Bestehen von neurologischen Ausfällen zu gewähren.
Wenn Sie der Meinung sind, daß der Grad der Behinderung bei Ihnen zu gering eingestuft worden ist, können Sie gegen den Feststellungsbescheid des Versorgungsamtes innerhalb eines Monats schriftlich Widerspruch einlegen.
Sie können einen Verschlimmerungsantrag stellen, wenn der Grad der Behinderung wesentlich zunimmt und/oder ein weiteres Merkzeichen in Ihren Ausweis eingetragen werden soll. Eine wesentliche Änderung liegt vor, wenn die Verschlechterung länger als 6 Monate besteht, davon auszugehen ist, daß sie weiter anhalten wird und die Änderung der Gesamtbehinderung mindestens 10 % beträgt.
Oft wird gefragt, ob der Arbeitgeber über die Krankheit informiert werden muß. Das ist nicht der Fall. Wenn Sie bei einer Neueinstellung nicht ausdrücklich gefragt werden oder in einem Arbeitsverhältnis stehen, dann brauchen Sie Ihrem Vorgesetzten die Diagnose nicht zu nennen. Auf Anfrage muß dem Arbeitgeber jedoch - wie bei jeder anderen chronischen Erkrankung auch - die Art der Erkrankung mitgeteilt werden.

Der Schwerbehindertenausweis wird auf Antrag des Behinderten vom Versorgungsamt ausgestellt. In ihm ist der Grad der Behinderung und ggf. weitere gesundheitliche Merkmale angegeben. Wer mit der getroffenen Feststellung nicht einverstanden ist (z.B. Grad der Behinderung, Merkzeichen), kann Widerspruch einlegen. Wird dieser abgelehnt, kann eine Klage vor dem Sozialgericht erfolgen.

Gesundheitliche Merkmale für die Inanspruchnahme von Nachteilsausgleichen (Merkzeichen)

Der Schwerbehindertenausweis kann folgende Merkzeichen enthalten:
H = „hilflos"
G = „im Straßenverkehr in der Bewegungsfähigkeit erheblich beeinträchtigt"
aG = „außergewöhnlich gehbehindert"
B = „auf ständige Begleitung bei Benutzung von öffentlichen Verkehrsmitteln angewiesen"
BL = „blind"
RF = „wesentlich sehbehindert".
Das Merkzeichen „G": Eine erhebliche Beeinträchtigung der Gehfähigkeit liegt vor, wenn der Behinderte nicht ohne erhebliche Schwierigkeiten oder Gefahren für sich oder andere Wegstrecken im Ortsverkehr zurückzulegen vermag, die üblicherweise noch zu Fuß bewältigt werden. *Als Faustregel kann gelten, daß dieses Merkzeichen den Behinderten zusteht, die auf Dauer mehr als 20 Minuten für eine Gehstrecke von 2 km brauchen.*
Das Merkzeichen „G" ermöglicht entweder die unentgeltliche Beförderung im öffentlichen Personennahverkehr - in der Regel allerdings nur nach Entrichtung einer Eigenbeteiligung von 120 DM jährlich oder 60 DM halbjährlich - oder eröffnet einen Anspruch auf Ermäßigung der Kraftfahrzeugsteuer um 50%.

> *Fall 62*: Herr T. ist seit 7 Jahren MS-krank. Er ist stark gehbehindert und kann außerhalb seiner Wohnung weitere Strecken bis etwa 100 m nur mit einem Gehwagen zurücklegen. Er fragt, ob ihm das Merkmal „aG" im Schwerbehindertenausweis zustehe.

Wer dauernd auf fremde Hilfe angewiesen ist oder sich nur mit großer Anstrengung ohne bewegen kann, erhält das Merkzeichen „aG". Es wird nur bei schwersten Einschränkungen zuerkannt:

- Querschnittsgelähmte, beidseitig Oberschenkel- bzw. Unterschenkelamputierte

- sowie andere Behinderte, die diesem Personenkreis gleichzustellen sind.

Hinsichtlich der MS ist festzustellen, daß alle Rollstuhlabhängigen die Voraussetzungen für das Merkzeichen aG erfüllen. Schwierig ist die Beurteilung bei schweren Gehbehinderungen wie im obengenannten Fall. Wer nur mit allergrößter Mühe kürzeste Wegstrecken zurücklegen kann, sollte das aG bekommen, und viele ärztliche Gutachter würden Herrn T. das aG auch geben, aber man sollte wissen, daß es sich hierbei um einen Grenzfall handelt.

Parkerleichterungen

Schwerbehinderte mit dem Ausweismerkzeichen „aG" können eine Ausnahmegenehmigung für das Parken erhalten. Die Genehmigung ist beim Straßenverkehrsamt zu beantragen. Der Parkausweis ist gut sichtbar an der Windschutzscheibe anzubringen. Er wird in der Regel für 2 Jahre erteilt.

Der Ausweis berechtigt u.a. zu folgenden Parkerleichterungen:

- im eingeschränkten Halteverbot darf bis zu 3 Stunden geparkt werden. Parkscheibe!
- in Fußgängerzonen, in denen das Be- und Entladen für bestimmte Zeiten freigegeben ist, darf während der Ladezeiten geparkt werden,
- an Parkuhren sind keine Gebühren zu zahlen.

Wenn Sie einen GdB unter 50% haben, gelten Sie nicht als Schwerbehinderter.

„Nicht behindert zu sein ist wahrlich kein Verdienst, sondern ein Geschenk, das jedem von uns jederzeit genommen werden kann. Lassen Sie uns die Behinderten und ihre Angehörigen auf ganz natürliche Weise in unser Leben einbeziehen. Wir wollen ihnen die Gewißheit geben, daß wir zusammengehören." (Richard von Weizsäcker)

Rehabilitation

Fall 63: Karin S. ist vor 8 Jahren an einer MS erkrankt. Insgesamt hat sie 5 Schübe erlitten, den letzten in Form von Schwindel und Gleichgewichtsstörungen vor 2 Wochen. Sie ist mit einem Vorarbeiter bei VW verheiratet und hat 3 Kinder im Alter von 9, 14 und 16 Jahren. Nebenbei putzt sie in einer Schule. Sie wohnen im Erdgeschoß des Hauses ihrer Schwiegereltern. Manchmal habe das Vorteile , sagt sie, insgesamt habe sie ihre Entscheidung jedoch bereut, nicht ein eigenes Haus gebaut zu haben, denn sie fühle sich von ihrer Schwiegermutter abgelehnt. Nichts könne sie ihr recht machen. Sie sei auch sicher, daß ihr die Schwiegermutter gar nicht abnehme, daß sie eine MS habe. Einmal habe sie sogar die Bemerkung gemacht: „So eine bequeme Krankheit möchte ich auch einmal haben.“ Das könne sie ihr nicht verzeihen. Von ihrem Mann fühle sie sich nicht richtig unterstützt, weil er immer zu seiner Mutter halte. Aktuell habe sich die Situation zugespitzt, weil sie Probleme mit ihrer ältesten Tochter hätten, die mitten in der Pubertät sei. Nachts liege sie lange wach, weil sie nicht wisse, wie es weitergehen solle. Wir hatten zunächst von einer Krankenhausbehandlung abgesehen, aber die Symptomatik will sich nicht recht bessern. Außerdem macht Frau S. einen sehr erschöpften Eindruck.

Es stellt sich die Frage, ob sie jetzt doch noch ins Krankenhaus eingewiesen werden sollte. Neben einem akuten Schub mit zögerlicher Rückbildung liegt ein fortgeschrittener Erschöpfungszustand vor. Dieser beruht zum einen auf dem chronischen Konflikt mit der Schwiegermutter, zum anderen auf der aktuellen Belastung durch die pubertierende Tochter, die einen Freund hat, von dem Frau S. vermutet, daß er drogenabhängig ist. Ideal wäre es, wenn man sie einmal für vier oder sechs Wochen aus dem Verkehr ziehen könnte, damit sie richtig zur Ruhe kommt, Abstand zu den häuslichen Problemen gewinnt und eventuell sogar die Möglichkeit hat, unter sachkundiger Anleitung nach Möglichkeiten zu suchen, wie sie besser mit ihrer Schwiegermutter umgehen kann. Alle diese Dinge sind in der Hektik eines normalen Klinikbetriebes kaum zu klären. Sinnvoller wäre aber eine Rehabilitationsmaßnahme, wo sie ein Einzelzimmer hätte, tägliche Anwendungen und die Möglichkeit, an einer Psychotherapie teilzunehmen. Allerdings wäre eine kurzfristige Aufnahme erforderlich.
Nachdem ein entsprechender Antrag ausgefüllt worden war, in dem die Dringlichkeit ausführlich begründet wurde, konnte sie nach 3 Wochen

in einer neurologischen Rehabilitationsklinik aufgenommen werden. Sie war noch nie zur Kur gewesen und konnte es richtig genießen, wie sie mir später erzählte. Sie hatte nicht nur das autogene Training gelernt, sondern hatte auch die Feldenkrais-Methode kennengelernt, von der sie ganz begeistert ist0. „Aber das Wichtigste war", sagte sie mir, „daß ich in der Gruppenpsychotherapie Frauen getroffen habe, denen es genau so ging wie mir. Das erste Mal in meinem Leben habe ich mich über all das, was mich zu Hause bedrückt, unterhalten können."
Die medizinische Rehabilitation will eine drohende Behinderung abwenden, das Leiden heilen und die Gesundheit wiederherstellen, um den Behinderten in Arbeit, Beruf und Gesellschaft einzugliedern. Sie ist nicht zu verwechseln mit der Krankenbehandlung, mit der kurzfristig akute Gesundheitsstörungen behandelt werden.

Anspruchsberechtigung und Kostenträger

Anspruchsberechtigt sind unter anderen:

- Alle Angestellten, Arbeiter und Arbeitslose, die rentenversichert sind bzw. mindestens für 60 Monate waren,
- Mitglieder einer gesetzlichen Kranken-/Ersatzkasse,
- nicht erwerbstätige Hausfrauen, Rentner und Kinder, wenn sie selbst oder über einen Angehörigen krankenversichert sind,
- Beamte und Angestellte im öffentlichen Dienst.

Kostenträger ist

- die Krankenkasse für Krankenversicherte, Rentner, Hausfrauen und Kinder, die selbst oder als Familienmitglied krankenversichert sind;
- die Rentenversicherung für alle Rentenversicherten oder die es einmal waren (mindestens 60 Monats-Pflichtbeiträge);
- das Sozialamt für den, der weder kranken- noch rentenversichert ist und im Rahmen der Sozialhilfe bedürftig ist.

Vor dem Antrag

Einen Einfluß auf die Wahl des Kurortes haben Sie nur bedingt. Ihre entsprechenden Aktivitäten müssen frühzeitig einsetzen, nicht erst, wenn Sie den Bescheid der Rentenversicherung erhalten haben. Wünsche können Sie nur insoweit äußern, als Ihr Träger in dem ausgesuchten Ort eine eigene oder Vertragsklinik hat. Am einfachsten klären Sie das durch ein Schreiben Ihres Arztes an den Träger, in dem er um ein *Verzeichnis der verfügbaren Kurkliniken und Indikationen* bittet. Will man Sie woanders hinschicken, können Sie Ihren Arzt um ein Attest bitten, daß „der gewünschte Kurort bzw. die Klinik aus seiner langjährigen Kenntnis besonders geeignet ist."

MS-Klinik oder normale Rehabilitationsklinik?

> *Fall 64:* Herr H. ist unzufrieden. Er ist zum ersten Mal in einer Klinik gewesen, die sich auf MS spezialisiert hat. „Ich habe mir das ganz anders vorgestellt", sagt er. „Zum Beispiel haben die Ärzte keine Zeit. Ich war vier Wochen da. Da müßte es doch mal drin sein, eine halbe Stunde miteinander zu reden." Den Chefarzt hätte er nur ein einziges Mal gesehen. „Da hat er mich gefragt, ob ich Interesse hätte, an einer Studie mit Avonex teilzunehmen. Als ich ihm sagte, daß ich wegen meiner Nierenkrankheit Bedenken habe, ist er nie wieder gekommen." Es gibt noch etwas, das ihn bedrückt hat: die Mitpatienten. „Von morgens bis abends war von nichts anderem als Krankheiten die Rede." Auch die Wochenenden seien trostlos gewesen, wenn ihn nicht ab und zu seine Frau besucht hätte.

Die Vorteile einer MS-Klinik können die genauen Kenntnisse des Krankheitsbildes sein, die hohe Wahrscheinlichkeit, daß die Ärzte auf dem aktuellsten Stand sind, die langjährigen Erfahrungen der Therapeuten und die auf die Bedürfnisse von MS-Patienten ausgerichteten Therapieangebote. Aber es gibt auch Nachteile. Viele MS-Patienten beklagen, daß manchmal in MS-Spezialkliniken die Fröhlichkeit und so etwas wie ein frischer Wind fehle, daß man zu sehr unter sich und immer nur von MS die Rede sei, so daß man das Wort kaum noch hören könne. Nicht ganz selten fühlen sich die Patienten auch dem „Steckenpferd" des jeweiligen Chefarztes ausgeliefert. Wenn dieser z.B. den Ehrgeiz habe, immer als einer der ersten eine neue Therapiemethode auszuprobieren, eventuell sogar wissenschaftliche Interessen habe, könne das zu einer gewissen Belastung führen. Rehabilitation

sollte Rehabilitation bleiben, und ganz allgemein gilt, daß man Rehabilitationskliniken meiden sollte, deren Ärzte mit Universitätskliniken konkurrieren.
Es ist wichtig, sich vorher gut darüber zu informieren, welche Klinik für einen selbst am geeignetsten erscheint. Es hat keinen Sinn, sich in einer Klinik behandeln zu lassen, die auf Cortison, Azathioprin oder vielleicht sogar Methotrexat steht, wenn Sie selbst eher die Methoden der sanften Medizin bevorzugen. Eine große Rolle spielt auch die Qualität der Krankengymnastik (Bobath? Feldenkrais? PNF?) und die Möglichkeit einer psychologischen Beratung oder sogar einer Gruppenpsychotherapie, um das Verfahren einfach einmal kennenzulernen. Auch hinsichtlich der Ernährung, ob die Klinik z.B. Vollwertkost anbietet oder nicht, sollte man sich vorher informieren.

Haushaltshilfe wird finanziert.

Ob die Voraussetzungen dafür vorliegen, sollten Sie rechtzeitig vor Kurantritt beim Träger Ihrer Kur klären. Die Renten- und Krankenversicherungsträger gewähren eine Haushaltshilfe, wenn eine andere im Haushalt lebende Person den Haushalt nicht weiterführen kann und ein Kind das 12. Lebensjahr noch nicht vollendet hat. Für Verwandte und Verschwägerte bis zum zweiten Grad werden keine Kosten erstattet. Sicher ist jemand in Ihrem Freundeskreis in der Lage, diese Aufgabe zu übernehmen und die geforderte Bestätigung zu unterschreiben.

Rente

Das Thema „MS und Berufstätigkeit“ hat bisher wenig Interesse gefunden. Das ist verwunderlich, da die MS ja gerade eine Erkrankung des jungen und mittleren Erwachsenenalters ist. Man kann davon ausgehen, daß 30% der MS-Kranken im Jahr der Diagnosestellung und 40% im weiteren Verlauf berentet werden, aber immerhin noch knapp 30% nach mehr als 20 Krankheitsjahren voll oder teilzeitig im Erwerbsleben stehen.

Die MS ist eine Krankheit und kein Defekt.

Unter arbeitsmedizinischen Aspekten ist zu berücksichtigen, daß die MS eine Krankheit und kein Defekt ist. Damit ist gemeint, daß es sich z.B. bei einer Querschnittsläsion nach einem Motorradunfall um einen relativ stabilen Dauerschaden handelt, bei der MS aber ein dynamisches Krankheitsbild vorliegt, dessen Verlauf nicht sicher abzuschätzen ist und nicht zuletzt davon abhängt, ob jemand sich in seinem Beruf wohl fühlt oder überlastet ist.
Wegen des Fatigue-Syndroms, das in geringerer oder stärkerer Ausprägung bei keinem MS-Patienten fehlt, ist besonderes Augenmerk auf Umgebungsbedingungen zu richten, wie z.B. die Erleichterung des Weges von der Wohnung zum Arbeitsplatz oder die Möglichkeit, das Arbeitstempo selbst zu bestimmen und bei Bedarf mehrere kurze Pausen einlegen zu können. Auch eine Reizabschirmung (Streßabbau) kann hilfreich sein, wenn jemand z.B. in einem „Durchgangszimmer“ arbeitet oder durch ständige Telefonanrufe abgelenkt wird.
So bunt wie das Krankheitsgeschehen, so vielfältig sind auch die Auswirkungen auf den Beruf. Das Schwergewicht sollte in der Mehrzahl der Fälle auf berufs- und arbeitsplatzerhaltenden Maßnahmen liegen, d.h. auf der Adaptation vorhandener Arbeitsplätze an den jeweiligen Behinderungsgrad. Die Arbeitswelt ist von Gesunden gemacht und oftmals für Kranke viel zu stressbeladen. Um Schwierigkeiten im Bereich der Aufmerksamkeit entgegenzuwirken, ist es beispielsweise sinnvoll,

- die Arbeitsgeschwindigkeit selbst zu bestimmen,
- bei Bedarf kürzere Pausen einzulegen,
- die Ablenkung durch äußere Reize möglichst gering zu halten.

Vor allen Dingen sind die Fälle problematisch, in denen Betroffene krankheitsbedingt nicht mehr das Durchhaltevermögen für einen vollen

Arbeitstag besitzen. Diese Leistungseinschränkung führt oft zur EU-Rente und damit zum endgültigen Verlust des Arbeitsplatzes und zur Ausgliederung aus dem Arbeitsleben. Das mag in vielen Fällen zur finanziellen Absicherung beitragen, führt aber andererseits zum Verlust der vielfältigen arbeitsplatzbedingten sozialen Kontakte und zu zusätzlicher Isolierung.

Wie lange bekomme ich Krankengeld?

Nach einer Lohnfortzahlung, die in der Regel sechs Wochen dauert, zahlt die Krankenkasse für höchstens 78 Wochen (= 11/2 Jahre) Krankengeld, das 80% des regelmäßig erzielten Lohnes (maximal Nettolohn) ausmacht. Der Krankengeldanspruch von 78 Wochen gilt bei der gleichen Krankheit für drei Jahre. Nach den 78 Wochen müssen Sie Arbeitslosengeld oder rechtzeitig vor dessen Ablauf die EU-Rente beantragen.
Berufsunfähig ist ein Versicherter, dessen Erwerbsfähigkeit wegen Krankheit oder Behinderung auf weniger als die Hälfte eines gesunden Versicherten mit ähnlicher Ausbildung und gleichwertigen Kenntnissen und Fähigkeiten gesunken ist. Die Rente wegen Berufsunfähigkeit ist eine Teilrente; sie beträgt zwei Drittel der Vollrente.
Erwerbsunfähig ist, wer durch Krankheit oder andere Gebrechen oder Schwäche seiner körperlichen und geistigen Kräfte auf nicht absehbare Zeit eine Erwerbstätigkeit in gewisser Regelmäßigkeit nicht mehr ausüben kann oder nur geringfügige Einkünfte durch Erwerbstätigkeit erzielen kann.

Wie unterscheidet sich eine BU- von einer EU-Rente?

Bei der Entscheidung BU- oder EU-Rente darf die Situation auf dem Arbeitsmarkt nicht mitberücksichtigt werden. Im Gegensatz zu früher ist ein Patient, der aufgrund seiner MS berufsunfähig ist, aber keinen anderen Arbeitsplatz findet, somit nicht als erwerbsunfähig anzusehen. Von dieser Regelung gibt es unter anderen die folgenden Ausnahmen[35]:

- Für Versicherte, die noch eine Vollzeittätigkeit ausüben können, die entsprechende Arbeitsplätze aus gesundheitlichen Gründen nicht aufsuchen können,
- wenn die Zahl der in Betracht kommenden Arbeitsplätze deshalb nicht unerheblich reduziert ist, weil der Versicherte nur in Teilbereichen eines Tätigkeitsfeldes eingesetzt werden kann,
- entsprechende Arbeitsplätze nur in ganz geringer Zahl vorkommen.

Fall 65: Dorothea H. ist 45 Jahre. Sie arbeitet als Leiterin einer Krankengymnastikschule. Seit Jahren fühlt sie sich immer weniger belastbar, führte das aber lange Zeit auf die Wechseljahre und die Trennung von ihrem Ehemann vor 3 Jahren zurück. Immer häufiger mußte sie sich Notizen machen, um nichts zu vergessen und ihren Aufgaben halbwegs gerecht zu werden. Abends war sie wie erschlagen und kaum noch in der Lage, sich die Tagesschau anzusehen. Am Wochenende konnte sie nichts unternehmen, weil sie sich schlapp fühlte und die zwei Tage dringend brauchte, um wieder „aufzutanken“. Schließlich beantragte ihre Hausärztin eine Kur in einer psychosomatischen Klinik. Wegen eines heftigen Migräneanfalls, der mehrere Tage anhielt, wurde eine Kernspintomographie veranlaßt, die überraschenderweise typische MS-Veränderungen zeigte. Eine Liquorpunktion bestätigte die Diagnose, obwohl Frau H. vorher nie MS-Symptome gehabt hatte.

Es handelt sich um den seltenen Fall, daß sich eine MS durch eine langsam zunehmende Leistungsschwäche bemerkbar macht. Die Frage, die sich stellte, war, ob die Patientin weiter arbeitsfähig ist. Hier gehen die Meinungen weit auseinander. Die Mehrheit der Ärzte vertritt die Ansicht, MS-Kranke sollten solange wie möglich in ihrem Beruf bleiben, da die Ausgliederung aus dem Arbeitsleben zu einem Verlust der vielfältigen arbeitsplatzbedingten Kontakte und damit zu einer zusätzlichen Isolierung führe. Andere befürchten, daß die Arbeitswelt von Gesunden für Gesunde gestaltet wird und für einen Kranken zu stressbeladen ist. Schon der Gesunde habe in diesen Zeiten Probleme, den ständig zunehmenden Anforderungen gerecht zu werden. Durch die ständige Überforderung des Kranken drohe eine Verschlechterung, die durch eine frühzeitige Berentung zu verhindern sei.

Die Entscheidung ist schwierig. Einerseits sieht man dem MS-Kranken oft seine Einschränkungen nicht an, und außerdem entziehen sich diese oft auch den üblichen psychologischen Testverfahren, andererseits be-

steht auch keine strenge Korrelation zwischen der Ausprägung des NMR-Befundes und der hirnorganischen Leistungsminderung. Eine Beurteilung allein aufgrund von objektiven Kriterien ist also meistens nicht möglich. Viel hängt davon ab, wie einfühlsam der Gutachter versucht, die Beschwerden und Leistungsminderungen zu erfragen und ob er sie für glaubwürdig hält. Es muß gesagt werden, daß der Gutachter oft nicht in der Lage ist, sich in die Situation des Kranken zu versetzen und ihn falsch beurteilt.
Im Zweifel existiert auch die Möglichkeit, eine Zeitrente für 1 oder 2 Jahre zu gewähren. Sie bietet sich besonders dann an, wenn aktuelle Belastungen (kleine Kinder) oder Schwierigkeiten bei der Krankheitsverarbeitung bestehen.
In aller Regel sind die Klagen von MS-Patienten über eine vorzeitige Ermüdbarkeit sehr ernst zu nehmen. Eine Mißachtung der warnenden Stimme des Körpers könnte dazu beitragen, daß die Krankheit einen ungünstigen Verlauf nimmt. Welcher Arzt darf sich zutrauen, zu entscheiden, ob jemand den Belastungen seines Berufs noch gewachsen ist oder nicht? „Man steckt da nicht inne", sagen wir in Ostwestfalen.

Was tun, wenn kein Anspruch auf Rente besteht?

Für junge MS-Betroffene, die während der Ausbildung bzw. während des Studiums an MS erkranken, gibt es keine Grundversorgung. Eine Rente erhalten nur diejenigen, die bereits rentenversichert sind.

> *Fall 66*: Ein 26-jähriger Biologiestudent hat gerade Examen gemacht. Er hat eine leichte Gangunsicherheit und ein ausgeprägtes Müdigkeitssyndrom. Kernspintomographisch sind höhergradige Veränderungen nachweisbar, so daß von einer aggressiveren Verlaufsform und einer baldigen Erwerbsunfähigkeit auszugehen ist. Er ist noch nie berufstätig gewesen.

Was soll er tun, um einen Rentenanspruch zu erlangen? Gibt es Tricks? Er sollte sich genau beraten lassen. Oft besteht tatsächlich nur die Möglichkeit, sich formal in einem Betrieb anstellen zu lassen, damit Rentenversicherungsbeiträge entrichtet werden.

Welche Neuregelungen sind vom Rentenreformgesetz zu erwarten?

Die folgenden ausgezeichneten Ausführungen stammen aus der hessischen DMSG-Zeitschrift „dabei" (68/01).

Mit Wirkung vom 1. Januar 2001 ist die Reform der Erwerbsminderungsrenten in Kraft getreten. Damit wurden einige von der alten Regierung geplanten Verschlechterungen korrigiert. Die derzeitige Aufteilung der Renten aufgrund verminderter Erwerbsfähigkeit in Berufs- und Erwerbsunfähigkeitsrenten wird durch eine zweistufige Erwerbsminderungsrente ersetzt:

- Eine volle Erwerbsminderungsrente erhält nun derjenige, der weniger als drei Stunden auf dem allgemeinen Arbeitsmarkt tätig sein kann.
- Eine halbe Erwerbsminderungsrente erhält, wer zwischen drei und weniger als sechs Stunden arbeiten kann.

Nach den Plänen der alten Regierung sollten die arbeitsmarktbedingten Erwerbsminderungsrenten wegfallen, sie werden nun jedoch aufgrund der ungünstigen Arbeitsmarktsituation beibehalten. Demnach erhalten Versicherte, die noch mindestens drei, aber nicht mehr als sechs Stunden täglich erwerbsfähig sind, dann eine volle Erwerbsminderungsrente, wenn sie das verbliebene Restleistungsvermögen aufgrund von Arbeitslosigkeit nicht in Erwerbseinkommen umsetzen können.

Als Übergangsregelung bezüglich der Berufsunfähigkeitsrenten gilt:

- Wer nach altem Recht Anspruch auf eine Berufsunfähigkeitsrente gehabt hätte und ab dem 1. Januar 2001 über 40 Jahre alt ist, hat weiterhin Anspruch auf eine Teilrente wegen Berufsunfähigkeit, d.h. er erhält eine halbe Berufsunfähigkeitsrente.
- Eine halbe Erwerbsminderungsrente erhalten weiterhin auch diejenigen, die in ihrem bisherigen oder einem zumutbaren anderen Beruf nicht mehr als 6 Stunden täglich arbeiten können.

Im Zuge einer Übergangsregelung bis zum Jahr 2003 werden die Abschläge analog der Altersrenten für Personen vor dem 63. Lebensjahr maximal 10,8% betragen. Diese Kürzung wird jedoch dadurch abgemildert, daß die zeit zwischen dem vollendeten 55. und 60. Lebensjahr nun voll als Zurechnungszeit angerechnet wird und nicht wie bisher nur zu einem Drittel.

Der Rentenbezieher wird damit so gestellt, als ob er bis zum 60. Lebensjahr weitergearbeitet hätte.

Diese Änderungen gelten auch dann, wenn ein Rentenanspruch nach dem In-Kraft-Treten der Reform entsteht. Für Versicherte, die am 31. Dezember 2000 bereits eine Erwerbs- bzw. Berufsunfähigkeitsrente beziehen, gilt weiterhin das alte Recht.
Wichtig für Zeitrentenbezieher/innen ist: Nach Ablauf der Zeitrente ist ein neuer Rentenantrag zu stellen, der jedoch auch nach altem Recht beschieden wird.

25 Mein Neurologe lacht zu wenig.

Ich fürchte, Neurologen sind bei MS-Patienten nicht sehr beliebt. Ein hoher Prozentsatz von Patienten hat das Gefühl, daß ihr eigentliches Problem, weswegen sie den Arzt aufgesucht hatten, beim Verlassen der Praxis nicht zufriedenstellend gelöst worden ist.

Den schlechten Arzt erkennen Sie sofort. Er unterbricht Sie nach dem ersten Satz, sagt Ihnen, daß Sie sich auf das Wichtigste beschränken sollten, und korrigiert Sie ständig wie ein Oberlehrer. Wie Ihr Vater weiß er alles besser, obwohl Sie ja schließlich krank sind und schon mehr als ein Dutzend Schübe hinter sich haben. Sie werden den Verdacht nicht los, daß er ihre Symptome nicht ernst nimmt, manchmal haben Sie sogar das Gefühl, er hält Sie für einen Drückeberger, der es sich mit dem bißchen MS ganz schön leicht macht. Er macht sich darüber lustig, daß Sie Vitamine einnehmen oder eine bestimmte Diät einhalten. Er interessiert sich nicht für Artikel, die Sie in Zeitschriften gefunden und für ihn ausgeschnitten haben. Er fühlt sich von Ihnen verraten, wenn Sie zusätzlich zu einem Homöopathen gehen. Es geht ihm nur um Ihre MS, aber nicht um Sie als Mensch. Wenn seine Medikamente nicht anschlagen, nimmt er es Ihnen persönlich übel. Er verabscheut Erklärungen, drückt sich unverständlich aus, ist hektisch und strahlt keinen Optimismus aus.

Natürlich gibt es auch den unvernünftigen Patienten: Er geht zum Arzt, weil er unter allen Umständen behandelt werden will. Wenn er nichts verschrieben bekommt, fühlt er sich nicht ernst genommen. Er selbst ist nicht bereit mitzuarbeiten. Er will eigentlich nicht wissen, sondern gehorchen. Und er begehrt Beruhigung, nicht Wahrheit.

Welche Rolle spielt eigentlich die Sympathie im Verhältnis zwischen Arzt und Patient? Ich nehme an, daß ihr eine wesentlich größere Bedeutung zukommt, als ihr normalerweise zugebilligt wird. Ist es wirklich ernstgemeint, wenn die Forderung erhoben wird, ein Arzt müsse alle Patienten gleich behandeln? Nicht nur, daß das über die menschlichen Kräfte geht, es führt auch zu einem konfektionierten, unpersönlichen Verhalten. Ich kann mir nicht vorstellen, daß es eine Tugend ist, alle Patienten mit derselben Freundlichkeit zu behandeln wie eine Stewardeß die Fluggäste.

Jeder Arzt sollte folgendes beherzigen:

- Der Mensch kann alles ertragen, wenn er weiß, warum.
- Kein Mensch kann es ertragen, wenn man sagt, daß es nichts gibt, das ihm helfen kann.
- Fröhlichkeit und Zuversicht heilen.

Den idealen Arzt gibt es nicht. Aber es gibt zehn Kennzeichen für einen Arzt, mit dem Sie es probieren können:

1. Er ist einfühlsam, und er nimmt sich Zeit.
2. Er redet verständlich und läßt Sie geduldig fragen.
3. Er spricht nicht allein, sondern läßt Sie auch zu Wort kommen.
4. Er läßt Sie mitentscheiden, duldet Widerspruch und ist nicht gleich beleidigt.
5. Er hat Erfahrung und ist auf dem neuesten Stand.
6. Er interessiert sich nicht nur für Ihre Symptome, sondern auch für Ihr Leben, Ihre Kinder, Ihre Hobbys, Ihren Hund.
7. Er achtet die Weisheit der Natur und ist nicht arrogant gegenüber Außenseitermethoden.
8. Er handelt uneigennützig.
9. Wenn er nicht weiter weiß, zieht er einen Kollegen zu Rate.
10. Er ist immer erreichbar, wenn Sie ihn brauchen.

Und wenn Sie dann noch das Gefühl haben, daß er Ihnen und Sie ihm sympathisch sind, dann haben Sie den richtigen Neurologen.

„Manchmal brauche ich jemanden, der mir einfach zuhört."

Es ist leider so: Mancher Arzt fühlt sich überfordert von Patienten mit einer fortgeschrittenen MS. Das sinkende Boot leckt aus zu vielen Löchern, ohne daß man überall die Hand drauflegen könnte.

Mit unheilbaren Patienten weiß unsere Medizin nichts anzufangen. Ich kann die Verzweiflung des Patienten verstehen, wenn er dahinterkommt, daß er unheilbar krank ist, und ich kann auch den unguten Verdacht nicht unterdrücken, daß von dem Augenblick an, in dem das nach Ansicht der Ärzte feststeht, niemand mehr so richtig für den Patienten zuständig ist. Der Patient wird in dem Augenblick fallengelassen, in dem seine Angst am größten ist.

Man hat uns eingeredet, nur das sei wirksam, was wir mit Medikamenten und Operationen vollbringen, hat sich lustig gemacht über die, die viel reden, aber nichts können, und die dummen Menschen, die auf Plazebos und Vitamine hereinfallen. Der gute Arzt, so sagt man, muß immer eine Erklärung wissen oder etwas verordnen. Aber manchmal ist es ganz anders. Ich denke an eine meiner lieben Patientinnen, die seit Jahren unter einer ständigen Übelkeit litt. Alles, was ich bisher verordnet hatte, war wirkungslos geblieben. Was sollte ich noch tun? Ich kam mir nutzlos vor. Da sagte sie zum Abschied etwas, was ich nie vergessen werde: „Ich erwarte gar nicht, daß mir mein Arzt hilft. Ich brauche nur jemanden, der mir zuhört und der mich versteht, der mich nicht ablehnt, weil er mir nicht helfen kann."

Wir sollten es wieder lernen, mit unseren Patienten zu sprechen, ihnen zuzuhören, ihre Sorgen zu verstehen. Viele möchten ihren Ehepartner und ihre Familie nicht mit ihren Beschwerden belasten. Sie sind zu stolz, mit Bekannten oder Nachbarn darüber zu sprechen, was sie unablässig quält. Aber damit sind sie auch allein. Und da brauchen sie den Arzt, der sich auskennt, der sie ernst nimmt, der ihnen sagt, daß sie sich das alles nicht nur einbilden, daß das, was sie quält, wirklich da ist; und sie brauchen jemanden, der ihnen sagt, wie tapfer sie sind.

Schluß

Es ist geschafft, das Buch ist fertig. Frühjahr, Sommer und Herbst sind vergangen, und es ist wieder Winter geworden. Der Schnee liegt auf den Bäumen, wie an dem Tag, als ich die ersten Zeilen schrieb, die schon längst verworfen sind. Alles begann damit, daß ich die Fragen meiner liebenswürdigen Bekanntschaft in jenem trostlosen Bahnhofsrestaurant, deren Namen ich leider nie erfahren habe, beantworten und ihr beweisen wollte, daß ihre deprimierenden Erfahrungen mit Ärzten eine Kette von unglückseligen Zufällen war. Wir sind am Ende einer langen Reise angelangt. Habe ich das zum Ausdruck bringen können, was mir wichtig war? Ich kann natürlich nicht wissen, was Sie erwartet haben, aber ich weiß, welche Ziele ich damals hatte. Es waren vier: Erstens sollte das Buch den intelligenten Leser nicht beleidigen. Es sollte vollständig sein, das heißt, es sollte nichts verschweigen, weil es zu heikel oder belastend sein könnte, und es sollte nichts fortlassen, weil es zu schwierig ist. Das ist natürlich ein Wagnis, denn der eine könnte sich und seine Krankheit in diesem Buch wie in einem Spiegel wiedererkennen und erschrecken, der andere könnte es ermüdet zur Seite legen, weil ihm vieles wenig vertraut ist, und er auch keinen Sinn darin sieht, so tief in die Materie einzudringen. Zweitens habe ich mir gewünscht, dieses Buch möge Sie davon überzeugen, daß es trotz des mitleidigen Lächelns Ihres Neurologen etwas gibt, die Krankheit in den Griff zu bekommen, daß Sie auch einer „unheilbaren" Krankheit nicht hilflos ausgeliefert sind, und daß es Sinn macht, Ihre Lebensweise zu ändern und ein besseres Verhältnis zu einer Krankheit zu bekommen, mit der Sie wohl oder übel zusammenleben müssen. Drittens war es mir ein Anliegen, den schroffen Gegensatz zwischen Schulmedizin und Naturheilkunde aufzuweichen und einen Weg aufzuweisen, wie beide miteinander verbunden werden können. Zum Schluß und vor allem hoffe ich, daß ich Ihnen ein wenig von der Angst nehmen und Sie überzeugen konnte, daß alles, was grau in grau über die MS geschrieben worden ist, nicht ihr Wesen trifft - auch wenn sie manchmal unberechenbar ist und in Einzelfällen grausam verlaufen kann. Ich wünsche Ihnen, daß Sie Macht über die Erkrankung bekommen wie die Müllerstochter über den Zwerg, indem sie ihn beim Namen nannte.

Erklärung der Fachwörter

Abblassung, temporale: Normalerweise ist der Eintritt des Sehnerven in den Augenhintergrund als rosagefärbte Scheibe sichtbar. Im Anschluß an eine Sehnervenentzündung kann es zu einer Abblassung kommen, die die zur Schläfe hin gelegene Hälfte (temporal) betrifft und mit dem Augenspiegel sichtbar ist. Beispiel: Die temporale Abblassung ist kein verläßliches MS-Symptom.

Acetylcholin: Neurotransmitter, der durch eine elektrische Erregung am Endknöpfchen eines motorischen Nerven freigesetzt wird, durch den synaptischen Spalt diffundiert, sich auf der anderen Seite mit einem Rezeptor verbindet, so daß eine erneute elektrische Erregung entsteht, die den Muskel zur Kontraktur bringt.

ACTH: Abkürzung für Adreno-cortico-tropes Hormon, das von der Hypophyse produziert wird und die Nebennierenrinde zur Freisetzung von Cortison anregt.

Ätiologie: Lehre von den Krankheitsursachen. Beispiel: Die Ätiologie der MS liegt im Dunkeln.

afferent: in Richtung zum Gehirn bzw. zum Nervenzellkörper leitend (z.B. sensible Reize). Gegenteil von efferent.

Agonist: sich gleichsinnig bewegende Muskeln (z.B. alle Muskeln, die den Arm beugen). Gegensatz zu Antagonist.

Antagonist: sich gegensinnig bewegende Muskeln. Die Beuger des Arms sind zum Beispiel Antagonisten der Strecker. Gegensatz zu Agonist.

akut: plötzlich, Gegenteil von chronisch. Akute Krankheiten sind z.B. die Kinderkrankheiten, aber auch der Herzinfarkt oder die Hirnblutung. Chronische Krankheiten sind das Rheuma und die MS.

Aminosäuren: Bestandteile der Proteine (Eiweiße). Beispiel: Proteine sind komplizierte Ketten von Aminosäuren.

Anamnese: Vorgeschichte einer Krankheit. Darstellung der Entwicklung der jetzigen und früherer Krankheiten durch den Patienten.

Antacida: Medikamente, mit denen die Salzsäure des Magens gebunden wird. Beispiel: Wir behandelten den akuten Schub mit einer hochdosierten Cortisontherapie unter dem gleichzeitigen Magenschleimhauschutz mit Zantic®.

Antigene: körperfremde Substanzen, die B-Lymphozyten dazu anregen, Antikörper zu bilden

Antigen-Antikörper-Reaktion: Antikörper werden zur Abwehr von Antigenen (körperfremde Substanzen wie z.B. Bakterien oder Viren) gebildet. Wenn sich Antikörper und Antigen miteinander verbinden, wird das Antigen zerstört und von Makrophagen aufgefressen.
Antikörper: Antikörper werden von B-Lymphozyten gebildet, um bestimmte, als Antigene bezeichnete Fremdstoffe abzuwehren.
Ascorbinsäure: Vitamin C
assoziierte Reaktionen: krankhafte Verspannungen von Muskelgruppen, die sich innerhalb der ganzen Körpermuskulatur ausbreiten und Willkürbewegungen begleiten.
Astrozyten: Gehören zu den Gliazellen und haben die Aufgabe, Narben zu bilden. Beispiel: bei sich rasch vergrößernden Herden schaffen es die Astrozyten nicht, den entstandenen Defekt auszustopfen.
Ataxie: Störung des geordneten Zusammenspiels von Muskelgruppen, wodurch zielgerichtete Bewegungen erschwert oder unmöglich gemacht werden. Beispiel: In ihrem Krankheitsbild stand die Ataxie der Hände ganz im Vordergrund.
Atrophie: 1. Muskelschwund als Folge einer Schädigung des 2. motorischen Neurons. 2. Schrumpfung des Gehirns z.B. bei der Alzheimerschen Krankheit. 3. Verschmälerung des Hirnbalkens als Folge von MS-Herden im Marklager. Beispiel: Die Balkenatrophie korrelierte mit seinen hochgradigen Konzentrationsstörungen.
Autoimmunkrankheiten: Krankheiten auf dem Boden von Immunreaktionen, die gegen den eigenen Körper gerichtet sind. Beispiele sind: Myasthenia gravis pseudoparalytica, chronisches Rheuma und Diabetes mellitus.
Axon: Nervenfaser, die Erregungen aus dem Zellkörper heraus zu anderen Nervenzellen weiterleitet
Babinski: pathologischer Reflex: Wenn man den seitlichen Fußrand bestreicht, kommt es unwillkürlich zu einer langsamen Bewegung der Großzehe nach oben.
Balken: siehe Corpus callosum
Bandscheibe: aus einem äußeren Faserring und einem gallertigen Kern bestehende Scheibe zwischen den Wirbelkörpern, die eine Stoßdämpfer-Funktion hat. Beispiel: Die Bandscheiben der Lendenwirbelsäule werden weniger durch schwere körperliche Belastung als durch eine eintönige sitzende Tätigkeit geschädigt.
basisches Myelinprotein (BMP): Bestandteil der Myelinscheiden, von dem angenommen wird, daß er von T-Lymphozyten fälschlicher-

weise als körperfremde Substanz verkannt wird. Beispiel: Vermutlich werden bei der MS irrtümlicherweise Antikörper gegen einen Bestandteil der Markscheide, das basische Myelinprotein, gebildet.

Behinderungsgrad nach Kurtzke: Die Kurtzke-Skala, auch DSS = Disability Status Scale genannt, ist die häufigste verwendete Skala zur Einschätzung des Behinderungsgrades der MS. Sie reicht von = 0 (keine Behinderung, normaler neurologischer Befund) bis 10 (Tod infolge MS). Da sie einigen Untersuchern nicht genau genug war, wurde von Kurtzke eine Expanded Disability Status Scale (EDSS) entwikkelt. Diese wurde z.B. den Untersuchungen zur Interferon- und COP-1-Therapie zugrundegelegt. Die EDSS unterscheidet sich im wesentlichen von der DSS dadurch, daß der Behinderungsgrad in ½-Punkt-Schritte unterteilt ist.

benigne: gutartig, Gegenteil von maligne. Beispiel: Ihre MS, die nun schon seit 12 Jahren bekannt war, hatte zweifellos einen benignen Charakter.

Biosynthese: die Herstellung von körpereigenen Stoffen z.B. in der Leber. Beispiel: Die Arachidonsäure spielt bei der Biosynthese der Prostaglandine eine Schlüsselrolle.

Blut-Hirn-Schranke: Grenze zwischen dem Körper und dem Gehirn, die für viele im Blut gelöste Stoffe nicht passierbar ist. Sie wird von dem Endothel der Hirnkapillaren gebildet und hat die Aufgabe, das empfindliche Gehirn vor schädigenden Substanzen zu schützen.

Blutsenkungsgeschwindigkeit (BSG): Wenn sie erhöht ist, zeigt sie eine Entzündung im Körper an. Wegen der Blut-Hirn-Schranke treten Entzündungszeichen aus dem Gehirn nicht ins Blut über.

cervical: die Halswirbelsäule betreffend. Beispiel: Das Lhermitte-Syndrom war durch einen cervikalen Entzündungsherd verursacht worden.

Charcotsche Trias: Die von Charcot an seinem Hausmädchen beobachteten Symptome Intentionstremor - skandierende Sprache - Euphorie.

chronisch: dauernd, fortschreitend: Beispiele für chronische Krankheiten sind der Diabetes mellitus, Rheuma oder die MS.

chronisch progredient: langsam fortschreitend. Beispiel: Ihre Erkrankung war etwa seit 3 Jahren in das chronisch progrediente Stadium übergegangen.

Computertomograhie (CT): spezielle Röntgenuntersuchung des Gehirns.

Coping: die Art, wie Betroffene mit ihrer Krankheit und deren Folgen umgehen.

Corpus callosum: Hirnbalken, verbindet die rechte mit der linken Hemisphäre. Kann bei MS-Kranken verschmälert sein und das geht dann mit einer Abnahme der Hirnleistungsfähigkeit einher. Beispiel: Neben einer Vielzahl von Herden im Marklager war eine hochgradige Atrophie des Corpus callosum nachweisbar.

Cortex: Hirnrinde. Beispiel: Die MS befällt nie den Cortex, sondern immer nur das Hirnmark.

Cortison: Streßhormon, das durch ACTH aus der Nebennierenrinde freigesetzt wird. Beispiel: Cortison wird durch die Vermittlung von ACTH aus der Nebennierenrinde freigesetzt.

Degeneration: Abbau von Körpergewebe, z.B. Verschleißerscheinungen von Gelenken und Bandscheiben, aber auch der Schwund von Hirngewebe.

Demenz: Hirnleistungsminderung auf dem Boden einer Degeneration von Hirngewebe (z.B. Alzheimer-Demenz) oder einer vaskulären Encephalopathie (Multi-Infarkt-Demenz).

Dendrit: Nervenfaser, die Erregungen zum Nervenzellkörper hinführt

Detrusor: die glatte Muskulatur der Blasenwand, die sich bei einem gewissen Füllungsgrad unwillkürlich zusammenzieht. Damit es nicht zu einem ungewollten Urinabgang kommt, ist ein gutes Zusammenspiel mit dem quergestreiften willkürlichen äußeren Schließmuskel (M. sphincter externus) erforderlich. Wenn die Zusammenarbeit nicht klappt, spricht man von einer Detrusor-Sphincter-Dyssynergie.

Differentialdiagnose: Abgrenzung einer Krankheit von einer anderen, die ihr ähnlich ist. Beispiel: Die wichtigste Differentialdiagnose der MS ist der zervikale Bandscheibenvorfall.

Diskonnektion: Unterbrechung einer Verbindung. Beispiel: Bei Splitbrain-Patienten kommt es zu einer Diskonnektion zwischen der rechten und der linken Hirnhälfte.

Diskusprolaps: Bandscheibenvorfall

distal: vom Rumpf entfernt, im Gegensatz zu proximal

Doppelblindstudie: Nach einer Randomisierung werden die Patienten in zwei Gruppen eingeteilt, wobei die eine mit dem zu prüfenden Wirkstoff (z.B. Betaferon) behandelt wird, die andere Plazebo erhält. Eine solche Studie heißt „doppelblind", weil weder die Patienten noch die behandelnden Ärzte wissen, wer den Wirkstoff bekommt.

DSS: siehe Behinderungsgrad nach Kurtzke

Dysarthrie: verwaschene, undeutliche Sprache. Beispiel: Ihre Sprache war dysarthrisch-verwaschen.
Dysaesthesie: Mißempfindung. Das Korsettgefühl ist z.B. eine Dysaesthesie.
Dysdiadochokinese: Ungeschicklichkeit der Hände, die sich z.B. darin äußert, daß rasche Drehungen im Handgelenk nicht mehr möglich sind. Beispiel: Bis auf eine Dysdiadochokinese rechts war der neurologische Befund unauffällig.
Dysmetrie: Zielungenauigkeit beim Finger-Nase-Versuch. Beispiel: Die Muskeleigenreflexe waren linksseitig gesteigert und der Finger-Nase-Versuch rechtsbetont dysmetrisch.
Dyssynergie: gestörte Zusammenarbeit zwischen zwei Muskeln, z.B. Detrusor-Sphincter-Dyssynergie
EDSS: siehe Behinderungsgrad nach Kurtzke
efferent: vom Gehirn bzw. vom Nervenzellkörper wegleitend (z.B. motorische Erregungen). Gegenteil von afferent.
Encephalomyelitis disseminata (E.d.): Synonym für MS. Die genaue Übersetzung lautet: Entzündungserkrankung (= -itis) mit verstreuten (disseminierten) Herden, die das Gehirn (= encephalon) und das Rükkenmark (= myelon) befällt.
Encephalomyelitis, postvakzinale: Komplikation, die nach einer Impfung (post = nach, Vakzine = Impfstoff) auftreten kann. Zum ersten Mal aufgetreten nach der Tollwut-Schutzimpfung mit dem Impfstoff von Pasteur. Soll bei den modernen Impfstoffen nicht mehr vorkommen.
Encephalopathie, vaskuläre: vielzählige Mini-Infarkte im Marklager des Gehirns, die das kernspintomographische Erscheinungsbild einer MS imitieren können.
Endothel: Gefäßinnenhaut. Beispiel: Bei der Arteriosklerose kommt es unter dem Endothel der Arterien zu Fettablagerungen.
Euphorie: unangemessen fröhliche Stimmungslage, die im Gegensatz zur Schwere der Erkrankung steht. Die Euphorie wurde von Charcot fälschlicherweise als typische Wesensänderung bei MS beschrieben.
Evolutionsmedizin: siehe Medizin, darwinistische
Exazerbation: Verschlimmerung vorbestehender Krankheitszeichen, im Gegensatz zum Schub, der mit neuen Krankheitszeichen einhergeht.
Facialisparese: einseitige Gesichtslähmung. Bei der zentralen Facialisparese ist der Patient in der Lage, das Auge auf der betroffenen Seite zu schließen. Sie ist typisch für den Schlaganfall, kommt selten aber auch bei der MS vor. Die periphere Facialisparese macht stärkere Aus-

fälle, weil der Patient nicht in der Lage ist, das Auge zu schließen, ist aber völlig harmlos und bildet sich innerhalb von Wochen und Monaten wieder völlig zurück. Ursache ist eine Entzündung des Facialisnerven.

Fatigue-Syndrom: vorzeitige Ermüdbarkeit von MS-Kranken, die oft mit den kernspintomographischen Veränderungen zunimmt, aber in Einzelfällen auch bei gutartigen Verläufen sehr ausgeprägt sein kann. Beispiel: Sie litt unter einem ausgeprägten Fatigue-Syndrom, das ihr aber in der Familie niemand abnahm.

Finger-Nase-Versuch: gehört zur Untersuchung eines MS-Patienten unbedingt dazu. Der Patient wird gebeten, erst mit offenen, dann mit geschlossenen Augen mit dem Zeigefinger auf die Nasenspitze zu zeigen. Vor allem bei einer Schädigung des Kleinhirns wird das Ziel weit gefehlt.

Foramen: Loch, z.B. Foramen magnum, das große Hinterhauptsloch, durch das das Rückenmark in die Schädelkapsel eintritt und zum verlängerten Rückenmark (Hirnstamm) wird.

Gangataxie: Unsicherheit beim Gehen, die sich als staksiges Gangbild bemerkbar macht. Manchmal haben die Patienten das Gefühl, sie seien „wie betrunken".

Ganzheitsmedizin: beruht auf vier Prinzipien: 1. Soll die Therapie individuell auf die Bedürfnisse des kranken Menschen abgestimmt sein, 2. trägt der Patient Mitverantwortung für seine Gesundung, 3. wird eine Selbstheilungskraft des Organismus angenommen, die 4. mit Hilfe natürlicher Verfahren gefördert werden kann.

Gliazellen: das Stütz- und Ernährungsgewebe des Gehirns, besteht im wesentlichen aus Oligodendrozyten (Markscheidenbildner) und den Astrozyten (Phagozyten des Gehirns und Narbenbildner).

Glottisödem: Anschwellung der Schleimhäute des Kehlkopfes, die z.B. nach einem Wespenstich in den Mund auftreten kann und zu bedrohlichen Erstickungsanfällen führt.

Harndrang, imperativer: „befehlender" Harndrang: Sobald die Patienten einen geringen Harndrang verspüren, müssen sie sich auch schon beeilen, um rechtzeitig zur Toilette zu kommen, weil sie das Wasser nicht halten können. Sehr charakteristisches MS-Symptom, das meist auf einen Rückenmarksherd zurückzuführen ist.

Hemisphäre: Hirnhälfte

Hirnbalken: siehe Corpus callosum

Hirnstamm: verlängertes Rückenmark, verbindet Rückenmark und Gehirn.

Histokompatibilität: Gewebsverträglichkeit. In den Genen des Haupt-Histokompatibilitätskomplexes (MHC, major histocompatibility complex) sind die Erbinformationen spezieller Proteine verschlüsselt. Diese Proteine, MHC-Moleküle, sitzen auf der Zelloberfläche und helfen dem Immunsystem, körpereigene von körperfremden Zellen zu unterscheiden.

HLA-System: Alle Zellen tragen auf ihrer Oberfläche Identitätsmerkmale, die man Histokompatibilitätsantigene nennt. Die ersten Antigene, die entdeckt wurden, waren die Blutgruppenantigene auf der Zellmembran der roten Blutkörperchen. Sie bestimmen, welche Blutgruppe wir haben: A, B, AB oder 0.

Hormon: chemischer Stoff, der von Drüsen in die Blutbahn abgesondert wird und von dort aus zu den Zielorganen gelangt. Insulin ist z.B. ein Hormon, das von der Bauchspeicheldrüse freigesetzt wird und die Zellen dazu veranlaßt, Glucose aus dem Blut aufzunehmen. Ein anderes Beispiel ist das Cortison. Es wird von der Nebennierenrinde ins Blut abgegeben und hemmt unter anderem die Tätigkeit der Lymphozyten.

Homöopathie: beruht auf der Ähnlichkeitsregel („similia similibus curentur") und wendet die Medikamente in äußerst geringen Konzentrationen an („Potenzierung")

Hypaesthesie: verminderte Berührungsempfindlichkeit

Hypalgesie: verringerte Schmerzempfindung

Hypochondrie: Überbewertung von unbedeutenden Beschwerden, verbunden mit der unbegründeten Angst, schwer krank zu sein oder schwer krank zu werden. Beispiel: Der Hypochonder von Zimmer 12 ist heute nacht verstorben. Übrigens litt auch der mehrfach erwähnte Metschnikoff unter einer Hypochondrie.

Hypophyse: Hirnanhangsdrüse, in der z.B. ACTH produziert wird, das in der Nebennierenrinde zur Freisetzung von Cortison führt.

Hypothese: begründete Vermutung

Immobilisierung: Behinderung der Beweglichkeit, Ruhigstellung (z.B. durch einen Gips)

Immunglobuline (Ig): Alle Antikörper gehören zu einer Gruppe verwandter Bluteiweiße, die man Immunglobuline nennt.

Immunsuppressiva: Medikamente, die die Abwehrreaktion unterdrücken

inaktiv: untätig, unwirksam, ruhend

Indikation: Grund zur Durchführung einer diagnostischen Maßnahme oder einer Therapie. Beispiel: Bei dem Verdacht auf eine MS ist eine

Kernspintomographie indiziert. Oder: Nicht bei jedem Schub besteht eine Indikation für eine Corisontherapie.

Infektion: Entzündung

Inkontinenz: unfreiwilliger Urin- oder Stuhlabgang

Intentionstremor: ein typisches Symptom, wenn die Krankheit das Kleinhirn mitbefallen hat. Beim Versuch, die Nase mit dem Zeigefinger zu treffen, nimmt das Zittern des Fingers immer mehr zu, je näher er an sein Ziel herankommt.

Interferone: Hemmstoffe, die von Viren hergestellt werden und die Wand der befallenen Zelle so verändern, daß sie für fremde Viren undurchlässig werden. Es gibt drei Interferonklassen, die jeweils von einem anderen virusinfizierten Zelltyp abgesondert werden: Alpha-Interferon von Leukozyten, Beta-Interferon von Fibroblasten und Gamma-Interferon von Lymphozyten.

ipsilateral: auf der gleichen Seite, Gegenteil von kontralateral. Beispiel: Wenn das Großhirn betroffen ist, liegen die Symptome kontralateral. Wenn das Kleinhirn betroffen ist, liegen die Symptome ipsilateral.

Karpaltunnelsyndrom: Der N. medianus verläuft an der Beugeseite des Handgelenks durch einen engen Knochenkanal, bevor er zur Daumenmuskulatur und zu den Fingern zieht. Hier kann er durch Überlastung gereizt und geschädigt werden. Typisch sind nächtlich betonte Schmerzen und Gefühlsstörungen, die in die drei daumenseitigen Finger ausstrahlen. Beispiel: Die Schmerzen und die nächtliche Betonung sprachen für ein Karpaltunnelsyndrom.

Kernspintomographie (KST): Synonyme sind Magnetresonanztomographie (MRT) und Nuclear magnetic resonance tomography (NMR). Die Wasserstoffatome des Gehirns können als kleine Stabmagneten aufgefaßt werden, die in einem mächtigen Magnetfeld in einer Richtung ausgerichtet werden. Durch Anregung mit einem hochfrequenten Impuls werden sie aus dieser Richtung abgelenkt. Nach Beendigung des Reizes trudeln sie wieder in ihre alte Ausrichtung zurück, wobei sie die aufgenommene Energie wieder abgeben. Diese wird dazu benutzt, ein Bild der Wasserstoffatomverteilung im Gehirn zu errechnen. Vorteile sind hohe Auflösung und keine Strahlenbelastung. Nachteile sind Platzangst und die hohen Kosten.

Komplikationen: Folgeerkrankungen. Beispiel: Eine seltene Komplikation der Cortisontherapie ist die Auslösung von Psychosen.:

konfluieren: zusammenfließen. Beispiel: Die MS-Herde konfluieren typischerweise an den Vorder- und Hinterhörnern der Seitenventrikel.

Kontamination: Ansteckung. Beispiel: Bei hoher Kontaminationsgefahr würde ich mich gegen Tetanus impfen lassen.
Kontraindikation: Grund, eine diagnostische oder therapeutische Maßnahme abzulehnen. Beispiel: In den ersten Wochen nach einer Operation ist Cortison kontraindiziert, weil es die Narbenbildung hemmt.
kontralateral: die Gegenseite betreffend. Beispiel: Die motorische Rinde in der linken Hirnhälfte versorgt die kontralaterale (rechte) Körperhälfte.
Koordinationsstörung: Störung, gezielte Bewegungen auszuführen
Korsettgefühl: charakteristisches MS-Symptom, das kaum bei anderen Krankheiten auftritt. Die Patienten haben das Gefühl, als ob eine Hand oder ein Unterschenkel in einen zu enge Handschuh bzw. Strumpf hineingezwängt sei. Oft wird auch von einem bandartigen Druckgefühl um die Brust berichtet. Beispiel: Das beschriebene Korsettgefühl in Höhe von Th 6 ließ wenig Zweifel daran, daß eine MS vorlag.
Kribbelparaesthesien: Mißempfindungen. Beispiel: Die Krankheit begann mit Kribbelparaesthesien in der linken Hand.
Kurtzke-Skala: siehe Behinderungsgrad nach Kurtzke
Lakunen: MS-Herde, die sich nicht als „weiße Punkte“, sondern als „schwarze Löcher“ (black holes) im Kernspintomogramm darstellen und für eine ungünstige Prognose sprechen.
Leukozyten: Im Blut werden drei korpuskuläre (körperliche) Bestandteile unterschieden: Die Erythrozyten, die für den Sauerstofftransport zuständig sind, die Thrombozyten, die eine wichtige Rolle bei der Blutgerinnung spielen, und die weißen Blutkörperchen, deren Aufgabe es ist, den Körper vor schädlichen Eindringlingen zu schützen. Zu den weißen Blutkörperchen gehören die Leukozyten (zelluläre Abwehr) und die Lymphozyten (humorale Abwehr).
Lhermittesches Zeichen: hochgradig typisches MS-Symptom: Beim Beugen des Kopfes nach vorn kommt es zu elektrisierenden Schmerzen, die abwärts in die Wirbelsäule ausstrahlen.
Linol- bzw. Linolensäure: Vorstufe der Arachidonsäure, die eine große Bedeutung bei der Biosynthese von Prostaglandinen hat. Prostaglandine sollen nach der Theorie von Fratzer eine wichtige Rolle bei der Entstehung der MS spielen. Darum empfehlen er und seine Anhänger im Gegensatz zu allen anderen Diätformen, daß die Linolsäure, die in Getreide, Reis, Gemüse und Salat vorkommt, bei MS strikt gemieden werden sollte.

Liquor: Wird von einer blumenkohlartigen Ausstülpung der Arterien in die Hirnkammern gebildet, entspricht in etwa einem eiweißarmen Filtrat des Blutserums. Der Liquor dient zum einen als mechanischer Schutz des hochempfindlichen Gehirns, das sozusagen im Liquor schwimmt, zum anderen der Ernährung der Hirnzellen. Der Liquor ist die „Lymphe" des Gehirns.

locus minoris resistentiae: Ort des geringsten Widerstandes. Angeborene oder erworbene Schwachstelle im Körper, die bei Belastungen in besonderer Weise gefährdet ist. Beispiel: Beim MS-Kranken ist der Locus minoris resistentiae die Myelinscheide.

lumbal: die Lendenwirbelsäule betreffend, z.B. lumbaler Bandscheibenvorfall

Lymphozyten: Alle Lymphozyten stammen von Stammzellen im Knochenmark ab. Etwa die Hälfte, die T-Zellen, hat auf ihrem Reifungsweg den Thymus passiert, die andere Hälfte, die B-Zellen, nicht. T- und B-Zellen lassen sich an ihrer Form nicht unterscheiden. B-Zellen produzieren Antikörper, T-Zellen haben kompliziertere Aufgaben. Sie vermögen z.B. Krebszellen abzutöten (T-Killerzellen) und die Aktivität der B-Zellen entweder zu stimulieren oder zu hemmen (T-Helferzellen).

Makrophagen: Freßzellen, eine Unterklasse der weißen Blutkörperchen, die Fremdkörper umfließen, sie sich einverleiben und sie verdauen. Die Makrophagen des Gehirns sind die Astrozyten.

Manie: krankhaft fröhliche Stimmung, die oft mit Selbstüberschätzung, einem stark vermehrten Rededrang und einer Neigung zu unüberlegten Geldausgaben einhergeht. Das Gegenteil zum Hoch der Manie, ist das Tief der (endogenen) Depression.

Medizin, darwinistische: (auch Evolutionsmedizin genannt) Bakterien, Viren, Gene, falsche Ernährung - die Medizin weiß sehr viel über die Ursachen unserer Krankheiten, doch gibt sie uns keine Antwort auf die Frage, warum wir überhaupt krank werden. Warum sind wir im Laufe der Evolution nicht widerstandsfähiger geworden? Nach der darwinistischen Medizin unterliegen Krankheiten den gleichen Gesetzen der Evolution, die auch uns prägen. Manche Krankheiten werden sogar von einem bisher wenig beachteten Vorteil begleitet.

MHC: Die Eiweiße, die jede Zelle als „selbst" oder „nicht-selbst" ausweisen, werden von Genen codiert, die dicht zusammengedrängt in einer speziellen DNA-Region liegen: dem Haupt-Histokompatibilitätskomplex (Histokompatibilität bedeutet Gewebsverträglichkeit). Er wird unter dem Kürzel MHC geführt nach dem englischen major histocompatibility complex.

motorisch: die Bewegung betreffend

Muskulatur: Die glatte unwillkürliche Muskulatur (z.B. die Muskulatur der Harnblasenwand) wird von der quergestreiften willkürlichen Muskulatur (Skelettmuskel), die unter dem Mikroskop querverlaufende Streifen aufweist, unterschieden.

Myelin: Isolationsschicht der Nerven. Wird von den Oligodendozyten gebildet.

Nervenzelle: besteht aus den Dendriten, über die Erregungen in den Zelleib hineingelangen, dem Zelleib mit dem Zellkern und dem Axon, das die verrechnete elektrische Aktivität aus dem Zelleib hinaus zu anderen Nervenzellen weiterleitet.

Neuralgie: Nervenschmerz (Neuron = Nerv, algie = Schmerz)

Neurologe: Nervenarzt. Ist Facharzt für Neurologie, manchmal auch zusätzlich Facharzt für Psychiatrie. Neurologen behandeln organische Erkrankungen des zentralen Nervensystems (Schlaganfall, Hirntumor, Meningitis, MS) und des peripheren Nervensystems (Bandscheibenvorfall, Karpaltunnelsyndrom, Trigeminusneuralgie) sowie der Muskulatur (Myasthenia gravis pseudoparalytica).

Neuron: siehe Nervenzelle

Neurose: seelisch bedingte Gesundheitsstörung, die auf einem Konflikt in der Kindheit beruht. Der Konflikt ist immer unbewußt.

Neurotransmitter: Um Informationen von einer Nervenzelle zur anderen zu übertragen, werden sie zunächst vom Nervenzellkörper elektrisch über das Axon zur Nervenendigung geleitet. Dort wird die elektrische Erregung in eine chemische Erregung umgewandelt, d.h. der ankommende elektrische Reiz führt zu der Freisetzung einer chemischen Substanz, die einen schmalen Spalt, der das Nervenende von der anderen Nervenzelle trennt, überwindet und am anderen Ufer zu einer neuen elektrischen Erregung führt.

New-Age-Bewegung: Die New-Age-Bewegung ging seit den späten sechziger Jahren von den USA aus. Sie verbindet mit dem ausgehenden Fische-Zeitalter (astrologische Meßeinheit von ca. 2.000 Jahren, die von der Veränderung des Erdachsewinkels im Vergleich zur Sonnenumlaufbahn ausgeht) die Aussicht auf ein neues kosmisches Bewußtsein im Wassermann-Zeitalter. Ihr Erfolg beruht im Wesentlichen auf der als quälend empfundenen Ohnmacht angesichts der politisch-gesellschaftlichen Krisen bzw. der als übermächtig erfahrenen technischen Rationalität, Unzufriedenheit mit den liturgisch-seelsorgerischen

Angeboten der Großkirchen, Wünschen nach ganzheitlicher Gesundheits- und Lebenshilfe, Sehnsucht nach erweiterter Wahrnehmungsfähigkeit und nach dem Aufgehen ins kosmische All-Eins. Theorien und Praktiken, die von der New-Age-Bewegung aufgenommen wurden, sind u.a. Meditation und Mystik (beeinflußt vom Buddhismus, Taoismus sowie mystischen Strömungen im Islam und im Christentum), antroposophische Lehren, Reinkarnation, außerirdisches Leben, Biofeedback, Yoga, Schamanismus, Kampfsportarten, Astrologie, Heilen durch Handauflegen, übersinnliche Wahrnehmung, Astralreisen, Wahrsagerei, Akupunktur, Tarot und Zen.

Nystagmus: „tanzende" Augen. Tritt meistens nur vorübergehend zu Beginn eines Schubes auf, wenn das Kleinhirn oder der Hirnstamm betroffen sind. Beispiel: Wegen des hochgradigen Nystagmus war er nicht mehr in der Lage zu lesen. Wir entschlossen uns deshalb zu einer Cortisonbehandlung.

oligoklonale Banden: Hierbei handelt es sich um Gammaglobuline, die jenseits der Blut-Hirn-Schranke hergestellt worden sind. Wenn man das Blut mit dem Liquor vergleicht, sind in der Elektrophorese zusätzlich im Liquor wenige streifenförmige Banden nachweisbar, die im Blut fehlen. Damit ist bewiesen, daß eine chronische Entzündung im Gehirn abläuft. Beispiel: Oligoklonale Banden waren im Liquor nicht nachweisbar. Trotzdem haben wir an der Diagnose einer MS keinen Zweifel.

Opticusneuritis: Sehnervenentzündung. Wird manchmal auch als Retrobulbärneuritis bezeichnet.

oral: Einnahme durch den Mund, im Gegensatz zu subcutan, intramuskulär oder intravenös

Paraesthesien: kribbelnde Mißempfindungen, „Ameisenlaufen"

Paraspastik: die spastische Lähmung beider Beine

Parasympathicus: Teil des vegetativen Nervensystems, der für Schlaf, Verdauung, Sex verantwortlich ist. Der Gegenspieler ist der Sympathicus.

Parese: Lähmung

Pathologe: Arzt, der sich speziell mit der Untersuchung von Verstorbenen beschäftigt, um die Todesursache festzustellen. Beispiel: Der Pathologe findet nicht selten bei der Sektion des Gehirns eine MS als völlig unerwarteten Zufallsbefund.

pathologisch: krankhaft

Phagozytose: Die Vernichtung von eingedrungenen Fremdkörpern durch Makrophagen, die auch Phagozyten genannt werden. Beispiel:

Metschnikoff entdeckte die Phagozytose und bekam dafür den Nobelpreis.
Plazebo: lat. „ich werde gefallen". Als Plazebos werden Leer- oder Blindpräparate bezeichnet, die in Form, Geschmack und Farbe einem bestimmten Medikament ähneln, aber keine pharmakologische Wirkung haben. Der Gegensatz zum Plazebo ist das Verum.
postvakzinal: nach einer Impfung (post = nach, Vakzine = Impfstoff) auftretend. Beispiel: Gegen Ende des 19. Jahrhunderts war die postvakzinale Encephalomyelitis eine gefürchtete Komplikation der Tollwut-Schutzimpfung.
Prognose: Vorhersage über den weiteren Verlauf uns Ausgang einer Erkrankung. Beispiel: Die Prognose der MS ist wesentlich günstiger, als sie in den meisten Lehrbüchern dargestellt wird.
progrodient: fortschreitend. Beispiel: Etwa seit einem Jahr nimmt die Gangunsicherheit langsam zu, so daß ein Übergang in das chronisch-progrediente Stadium wahrscheinlich ist.
Prostaglandine: Es handelt sich um eine Gruppe mehrfach ungesättigter Fettsäuren, die von Leukozyten bei entzündlichen Prozessen freigesetzt werden und z.B. die Empfindlichkeit von Schmerzrezeptoren verstärken. Sie haben möglicherweise auch einen Einfluß auf die Durchlässigkeit der Blut-Hirn-Schranke (siehe Fratzer-Diät). Prostaglandine entstehen aus Linol- bzw. Arachidonsäure. Die Biosynthese von Prostaglandinen wird durch Aspirin gehemmt.
Protein: Eiweiß. Kette aus Aminosäuren.
proximal: zum Rumpf hin, im Gegensatz zu distal
Psychiater: Facharzt für Psychiatrie. Behandelt vorwiegend organisch begründbare Geisteskrankheiten wie die Alzheimer-Demenz, endogene Psychosen wie die manisch-depressive Gemütserkrankung oder die Schizophrenie, schwere Neurosen und Suchtkrankheiten.
psychisch: seelisch
Psychologe: hat keine ärztliche Ausbildung. Schwerpunkte seiner Arbeit sind zum einen die Testpsychologie (Intelligenz- und Eignungstests) und das neuropsychologische Training von Patienten, die z.B. nach Hirnverletzungen Konzentrations- und Merkfähigkeitsstörungen haben, zum anderen sind Psychologen oft psychotherapeutisch (vor allem Verhaltenstherapie) tätig.
Psychotherapeut: kann Arzt oder Psychologe sein, mit einer speziellen Zusatzausbildung. Psychotherapeuten behandeln Neurosen, aber auch Patienten mit aktuellen Lebensproblemen (Tod eines Kindes) oder Schwierigkeiten, sich mit einer Krankheit abzufinden.

Randomisierung: statistisches Verfahren, um z.B. bei der Durchführung einer Doppelblindstudie zu erreichen, daß beide Patientengruppen in wichtigen Eigenschaften (Geschlechtsverteilung, Alter, Krankheitsdauer, Verlaufsform usw.) übereinstimmen.
Rekonvaleszenz: Genesungsphase
Remission: Rückbildung von Symptomen
Retrobulbärneuritis: Sehnervenentzündung. Dasselbe wie Opticusneuritis.
Rezidiv: Wiederauftreten von Krankheitszeichen
Risikofaktoren: Faktoren, welche die Wahrscheinlichkeit des Auftretens eines Herzinfarkts erhöhen. Vor allem handelt es sich dabei um Hypertonie, Diabetes, Nikotin, Übergewicht und Streß. Ob es auch Risikofaktoren für die MS gibt (z.B. falsche Ernährung, Streß), ist umstritten.
Schub: Ein Schub liegt dann vor, wenn neu aufgetretene Krankheitszeichen länger als 24 Stunden bestehen. Wichtig ist die Abgrenzung zur Exazerbation (Verschlimmerung) vorangegangener Symptome. Beispiel: Die aktuelle Problematik entsprach eher einer Exazerbation vorbestehender Symptome als einem neuen Schub.
Sehnerventzündung: typisches MS-Symptom, führt für Tage und Wochen zu einem Schleiersehen auf einem Auge. Wird auch als Opticusneuritis oder Retrobulbärneuritis bezeichnet.
Signifikanz: Sicherheitswahrscheinlichkeit. Die Signifikanz ist eine Verabredung unter denjenigen, die sich statistischer Methoden bedienen. Allgemein gilt zumeist das 95-Prozent-Niveau als „signifikant“, das 99-Prozent-Niveau als „hoch signifikant“. Beispiel: Das Ergebnis der Studie war hoch signifikant, d.h. die Wahrscheinlichkeit, daß es sich um ein rein zufälliges Ergebnis handelt, liegt unter 1%.
Simulation: Vortäuschung falscher Tatsachen. Beispiel: Felix Krull war ein Simulant, der bei der Musterung einen epileptischen Anfall vortäuschte.
Sklerose: bei der MS narbig verheilter Entzündungsherd. Die Narbe ist im Vergleich zu dem weichen Hirngewebe hart (skleros = trocken, hart). In anderem Zusammenhang (z.B. Arteriosklerose) handelt es sich um die teilweise verkalkte Ablagerung von Blutfetten in den Gefäßwänden.
skandierende Sprache: abgehackte Sprache. Beispiel: Er sprach skandierend wie ein Ulanen-Offizier bei Theodor Fontane.
Spastik: erhöhter Muskeltonus. Beispiel: Der Muskeltonus in den Beinen war spastisch erhöht.

Sphincter: Schließmuskel, z.B. M. sphincter externus (äußerer Schließmuskel der Blase)
Sympathicus: Teil des vegetativen Nervensystems, der für Streß (Angriff, Flucht) verantwortlich ist. Der Gegenspieler ist der Parasympathicus.
Symptom: Krankheitszeichen. Beispiel: Die Symptomatik sprach eher für eine Borreliose als für eine MS.
Syndrom: Gruppe von Symptomen, die typisch für eine Krankheit sind. Beispiel: Die Charcotsche Trias galt als ein typisches MS-Syndrom.
Stimulation: Anregung
subcortical: direkt unterhalb (lat. sub) der Hirnrinde (lat. Cortex)
thorakal: die Brustwirbelsäule betreffend
Tremor: Zittern. Beispiel: Der Ruhetremor beider Hände ist für ein Parkinsonsyndrom typisch.
Trigeminusneuralgie: Schmerzattacken im Gesicht
Ulkus (Mhz. Ulzera): Geschwür. Beispiel: Unter der Cortisontherapie entwickelten sich mehrere Magenulzera.
Urininkontinenz: unfreiwilliger Urinabgang
vegetatives Nervensystem: unbewußtes Nervensystem, das die Herzfrequenz, die Atmung, die Verdauung und alle anderen lebenswichtigen Abläufe im Körper regelt. Es besteht aus zwei Zügeln: dem Sympathicus, der in Streßsituationen regiert, und dem Ruhenerv, den Parasympathicus.
Verum: In einer Doppelblindstudie wird das Verum (z.B. Beta-Interferon) mit einem Plazebo verglichen.
Viren: kleinste Krankheitserreger, die im Gegensatz zu den bakterien keinen eigenen Stoffwechsel besitzen. Sie dringen in eine Zelle ein und zwingen den Zellkern, Kopien von sich selbst herzustellen. Es kommt zu einer explosionsartigen Vermehrung, bis der Zellsack reißt und Millionen von Viren freigesetzt werden.
Vitamin: Der Begriff Vitamin wurde 1912 von dem polnischen Biochemiker Casimir Funk geprägt. Vitamine (vita = Leben) sind lebensnotwendige organische Verbindungen, die vom Organismus nicht oder nicht ausreichend synthetisierbar sind. Sie nehmen nicht an der Energiegewinnung teil, sondern besitzen so etwas wie eine katalytische Funktion.
Vitamin B1 (Thiamin): natürliches Vorkommen: Keimanlage von Reis und Getreide. Vitamin B1 wirkt auf Zellen, die große Mengen an Kohlenhydraten verbrauchen (Nervenzellen), auf Zellen mit vorwie-

gendem Brenztraubensäure-Stoffwechsel (Herzmuskelzellen) und auf Nervengewebe, das als Neurotransmitter Acetylcholin freisetzt. Frühsymptome eines beginnenden B1-Mangels können Leistungsminderung, Kopfschmerzen und Müdigkeit sein.

Vitamin B12: Vitamin B12 ist an einer Vielzahl von Stoffwechselprozessen beteiligt, besonders an der Bildung von Myelin. Mangelzustände führen zu einer fehlerhaften Myelinsynthese.

zentrales Nervensystem (ZNS): besteht aus Gehirn und Rückenmark

zervikal: siehe cervical

Zytokine: lösliche Botenstoffe, mit denen Zellen untereinander kommunizieren, so wie Insekten sich mit Pheromonen verständigen. Zu den Zytokinen gehören die Interleukine, die Signale zwischen Leukozyten vermitteln, und die Interferone.

Register

O

P

R

S

T

Der Verkauf dieses Buches erfolgt über Buchhandlungen oder <u>portofrei</u> direkt über den Verlag.

Einzelpreis: € 15,34 (DM 30,00) bei Inlandsendungen
€ 16,87 (DM 33,00) bei Auslandsendungen

<u>Sonderpreise bei Sammelbestellungen ab 5 Exemplaren:</u>
€ 12,78 (DM 25,00) bei Inlandsendungen
€ 14,32 (DM 28,00) bei Auslandsendungen

<u>Sonderpreise bei Sammelbestellungen ab 10 Exemplaren:</u>
€ 11,76 (DM 23,00) bei Inlandsendungen
€ 13,29 (DM 26,00) bei Auslandsendungen

Der Bezug vom Verlag ist <u>portofrei</u>.

per Post: Carus-Verlag, D-34594 Bad Zwesten, Postfach 1129

Telefax: 05626/925531

email: www.verlag-carus.de

Telefon: 05626/8320

Zahlung am besten per Verrechnungsscheck oder Einzahlung auf die Konto-Nr. 3274705 der Raiffeisenbank EG, Borken, BLZ 52061303, sonst über Rechnung.

Achtung: Vollständige deutliche Absenderangabe auf dem Einzahlungsschein ist unbedingt erforderlich! Wenn die Straßenangabe fehlt, ist ein Versand nicht möglich! Bei Verrechnungsscheck reicht die vollständige Anschrift auf der Scheckrückseite.

Kein Nachnahmeversand - Lieferzeit ca. 3 Tage -

Anmerkungen

[1] Abb. aus dem Netter-Atlas „Neurologie“
[2] Imagawa
[3] C.B. Sullivan e.a.: Multiple sclerosis and age at exposure to childhood diseases and animals. Neurology 1984;34:1144-8
[4] Cook und Dowling: A possible association between house pets and multiple sclerosis. Lancet, May 7, 1977
[5] Wie wir wissen, gibt es Viren, die zu einer akuten Erkrankung führen, anschließend aber nur zu einer abgeschwächten Immunität führen. Das berühmteste Beispiel sind die Windpocken. Nach Abklingen des Ausschlags bleibt der Herpesvirus ein stiller Dauermieter in unserem Körper. Er hat in ganz ausgesprochener Weise die Fähigkeit, sich im Körper zu verstecken und immer wieder aktiv zu werden, wobei er besonders auf Stressfaktoren wie Klimawechsel, Sonnenbäder oder Ekel vor bestimmten Objekten (dreckiges Glas) reagiert.
[6] Derselbe Erreger ist für die Jakob-Creutzfeldt-Krankheit verantwortlich, eine außerordentlich seltene Form einer rasch fortschreitenden Demenz. In das öffentliche Bewußtsein trat diese Erkrankung erst, als 1985 eine Beziehung zur BSE hergestellt werden konnte.
[7] Hans J. Teuteberg und Günther Wiegelmann: Der Wandel der Nahrungsgewohnheiten unter dem Einfluß der Industrialisierung. Göttingen 1972.
[8] D.C. Hooper e.a. Uric acid, a natural scavenger of peroxynitrite, in experimental allergic encephalomyelitis and multiple sclerosis. PNAS 95, 675-680 (1998)
[9] R.J. Joynt: Clinical Neurology, Volume 3, Revised Edition 1993, S.4
[10] von Ferguson e.a. (1983)
[11] J.G. Phadke, P.V. Best: Atypical and clinical silent multiple sclerosis: a report of 12 cases discovered unexpectedly at necropsy. J. Neurol. Neurosurg. Psychiatry 1983;46:414-420
[12] W.B. Cannon: The voodoo-death (1942)
[13] A.A. Stone e.a.
[14] Louise L. Hay: Gesundheit für Körper und Seele. Wie Sie durch mentales Training Ihre Gesundheit erhalten und Krankheiten heilen. München 1989
[15] Untersuchung von Rose e.a

[16] Beck RW et al: The effect of corticosteroids for acute optic neuritis on the subsequent development of multiple sclerosis. N Engl J Med 1993;329: 1764-9.
[17] Silverberg DH Corticosteroids and optic neuritis. (Editorial). N Engl J Med 1993; 329: 1808-10
[18] Barnes D et al Randomised trial of oral and intravenous methylprednisolone in acute relapses of multiple sclerosis. Lancet 1997; 349: 902-906
[19] British and Dutch Multiple Sclerosis Azathioprin Trial Group 1988: Double masked trial of azathioprine in multiple sclerosis. Lancet, II 1988: 179-183
[20] Kinlen LJ 1982: Immunsuppressive therapy and cancer. Cancer Surveys 1: 565-583
[21] Lhermitte et al 1984: Not so benign long-term immunosuppression in ultiple sclerosis.Lancet 1: 276-277
[22] Zyklophosphamid ist wie Azathioprin ein Zytostatikum. Es handelt sich um eine alkylierende Substanz, die die DNS schädigt und die Zellteilung verhindert. Die toxische Wirkung betrifft nicht nur die Lymphozyten, sondern alle Zellen, wobei vor allem die besonders betroffen sind, die eine rasche Zellteilung aufweisen.
Zur Wirkung von Zyklophosphamid bei der MS gibt es keine direkte Doppelblindstudie. Eine 1985 und 1989 an 168 MS-Patienten an 9 kanadischen Kliniken durchgeführte Studie erbrachte, daß Patienten, die Cyclophosphamid und Cortison bzw. zusätzlich einmal wöchentlich einen Plasmaaustausch erhalten hatten, schlechter abschnitten, als die, die mit Plazebos oder einem simulierten Plasmaaustauch behandelt worden waren (Nosworthy, I.H. e.a.: Lancet 1991, 337: 441).
[23] Ebers, G.C.: Lancet, 343 (1994), S. 275-278
[24] A. Isaacs und J. Lindemann
[25] The IFNB Multiple Sclerosis Study Group: Interferon beta-1b in the treatment of multiple sclerosis: Final outcome of the randomized controlled trial. Neurology 1995;45:1277-1285
[26] Fricker, J: Lancet, 348 (1996), S. 1022
[27] 1797 stellte Samuel Hahnemann sein berühmtes „Ähnlichkeitsgesetz“ auf. Danach sollen Krankheiten durch solche Arzneistoffe geheilt werden können, die - wenn man sie Gesunden eingibt - bei diesen die gleichen Krankheitserscheinungen hervorrufen wie die des zu behandelnden Patienten.

[28] Nach Hahnemann steigert sich auch die Wirkung einer Arznei, je mehr man sie verdünnt, weil damit „eine große Anwendungsfläche" geschaffen wird. Auch sollte ein „arzneilicher Geist" entstehen, wenn das Mittel möglichst lange geschüttelt oder im Mörser verrieben wird.

[29] Curt Goetz: Dr. med. Hiob Prätorius

[30] Victor Cousins: Der Arzt in uns.

[31] Moshe Feldenkrais: Abenteuer im Dschungel des Gehirns. Suhrkamp 1981.

[32] K. Lauer, W. Firnhaber: Das mögliche Risiko von Impfungen für die Erstmanifestation der multiplen Sklerose. Akt. Neurol. 17 (1990) 42-46

[33] Kuwert (1977)

[34] D.S. Thompson e.a. Neurology 1986

[35] AKTIV 4/97, S. 30

Wichtige Adressen

- Deutsche Multiple Sklerose Gesellschaft

Bundesverband e.V.
Vahrenwalder Str. 205-207, 30165 Hannover
Tel. 0511/96834-0
Internet: www.dmsg.de

Die Deutsche Multiple Sklerose Gesellschaft (DMSG) wurde 1952 als Zusammenschluß medizinischer Fachleute gegründet. Sie vertritt die Belange von Menschen, die an MS erkrankt sind und organisiert deren sozialmedizinische Nachsorge. Die DMSG gliedert sich in den Bundesverband und 16 Landesverbände.

- Österreichische Multiple Sklerose Gesellschaft

Neurologische Universitätsklinik Wien
Währinger Gürtel 18-20, A-1090 Wien
Tel: +43-140-4003121
Internet: www.ms-ges.or.at

- Schweizerische Multiple Sklerose Gesellschaft

Briner Str. 1, CH-8036 Zürich
Tel. +41-1-4666999
Internet: www.multiplesklerose.ch

- M.S.K. e.V.

Schelmengrubweg 29, 69198 Schriesheim
Tel. 06203/65831
Internet: www.multiple-sklerose-e-v.de

Die „Initiative Selbsthilfe Multipler Sklerose Kranker", kurz M.S.K., setzt auf das Prinzip „Betroffene helfen Betroffene". Die M.S.K. vertritt eine ganzheitliche Betrachtungsweise der MS und versucht zwischen Schulmedizin und alternativen Heilmethoden zu vermitteln.

Weitere Ratgeber im Carus-Verlag

Alles, was Sie über Rückenschmerzen wissen sollten

- Ein Ratgeber für Patienten -

von Dr. med. Wolfgang Weihe

ISBN 3-933378-02-8, Preis ca. 18,00 DM

Über Nacht Schmerzen im rechten Bein

Als Sie morgens aufwachen, spüren Sie einen dumpfen Schmerz im Kreuz. Sie meinen, Sie hätten sich verlegen und drehen sich vorsichtig auf die andere Seite, um noch ein wenig weiter zu schlafen. Beim Aufstehen nimmt der Schmerz zu und strahlt in die Außenseite des rechten Oberschenkels aus. Sie gehen gebückt ins Bad. Ihre Familie sitzt schon am Frühstückstisch, als Sie sich endlich die Treppe hinunterquälen. „Was ist denn mit dir los?“ fragt Ihre Tochter. „Du bist wohl von einer Hexe angeschossen worden?“

So ist es, niemand nimmt einen Hexenschuss richtig ernst! Aber Ihre Frau ist eine wohltuende Ausnahme. „War gestern etwas Besonderes?“ erkundigt sie sich besorgt. „Hast du dich vielleicht verhoben?“ Nein, soweit Sie sich erinnern, ist nichts Ungewöhnliches passiert. Na gut, Sie haben eine Kiste Bier aus dem Auto gehoben - aber da hatten Sie noch keine Schmerzen, auch hinterher nicht. Abends beim Grillen ist Ihnen ein bisschen kalt am Rücken gewesen und Sie haben sich eine Decke geholt und sie sich um die Hüften gewickelt. Sicher, vor zwei Wochen haben Sie einem Freund geholfen, sein Klavier vom ersten Stock ins Erdgeschoss zu transportieren. Sie waren zu viert, aber es war schon eine enorme und ungewohnte Belastung. Trotzdem, warum sollten die Schmerzen so viel später auftreten?

Ärztlich gesprochen haben Sie eine Lumboischialgie rechts. Das kommt von lumbal = das Kreuz betreffend, Ischias = Beinnerv und algos = Schmerz und heißt genau übersetzt: ein vom Kreuz ausgehender Schmerz im Beinnerven.

(erscheint voraussichtlich im Juli 2001)

Warum die MS besser ist als ihr Ruf.
- Ein Wegweiser für Neubetroffene -
von Dr. med. Wolfgang Weihe

ISBN 3-933378-01-X, Preis 12,80 DM

Aus der Einleitung

Ich habe viele Menschen über die MS aufgeklärt und damit viele hundert Stunden meines Lebens verbracht. Anfänglich sind mir diese Gespräche schwer gefallen, und ich habe mich davor gedrückt, wann immer ich konnte. Erst nach und nach wurde mir bewusst, welche immense Bedeutung der erste Eindruck hat, den der Patient von seiner Erkrankung bekommt. Er wird ihn über lange Zeit prägen und darüber entscheiden, ob er die MS für ein heimtückisches Übel hält, dem er hilflos ausgeliefert ist, oder für eine Bedrohung, der man sich zwar stellen muss, mit der man aber auch fertig werden kann.
Ich begann also, die Aufklärungsgespräche sehr ernst zu nehmen - und trotzdem, je mehr Mühe ich mir gab, desto deprimierter wurden meine Patienten. Erst später wurde mir klar, warum. Ich mochte diese Krankheit nicht, hielt sie für grausam und unberechenbar und fühlte mich ihr gegenüber hilflos. All das fand natürlich, ob ich es wollte oder nicht, in meinem Tonfall, meinen Gesten und meiner Mimik seinen Ausdruck. Es war paradox: Je einfühlsamer und liebevoller ich sprach, desto mehr übertrug sich meine eigene Verzweiflung auf die Patienten und vermittelte ihnen das Gefühl, unrettbar verloren zu sein.
Das Eis brach erst, als ich erkannte, dass meine Schwierigkeiten etwas damit zu tun hatten, dass mein Bild von der MS falsch war. Im Laufe der Zeit merkte ich nämlich, dass die meisten meiner Patienten nicht im Rollstuhl landeten, und dass sie in der weit überwiegenden Mehrzahl recht gut mit ihrer Erkrankung zurechtkamen. Das lag nicht an meiner Therapie, denn ich hatte ja keine, sondern musste einen anderen Grund haben. Ich habe lange nach ihm gesucht, und als ich ihn schließlich gefunden hatte, stellte es sich heraus, dass die Erklärung sehr einfach war und eigentlich auf der Hand lag.
Für viele unbemerkt hat die MS in den letzten Jahrzehnten ihr Gesicht verändert. Wenn sie in den Lehrbüchern und in den Medien immer noch als eine tückische Krankheit geschildert wird, die unerbittlich fortschreitet und über kurz oder lang zur Rollstuhlabhängigkeit führt, entspricht das schon längst nicht mehr dem neuesten Stand der Wissenschaft. Warum die einstmals so gefürchtete Krankheit einen Großteil ihres Schreckens verloren hat, soll in diesem kleinen Buch dargestellt werden.